现代内科疾病诊疗研究

王坤坤 等 主编

U0304278

吉林科学技术出版社

图书在版编目（CIP）数据

现代内科疾病诊疗研究 / 王坤坤等主编 . -- 长春：
吉林科学技术出版社，2023.9
ISBN 978-7-5744-0882-1

Ⅰ.①现 ... Ⅱ.①王 ... Ⅲ.①内科－疾病－诊疗－研
究 Ⅳ.① R5

中国国家版本馆 CIP 数据核字 (2023) 第 179674 号

现代内科疾病诊疗研究

主　　编　王坤坤等
出 版 人　宛　霞
责任编辑　董萍萍
封面设计　刘　雨
制　　版　刘　雨
幅面尺寸　185mm×260mm
开　　本　16
字　　数　316 千字
印　　张　14.75
印　　数　1–1500 册
版　　次　2023年9月第1版
印　　次　2024年2月第1次印刷

出　　版　吉林科学技术出版社
发　　行　吉林科学技术出版社
地　　址　长春市福祉大路5788号
邮　　编　130118
发行部电话/传真　0431-81629529 81629530 81629531
　　　　　　　　　81629532 81629533 81629534
储运部电话　0431-86059116
编辑部电话　0431-81629518
印　　刷　三河市嵩川印刷有限公司

书　　号　ISBN 978-7-5744-0882-1
定　　价　90.00元

前　言

　　内科学是临床医学的基础，许多疾病都是临床工作中的常见病和多发病，严重威胁着人们的健康。近年来，随着科学技术的飞速发展、临床医学工作的不断进步，诊断技术与治疗方法日新月异。从事临床内科医学的工作者无疑也必须随着现代医学科学技术的发展不断丰富和更新自己的知识。为了反映当前临床内科常见病的最新研究成果，更好地为临床工作服务，笔者在广泛参阅了国内外最新、最权威的文献资料基础上，结合自己的临床工作经验，编写了本书。

　　《现代内科疾病诊疗研究》一书主要包括：神经系统疾病、呼吸系统疾病、循环系统疾病、消化系统疾病、心血管系统疾病和内分泌系统代谢疾病等内容。本书每种疾病的内容都是编写者根据自己长期临床诊治该病的经验与现代内科学理论有机结合撰写而成，因此实践性很强；实用指导性好，各位编写者都详尽介绍了所写疾病的诊断与鉴别诊断的思路和方法，包括各种现代辅助检查的应用，详尽介绍各种疾病的防治策略和具体方法。本书力求简明、实用、规范，旨在提高内科医生临床诊疗水平和能力。

　　由于笔者的知识水平所限，书中难免有失误与不足之处，恳请广大读者提出宝贵的意见。

目　录

第一章　神经系统疾病

第一节　自发性蛛网膜下腔出血

自发性蛛网膜下腔出血（SSAH）是指各种非外伤性原因引起的脑血管破裂，血液流入蛛网膜下腔的统称。它不是一种独立的疾病，而是某些疾病的临床表现，占急性脑血管疾病的 10%～20%。

一、病因病机

最常见的病因为颅内动脉瘤，占自发性蛛网膜下腔出血的 75%～80%，其次为脑血管畸形（10%～15%），高血压性动脉硬化、动脉炎、烟雾病、脊髓血管畸形、结缔组织病、血液病、颅内肿瘤卒中、抗凝治疗并发症等为少见原因。

二、临床表现

（一）性别、年龄

男女比例为 1∶1.6～1∶1.3。可发生在任何年龄，发病率随年龄增长而增加，并在 60 岁左右达到高峰，以后随年龄增大反而下降。各种常见病因的自发性蛛网膜下腔出血的好发年龄见本节"诊断与鉴别诊断"部分。

（二）起病形式

绝大部分在情绪激动或用力等情况下急性发病。

（三）症状、体征

1.出血症状

表现为突然发病，剧烈头痛、恶心、呕吐、面色苍白、全身冷汗。半数患者可出现精神症状，如烦躁不安、意识模糊、定向力障碍等。意识障碍多为一过性的，严重者呈昏迷状态，甚至出现脑疝而死亡。20% 可出现抽搐发作。有的还可出现眩晕、项背痛或下肢疼痛，脑膜刺激征明显。

2.脑神经损害

20% 患者出现一侧动眼神经麻痹，提示存在同侧颈内动脉－后交通动脉动脉瘤或大脑后动脉动脉瘤。

3.偏瘫

20% 患者出现轻偏瘫。

4. 视力、视野障碍

发病后 1 小时内即可出现玻璃体膜下片状出斑，引起视力障碍。10% ～ 20% 有视盘水肿。当视交叉、视束或视放射受累时产生双颞偏盲或同向偏盲。

5. 其他

约 1% 的颅内动静脉畸形和颅内动脉瘤出现颅内杂音。部分蛛网膜下腔出血发病后可有发热。

（四）并发症

1. 再出血

出血后 5 ～ 11 天为再出血高峰期，80% 发生在 1 个月内。颅内动脉瘤初次出血后的 24 小时内再出血率最高，为 4.1%，再出血的发生率为每天 1.5%，到第 14 天时累计为 19%。表现为在经治疗病情稳定好转的情况下，突然再次发生剧烈头痛、恶心、呕吐、意识障碍加重、原有局灶症状和体征重新出现等。

2. 血管痉挛

血管痉挛通常发生在出血后第 1 ～ 2 周，表现为病情稳定后再出现神经系统定位体征和意识障碍。腰穿或头颅 CT 检查无再出血表现。

3. 急性非交通性脑积水

急性非交通性脑积水常发生在出血后 1 周内，主要为脑室内积血所致，临床表现为头痛、呕吐、脑膜刺激征、意识障碍等，复查头颅 CT 可以诊断。

4. 正常颅压脑积水

正常颅压脑积水多出现在蛛网膜下腔出血的晚期，表现为精神障碍、步态异常和尿失禁。

三、辅助检查

（一）CT

颅脑 CT 是诊断蛛网膜下腔出血的首选方法，诊断急性蛛网膜下腔出血准确率几乎为 100%，主要表现为蛛网膜下腔内高密度影，即脑沟与脑池内高密度影。动态 CT 检查有助于了解出血的吸收情况、有无再出血、继发脑梗死、脑积水及其程度等。强化 CT 还显示脑血管畸形和直径大于 0.8 cm 的动脉瘤。

蛛网膜下腔出血的 CT 分级（Fisher 法）见表 1-1。

表 1-1　蛛网膜下腔出血的 CT 分级（Fisher 法）

级别	CT 发现
Ⅰ级	无出血所见
Ⅱ级	蛛网膜下腔一部分存在弥散性薄层出血（1 mm）
Ⅲ级	蛛网膜下腔有较厚（1 mm 以上）出血或局限性血肿
Ⅳ级	伴脑实质或脑室内积血

由于自发性蛛网膜下腔出血的原因中脑动脉瘤占一半以上，因此可根据 CT 显示的蛛网膜下腔出血的部位初步判断或提示颅内动脉瘤的位置。如颈内动脉 - 后交通动脉动脉瘤破裂出血常是鞍上池不对称积血，大脑中动脉瘤破裂出血多见外侧裂积血，大脑前动脉 - 前交通动脉动脉瘤破裂出血则是纵裂池、基底部积血，而出血在脚间池和环池者，一般不是动脉瘤破裂引起的。

（二）脑脊液检查

通常 CT 检查已确诊，腰穿不作为临床常规检查。如果出血量较少或者距起病时间较长，CT 检查无阳性发现时，需要行腰穿检查脑脊液。蛛网膜下腔的新鲜出血，脑脊液检查的特征性表现为均匀血性脑脊液；脑脊液黄变或发现含有红细胞、含铁血黄素或胆红素结晶的吞噬细胞等，则提示为陈旧性出血。

（三）脑血管影像学检查

1. 数字减影血管造影（DSA）

DSA 即血管造影的影像通过数字化处理，把不需要的组织影像删除掉，只保留血管影像，这种技术叫作数字减影技术。其特点是图像清晰、分辨率高，为观察血管病变、血管狭窄的定位测量、诊断及介入治疗提供了真实的立体图像，为脑血管内介入治疗提供了必备条件，主要适用于全身血管性疾病、肿瘤的检查及治疗，是确定自发性蛛网膜下腔出血病因的首选方法，也是诊断动脉瘤、血管畸形、烟雾病等颅内血管性病变的最有价值的方法。DSA 不仅能及时明确动脉瘤大小、部位、单发或多发、有无血管痉挛，而且还能显示脑动静脉畸形的供应动脉和引流静脉及侧支循环情况。对怀疑脊髓动静脉畸形者，还应行脊髓动脉造影。脑血管造影可加重脑缺血，引起动脉瘤再次破裂等。因此，造影时机宜避开脑血管痉挛和再出血的高峰期，即出血 3 天内或 3 周后进行为宜。

旋转 DSA 及三维重建技术的应用，使其能在三维空间内做任意角度的观察，清晰地显露出动脉瘤体、瘤颈、载瘤动脉及与周围血管解剖关系；有效地避免了邻近血管重叠或掩盖。此项技术突破了常规 DSA 一次造影只能显示一个角度和图像后处理手段少等局限性，极大地方便了介入诊疗操作，对脑血管病变的诊断和治疗具有很大的应用价值。

由于 DSA 显示的是造影剂充盈的血管管腔的空间结构，因此目前仍被公认为是血管性疾病的诊断"金标准"，诊断颅内动脉瘤的准确率在 95% 以上。但是，随着 CT 血管成像、磁共振血管成像技术的迅速发展，在某些方面大有取代 DSA 之势。

2. CT 血管成像（CTA）

CTA 检查经济、快速、无创，可同时显示颈内动脉系、椎动脉系和大脑动脉环血管的全貌。因此，CTA 是筛查颅内血管性疾病的首选影像学诊断方法之一。由于 CTA 受患者病情因素限制少，对于急性脑出血或蛛网膜出血患者，当临床怀疑动脉瘤或脑动静脉畸形可能为出血原因时，DSA 检查受限，CTA 可作为早期检查的可靠方法。

由于脑血流循环时间短，脑动脉 CTA 容易产生静脉污染及颅底骨质难以彻底清除，大脑动脉环近段动脉重建效果欠佳，血管性病变漏诊率高。但是近年来，64层螺旋CT的扫描速度已超越动脉血流速度，因此无论是小剂量造影剂团注测试技术，还是增强扫描智能触发技术，配合64层螺旋CT扫描，纯粹的脑动脉期图像的获取已不成问题，尤其是数字减影CTA（DSCTA）技术基本上去除了颅底骨骼对CTA的影响。超薄的扫描层厚使其能最大限度地消除常规头部CT扫描时的颅底骨质伪影，显著地提高了大脑动脉环近段动脉CTA图像质量，真正地使三维及二维处理图像绝对无变形、失真，能最真实地显示脑血管病变及其邻近结构的解剖关系，图像质量媲美DSA，提供诊断信息量超越DSA。表面遮盖法（SSD）及最大密度投影（MIP）是最常用的三维重建方法，容积重建（VR）是最高级的三维成像方法。DSCTA对脑动脉瘤诊断的特异性和敏感性与DSA一致，常规CTA组诊断大脑动脉环及其远段脑动脉瘤的特异性和敏感性也与DSA一致，但对大脑动脉环近段动脉瘤有漏诊的情况，敏感性仅为71.4%。但是，DSCTA也存在一定局限性，基础病变（如血肿、钙化、动脉支架及动脉银夹等）被减影，导致漏诊或轻微运动可致减影失败，患者照射剂量增加及图像噪声增加等也是问题。近期临床上应用的320层螺旋CT更显示出了其优越性。

目前，CTA主要用于诊断脑动脉瘤、脑动静脉畸形、闭塞性脑血管病、静脉窦闭塞和脑出血等。CTA能清晰观察到脑动脉瘤的瘤体大小、瘤颈宽度及与载瘤动脉的关系；能清晰观察到脑动静脉畸形血管团大小、形态及供血动脉和引流静脉；能清晰观察到脑血管狭窄或闭塞部位、形态及血管壁硬、软斑块。64层螺旋CTA对脑动脉瘤检查有较高的敏感性和特异性，诊断附和率达100%，能查出约1.7 mm大小的动脉瘤。采用多层面重建（MPR）、曲面重建（CPR）、容积重建（VR）和最大密度投影（MIP）等技术可清楚地显示动脉瘤的瘤体大小、瘤颈宽度及与载瘤动脉的关系；并可任意旋转图像，多角度观察，能获得完整的形态及与邻近血管、颅骨的空间解剖关系，为制定治疗方案和选择手术入路提供可靠依据。CTA可显示脑动静脉畸形的供血动脉、病变血管团和引流静脉的立体结构，有助于临床医生选择手术入路，以避开较大脑血管和分支处进行定位和穿刺治疗。脑动静脉畸形出血急性期的DSA检查，其显示受血肿影响，而CTA三维图像能从任意角度观察，显示病灶与周围结构关系较DSA更清晰。CTA诊断颈内动脉狭窄的附和率为95%，MIP可更好地显示血管狭窄程度。在脑梗死早期显示动脉闭塞，指导溶栓治疗。CTA可清晰显示静脉窦是否通畅。CTA显示造影剂外溢的患者，往往血肿增大。

总之，与DSA相比，CTA的最大优势是快速和无创伤，并可多方位、多角度观察脑血管及病变形态，提供近似实体的解剖概念，对于筛查自发性蛛网膜下腔出血的病因和诊断某些脑血管疾病不失为一种重要而有效的检查方法。但是，CTA的不足之处在于造影剂用量大，需掌握注药与扫描的最佳时间间隔，不能显示扫描范围以外的病变，可能漏诊；并且对侧支循环的血管、直径小于1.2 mm的穿动脉、动脉的硬化改变及血管痉挛的显示不如DSA。

3. 磁共振血管成像（MRA）

MRA包括时间飞越法MRA及相位对比法MRA，其具有无创伤、无辐射、不用对比剂的特点，被广泛应用于血管性病变的诊断中，可显示颈内动脉狭窄、颅内动静脉畸形、动脉瘤等疾病，主要用于有动脉瘤家族史或破裂先兆者的筛查、动脉瘤患者的随访及急性期不能耐受脑血管造影检查的患者。不足之处是由于扫描时间长及饱和效应，血流信号下降，血管分支显示不佳，大大降低了图像的效果及诊断的准确性。

MRA 探测脑动脉瘤有很高的敏感性，特别是探测没有伴发急性蛛网膜下腔出血的动脉瘤。MRA 能完全无创伤性地显示血管解剖和病变及血流动力学信息，能清楚地显示瘤巢的供血动脉和引流静脉的走行、数量、形态等。另外，MRI 可通过其直接征象"流空信号簇"对脑动静脉畸形做出明确的诊断。因此，MRI 与 MRA 的联合应用，作为一种完全无损伤性的血管检查方法，当临床症状不典型或临床症状与神经系统定位不相符时，可以大大提高脑血管畸形的发现率和确诊率。

四、诊断与鉴别诊断

（一）诊断

根据急性发病方式、剧烈头痛、恶心、呕吐等临床症状与体征，结合 CT 检查，确诊蛛网膜下腔出血并不困难。进一步寻找蛛网膜下腔出血的原因，即病因诊断更为重要，尤其是确定外科疾病引起蛛网膜下腔出血的原因。因此，对于自发性蛛网膜下腔出血患者，若无明显的血液病史、抗凝治疗等病史，均要常规行脑血管造影或 / 和 CTA、MRA 检查，以寻找出血原因，明确病因。

（二）病因鉴别诊断

临床上常见的自发性蛛网膜下腔出血的病因鉴别诊断见表 1-2。

表 1-2　自发性蛛网膜下腔出血的病因鉴别诊断

病因	动脉瘤	动静脉畸形	高血压	烟雾病	脑瘤出血
发病年龄	40～60岁	35岁以下	50岁以上	青少年多见	30～60岁
出血前症状	无症状，少数动眼神经麻痹	常见癫痫发作	高血压史	可见偏瘫	颅压高和病灶症状
出血	正常或增高	正常	增高	正常	正常
复发出血	常见且有规律	年出血率为2%	可见	可见	少见
意识障碍	多较严重	较重	较重	有轻有重	较重
脑神经麻痹	2～6脑神经	无	少见	少见	颅底肿瘤常见
偏瘫	少见	较常见	多见	常见	常见
眼部症状	可见玻璃体积血	可见同向偏盲	眼底动脉硬化	少见	视盘水肿
CT表现	蛛网膜下腔高密度	增强可见动静脉畸形（AVM）影	脑萎缩或梗死灶	脑室出血铸型或梗死灶	增强后可见肿瘤影

五、治疗

(一) 急性期治疗

1. 一般处理

(1) 密切观察：生命体征监测；密切观察神经系统体征的变化；保持呼吸道通畅，维持稳定的呼吸循环系统功能。

(2) 降低颅内压：常用的有甘露醇、呋塞米、甘油果糖或甘油氯化钠，也可以酌情选用清蛋白。

(3) 纠正水、电解质平衡紊乱：记录出入液体量，注意维持液体出入量平衡。适当补液、补钠、补钾，调整饮食和静脉补液中晶体胶体的比例，可以有效预防低钠血症。

(4) 对症治疗：烦躁者给予镇静药，头痛给予镇痛药，禁用吗啡、哌替啶等镇痛药。癫痫发作，可采用抗癫痫药物，如安定、卡马西平或者丙戊酸钠。

(5) 加强护理：卧床休息，给予高纤维、高能量的饮食，保持尿、便通畅。对于意识障碍者，可放置鼻胃管，预防窒息和吸入性肺炎。对于尿潴留者，给予导尿并冲洗膀胱，预防尿路感染。定时翻身、局部按摩、被动活动肢体、应用气垫床等措施可预防压疮、肺不张和深静脉血栓形成等并发症。

2. 防治再出血

(1) 安静休息：绝对卧床 4 ~ 6 周，镇静、镇痛，避免用力和情绪激动。

(2) 控制血压：如果平均动脉压高于 16.7 kPa（125 mmHg）或收缩压（SBP）高于 24.0 kPa（180 mmHg），可在血压监测下使用降压药物，保持血压稳定在正常或者起病前水平。可选用钙通道阻滞剂、β 受体阻滞剂等。

(3) 抗纤溶药物：常用 6- 氨基己酸（EACA）、氨甲苯酸（PAMBA）或止血环酸（氨甲环酸）。抗纤溶治疗可以降低再出血的发生率，但同时也增加脑动脉痉挛和脑梗死的发生率，建议与钙通道阻滞剂同时使用。

(4) 外科手术：已经确诊为动脉瘤性蛛网膜下腔出血者，应根据病情，及早行动脉瘤夹闭术或介入栓塞治疗。

3. 防治并发症

(1) 脑动脉痉挛及脑缺血。

①维持正常血压和血容量：保持有效的血液循环量，给予胶体溶液（清蛋白、血浆等）扩容升压。

②早期使用尼莫地平：常用剂量为 10 ~ 20 mg/d，静脉滴注 1 mg/h，共 10 ~ 14 天，注意其低血压的不良反应。

③腰穿放液：发病后 1 ~ 3 天行腰穿，释放适量的脑脊液，有利于预防脑血管痉挛、减轻脑膜刺激征等。但是，有诱发颅内感染、再出血及脑疝的危险。

(2) 脑积水。

①药物治疗：轻度脑积水可先行乙酰唑胺等药物治疗，酌情选用甘露醇、呋塞米等。

②脑室穿刺脑脊液外引流术：蛛网膜下腔出血后脑室内积血性扩张或出现急性脑积水，经内科治疗后症状仍进行性加重者，可行脑室穿刺外引流术。但是，可增加再出血的概率。

③脑脊液分流术：对于出血病因处理后，出现慢性交通性脑积水，经内科治疗仍进行性加重者，可行脑室–腹腔分流术。

（二）病因治疗

（1）手术治疗：对于出血病因明确者，应及时进行病因手术治疗，如开颅动脉瘤夹闭术、脑动静脉畸形或脑肿瘤切除术等。

（2）血管内介入治疗：适合血管内介入治疗的动脉瘤、颅内动静脉畸形患者，可采用动脉瘤或动静脉畸形栓塞术。

（3）立体定向放射治疗：主要用于小型动静脉畸形及栓塞或手术后残余病灶的治疗。

六、预后

自发性蛛网膜下腔出血的预后与病因、治疗等诸多因素相关，脑动静脉畸形引起的蛛网膜下腔出血预后最佳，血液病引起的蛛网膜下腔出血效果最差。动脉瘤第 1 次破裂后，病死率在 30% ～ 40%，其中半数在发病后 48 小时内死亡，5 年内病死率为 51%；在存活的病例中，1/3 生活不能自理，1/3 可再次发生出血，发生再次出血者的病死率为 60% ～ 80%。脑动静脉畸形初次出血病死率在 10% 左右。80% 血管造影阴性的蛛网膜下腔出血患者能恢复正常工作，而动脉瘤破裂引起的蛛网膜下腔出血患者只有 50% 能恢复健康。

第二节　短暂性脑缺血发作

一、病因病理

由于一过性脑部供血不足，脑的功能出现障碍，经过短暂的间隔时间，在血液恢复供应后，脑功能又恢复正常。但是又有可能出现同样的发作。其病因尚无一致的认识，但多数学者认为，动脉硬化是发病的基础，在硬化斑块上发生溃疡，由之发生附壁血栓，可能有脱落的栓子碎屑成为微栓子而堵塞血管，有些患者眼底动脉见到栓子，支持这样的意见；另外，尚有小动脉痉挛学说（在眼底可以见到血管痉挛）及心功能不全时伴发的低血压，或者血液流向的改变（如脑动脉逆流症）也可能是原因。

二、临床表现

短暂性脑缺血发作的临床特点是起病突然，约 5 分钟即达到高峰；历时不久又会好转。

其反复刻板地发作，不同于其他急性脑血管病。患者不会有意识障碍，大多数患者的症状延续几分钟到几小时，一般不会超过 24 小时。所见的症状分为颈内动脉系统或椎－基底动脉系统两大类型。

（一）颈内动脉系统

症状以偏侧肢体瘫痪最多见，大多为轻瘫或上肢单瘫，主侧病变可伴有失语，如为颈内动脉主干，可发生短暂的单眼失明。有些患者有偏身感觉障碍及偏盲，检查时可发现有局灶性体征。少数患者可有精神症状，患者表现精神恍惚、反应迟钝或有嗜睡等。

（二）椎－基底动脉系统

很常见的症状是眩晕，天旋地转、恶心、呕吐。可因累及的部位不同，会有复视、构音困难、吞咽发呛、共济失调等；如有交叉性瘫痪体征，则定位更明确。大脑后动脉受累，可出现双眼对侧同向性偏盲。极少的情况下可以见到四肢突然无力而猝倒，多在患者头部突然转动时发生，症状随即消失。

三、诊断要点

依据症状的特点，可以初步做出诊断。但症状发生不足 24 小时、以往无类似发作史者还难以判断，在治疗的同时应进一步观察。进行 CT 或 MRI 检查或可发现与临床症状相符的病灶。如已有过发作病史，症状与前次相同者，则需与下列情况鉴别。

（一）局限性癫痫

局限性癫痫的症状多限于面部或手指，症状表现为刺激性，如抽搐发麻等。如出现从局部扩散的症状，则多为癫痫，及时检查脑电图可以见到痫性放电，当为有力的根据。

（二）昏厥发作

血压因素为昏厥的主要原因，不会有神经系统体征。发作时有短暂意识不清，常同时有自主神经系统异常表现。

（三）内耳眩晕症

患内耳眩晕症年轻者多，虽有多次发作，但主要症状仍为眩晕，不会有其他神经系统体征，多次发作以后，眩晕症状渐渐减轻，但出现听力减退。

（四）偏头痛

有些偏头痛的患者，先出现眼花，也可有恶心、呕吐，偶见有些患者会伴有眼肌麻痹或对侧轻瘫；偏头痛者年轻人较多，可能时，应进一步检查以除外脑血管畸形等。

四、治疗

本病是卒中的高危因素，应对其进行积极治疗，而对不同患者的治疗应注意个体化。

（一）危险因素的控制

戒烟、戒酒，改变不良生活习惯。积极治疗高血压、血脂异常、心脏病、颈动脉狭窄、糖尿病等。

目前已证实，对有卒中危险因素的患者进行抗血小板治疗，能有效预防脑卒中。对本病，尤其是反复发生本病的患者，应首先考虑选用抗血小板药物。

（二）抗血小板治疗

（1）大多数患者首选环氧化酶抑制剂阿司匹林治疗，推荐剂量为 50 ～ 150 mg/d，宜选用肠溶剂。

（2）阿司匹林 25 mg 和双嘧达莫缓释剂 200 mg 的复合制剂在《欧洲急性卒中指南》作为首选，有条件时也可选用，2 次 / 天。

（3）氯吡格雷可抑制腺苷二磷酸诱导的血小板聚集，有条件者、高危人群和对阿司匹林不能耐受者可选用，75 mg/d，但可出现中性粒细胞减少等不良反应，应注意监测血象。

（4）对频繁发作者，可静脉滴注抗血小板聚集药物，如奥扎格雷。

（三）抗凝治疗

抗凝治疗本病已有较长的历史，但目前尚无有力证据来支持其确切疗效，故抗凝治疗不作为本病的常规治疗。对于伴发心房颤动和冠心病的患者，推荐使用抗凝治疗（感染性心内膜炎除外）；经抗血小板治疗后，症状仍频繁发作者，可考虑选用抗凝治疗。

（四）降纤治疗

对有高纤维蛋白血症的患者，或频繁发作患者，可考虑使用降纤酶或巴曲酶治疗。

（五）手术治疗

经过规范的内科治疗无效、反复发作性（4 个月内）的大脑半球或视网膜短暂性脑缺血发作、颈动脉狭窄程度大于 70% 者，可进行手术治疗，根据病情选择经皮腔内血管成形术（PTA）或颈动脉内膜切除术（CEA）。

第三节　脑出血

脑出血是指脑动脉、静脉或毛细血管破裂导致脑实质内的出血。但以动脉出血最为常见。引起脑出血的病因很多，临床上将其分为损伤性和非损伤性两大类。损伤性脑出血归之于颅脑损伤中论述。非损伤性脑出血又称为原发性脑出血或自发性脑出血，系指脑内的血管病变、坏死、破裂而引起的出血，绝大多数是在高血压伴发的脑小动脉病变的基础上，由脑动脉破裂而导致的脑出血，故又称为高血压性脑出血。脑出血的发病率为每年 50 ～ 80 个 /10 万人口，占急性脑血管病的 20% ～ 30%。

一、病因病理

（一）病因

1.高血压动脉硬化

高血压动脉硬化是引起原发性脑出血最常见的病因，此期高血压可使脑内小动脉硬化、玻璃样变，形成粟粒状动脉瘤，粟粒状动脉瘤大多数发生在 250 μm 以下的小动脉，动脉瘤的直径在 200～900 μm，主要分布在基底节、丘脑、脑桥和小脑齿状核；少数发生在尾状核及大脑白质，在血压骤升时易破裂出血。

2.脑动脉瘤和脑动脉畸形

出血位于脑实质内，形成脑内出血，多见于脑叶。

3.脑动脉痉挛

高血压引起动脉痉挛甚至闭塞，导致小血管缺氧坏死，发生出血。

4.脑动脉炎

脑动脉炎导致血管管壁坏死，破裂出血，如结节性多动脉炎。

5.血液病

如白血病、血友病、血小板减少性紫癜、镰状细胞贫血、再生障碍性贫血等。

6.肿瘤

脑肿瘤侵蚀血管壁或由于新生血管破裂，引起脑内出血，又称为"瘤卒中"，其中胶质母细胞瘤、黑色素瘤、转移瘤较为多见。

7.抗凝及溶栓治疗

临床上应用肝素、尿激酶治疗急性缺血性脑梗死时，偶可并发脑出血。

8.脑静脉或静脉窦血栓形成

脑静脉或静脉窦血栓形成也可并发脑内出血，但多为小片状、多发的出血灶。

（二）发病机制

高血压性脑出血多发生在脑内大动脉直接分出来的穿通小动脉（直径为 100～200 μm），如大脑中动脉的豆纹动脉、丘脑穿通动脉、基底动脉的脑桥穿通支、小脑上动脉和小脑下前动脉等。这些小动脉不像皮质动脉有分支或侧支通路，可分流血液和分散承受的血压力；相反，它们是管壁薄弱的终末支，以 90° 角从粗大的脑动脉分出并进入脑实质内。因此，它们承受较多的血流和较大的压力。在高血压长期影响下，这些小穿通动脉管壁的结缔组织发生透明变性，管壁内弹力纤维断裂；同时，因伴有动脉粥样硬化使管腔狭窄、扭曲，血管阻力增大，血管的舒缩功能减弱，甚至局部产生粟粒状微型动脉瘤。此外，高血压患者的脑血流自动调节代偿功能常丧失。当患者情绪波动或从事体力活动时，血压突然升高，引起血管壁破裂而导致出血。近年来，发现脑出血和脑梗死可互为因果，即在脑出血区可有血管阻塞产生脑梗死，而脑梗死区周围可有血液外渗现象。因此，在一些高血压性脑出血中，可能先有血管狭窄或阻塞形成脑的小梗死，然后在此基础上发生出血。

（三）病理

高血压性脑出血好发于大脑半球深部的基底节，约占脑出血的2/3，其中最多见为壳核（占总数的44%），其次依次为大脑皮质下或脑叶（15%）、丘脑（13%）、脑桥（9%）、小脑（9%）等。不同部位出血，血肿量也不同。例如，大脑皮质下和壳核出血，患者耐受量较大，血肿量可在 50 ～ 60 mL，丘脑、脑桥和小脑出血早期即引起较严重的神经功能障碍，故一般血肿量不大。脑实质内出血量大时，可沿神经纤维向四周扩散，侵入内囊、丘脑、脑干，可破入脑室或蛛网膜下腔。血肿可引起脑室受压或移位，发生脑疝。

一般脑出血多短暂，历时十余分钟或1～2小时，但是可在血压波动时多次、反复出血，可发生在发病数小时至数天。一般再出血发生在发病6小时内，血肿直径大于等于5 cm者易再出血。多数人认为，再出血是血肿增大的主要原因。另外，血压、病变血管的直径和管壁、脑血管自动调节功能、止血系统功能、出血灶周边脑实质的结构特性等也影响血肿量。少数患者再出血发生在不同部位。

出血的部位、速度与量影响患者的临床表现。小出血可沿脑组织界面扩大，呈分离或非破坏脑组织形式。因此，小出血对神经功能影响较少，出血吸收后神经功能障碍多能恢复。相反，大出血对神经组织破坏大，可引起颅内压增高。虽然颅内压达到血压水平时可使出血停止，但是在此之前常已引起脑疝，危及患者生命。脑水肿、脑血流和脑代谢等的变化也在病变发生发展中起重要作用。

出血可破入脑室、蛛网膜下腔，可引起脑积水。脑干受压或推移、扭曲或脑干原发性出血或继发性出血常是致死的主要原因，一般基底节血肿量大于85 mL或血肿量超过脑容量的6%，小脑血肿直径大于3 cm，如不治疗，预后不良。

一旦血肿形成，随时间增长，可发生不同时期的病理变化：出血7～10天，血肿内容呈果酱状血块或未完全凝固的血液，周围脑实质被分离、推移而呈软化带。由于出血和脑水肿造成脑局部回流障碍，脑软化带常有点状出血。出血侧半球水肿、肿胀，可引起该侧脑室变性和向对侧移位、血肿周边毛细血管形成、巨噬细胞浸润等。出血2～3周后，血块液化，变为棕色易碎的软块，液体成分增多。血肿存在时间越久，其内容的颜色越淡，质地越稀薄，最后变成草黄色液体。血肿周围组织水肿和斑点状出血消失，代之以胶质和结缔组织增生，逐渐形成一层假性包膜，其内侧壁因有血红蛋白（Hb）分解产物含铁血黄素沉着而呈黄褐色，可保留数月至数年不褪色。少数血肿可机化，囊壁可见钙质。上述这些变化，可引起血肿不同时期的MRI表现。

二、临床表现

脑出血起病突然，常无先兆。常见诱发因素有情绪波动、体力劳动、饭后酒后、性生活、用力排便和气候变化等，也可无任何诱因。患者常突感头痛、头胀，随之呕吐，可很快出现意识和神经功能障碍，并进行性加重。脑叶出血者常表现癫痫，可在发病时或病程中发生。发病时血压常超过22.6/13.3 kPa（200/100 mmHg），个别收缩压只有

21.3 kPa（160 mmHg）也可发病。不同出血部位的临床表现如下。

（一）基底节出血

偏瘫或轻偏瘫、偏身感觉障碍和同向性偏盲（三偏），均发生于出血灶的对侧。此乃血肿压迫内囊。患者双眼向病变侧凝视，可有局灶性抽搐和失语（优势半球出血）。随着出血量增多，患者意识障碍加重，并出现颅内压增高症状，甚至小脑幕裂孔疝，导致呼吸衰竭和循环衰竭而死亡。

（二）大脑皮质下出血

头痛明显。如出血位于脑中央区，有偏瘫、偏身感觉障碍，特别是辨别觉丧失；如出血在枕顶叶，可有同向性偏盲；如发生在额叶，可有强握、吸吮反射，排尿困难，淡漠和反应迟钝；如有抽搐，多为局灶性并限于偏瘫侧。优势半球出血者尚有失语、失读、记忆力减退和肢体失认等。

（三）丘脑出血

临床表现似壳核出血，但有双眼垂直方向活动障碍或双眼同向上或向下凝视，瞳孔缩小。患者长期处于滞呆状态。如血肿阻塞第三脑室，可出现颅内压增高症状和脑积水。

（四）脑桥出血

发病后患者很快进入昏迷状态。出血常先自一侧脑桥开始，表现出血侧面瘫和对侧肢体弛缓性偏瘫（交叉性瘫痪）。头和双眼转向非出血侧，呈"凝视瘫肢"状。出血扩大并波及两侧脑桥，则出现双侧面瘫和四肢瘫痪。后者多为迟缓性，少数为痉挛性或呈去大脑强直，双病理征阳性，眼球自主活动消失，瞳孔小，为针尖样，对光反应迟钝或消失，此征见于 1/3 患者，为脑桥出血特征症状，系脑桥内交感神经纤维受损所致。持续高热（大于等于 39℃），乃因出血阻断丘脑下部对体温的调节。由于脑干呼吸中枢受影响，常出现不规则呼吸和呼吸困难。如双瞳孔散大、对光反应消失、呼吸不规则、脉搏和血压异常、体温不断上升或突然下降，均表示病情危重。

（五）小脑出血

大多数患者有头痛、眩晕、呕吐伴共济失调，站立时向病侧倾倒，病侧肢体不灵活，但无偏瘫、无失语，有构词不良。少数患者发病迅速，短期内昏迷，出现脑干受压征、眼肌麻痹和小脑扁桃体疝或急性脑积水表现。

（六）脑室出血

脑室出血见于上述脑实质出血，如壳核或丘脑出血可破入侧脑室，量大可充满整个脑室和蛛网膜下腔。小脑或脑桥出血可破入第四脑室，量大可逆流入小脑幕上脑室系统。脑室出血者病情多危重，意识常在发病后 1～2 小时进入昏迷，出现四肢抽搐或瘫痪，双侧病理征阳性。可有脑膜刺激征、多汗、呕吐、去大脑强直。呼吸深沉带鼾声，后转为不规则。脉搏也由缓慢有力转为细速和不规则。血压不稳定。如血压下降、体温升高，则多提示预后不良。

三、实验室检查

（一）脑脊液

由于脑出血患者多有颅内压增高，如临床诊断明确，则不应做腰穿和脑脊液检查，以防脑疝。如诊断不明确，应审慎地做腰穿。一般在脑出血起病早期，脑脊液中可无红细胞，但数小时后脑脊液常含血液，特别见于出血破入脑室或蛛网膜下腔者，脑脊液可呈血性，蛋白质增高，脑脊液压力增高。仅约 1.0% 的患者脑脊液不含血。

（二）血和尿常规

血象常见白细胞增高，血非蛋白氮、尿素氮增高。尿常规有轻度糖尿、蛋白尿，见于 1/3 的患者。

四、诊断

有高血压的中老年人，突然剧烈头痛、呕吐、偏瘫，均应高度怀疑本病，并通过下述方法帮助确定诊断。

（一）头部 CT

CT 是本病的主要诊断方法，它能迅速、准确和安全地诊断本病，能准确显示血肿的部位、大小、形态、发展方向、合并脑积水和脑水肿的程度，特别有助于脑室内、脑干和小脑出血的诊断。它能区分脑出血和脑梗死，有助于脑出血病因的鉴别诊断，有利于治疗方案的制定、预后判断和病情发展的随访（表 1-3、表 1-4）。如基底节血肿的内缘距松果体小于 28 mm，内囊受累者，预后多不良。一般新鲜血块的 CT 值是 70 ～ 80 Hu，为正常脑组织密度的两倍，随着时间增长，血肿吸收，其密度逐步变低。CT 示血肿吸收所需时间取决于血肿的大小和所在部位：直径小于等于 2.5 cm 血肿，需 4 ～ 5 周；直径大于 2.5 cm，需 6 ～ 7 周；脑室内出血，在 3 周内；蛛网膜下腔出血，小于等于 7 天。

表 1-3　基底节出血的 CT 分级（Kanaya 等 1992）

分级	类型	标准
I	外囊	出血累及外囊
II	内囊前肢	出血累及内囊前肢
III a	内囊后肢	出血累及内囊后肢
IV b	内囊后肢 + 脑室	出血累及内囊后肢并破入脑室
IV a	内囊前、后肢	出血累及内囊前、后肢
V	内囊前、后肢 + 脑室或丘脑出血	出血累及内囊前、后肢并破入脑室或累及丘脑出血累及丘脑或下丘脑

表1-4 丘脑出血的CT分级（Kanaya等1992）

分级	标准
I a	出血位于丘脑，不伴脑室出血
I b	丘脑出血伴脑室出血
II a	出血累及内囊，但无脑室出血
II b	出血累及内囊，伴脑室出血
III a	出血累及下丘脑或中脑，但无脑室出血
III b	出血累及下丘脑或中脑，伴脑室出血

血肿量的计算如下。

（1）多田公式计算法（单位为mL）：血肿量 $=\pi/6\times$ 长 $\times$ 宽 $\times$ 层面数。

（2）简易计算法（单位为mL）：血肿量 $=1/2\times$ 长 $\times$ 宽 $\times$ 层面数。

一般脑出血，平扫CT可以做出诊断。但是对下述患者应加做增强头部CT检查，以利于鉴别诊断。

（1）年龄不超过40岁。

（2）无高血压史。

（3）神经系统症状加重超过4小时。

（4）有肿瘤、血液病、脉管炎和心内膜炎史。

（5）蛛网膜下腔出血或非典型高血压性脑出血部位。

（二）头部MR

由于MR发现新鲜出血的敏感性低，检查费时，故其对急性脑出血的诊断作用不如CT。但是，对亚急性脑出血和慢性脑出血，MR的T1和T2加权成像有规律性信号改变，即由低信号或等信号逐渐演变为高信号。这是由血肿内外化学和物理变化所致，特别是血红蛋白分子水平的变化。一般血肿溶解从中心开始向周边扩展。红细胞内的血红蛋白有下列变化：0～12小时，氧合血红蛋白；1～7天，去氧血红蛋白；5天至数月，正铁血红蛋白；1天至数年，含铁血黄素。因此，对亚急性脑出血和慢性脑出血、脑干和颅后窝血肿的诊断，MR优于CT。对脑出血不同病因的鉴别诊断，MR更是不可缺少的手段。

（三）脑血管造影

在CT应用以前，脑血管造影是本病的主要诊断方法。目前，由于CT和MR的普及和脑血管造影检查的局限性，脑血管造影只用于排除脑动脉瘤、AVM等引起的自发性脑出血。

五、鉴别诊断

自CT和MR问世以后，脑出血与脑梗死的鉴别诊断已较容易。虽然自发性脑出血中大多数为高血压所致，但需警惕除高血压外，还有许多其他不常见的病因。有时，高血压只是引起脑出血的触发因素，而脑血管病变另有原因；有时，血压高是继发于脑出血后颅内压增高的代偿现象，而非真正的高血压。所以，临床上见到脑出血时，不能单凭一次血压检查结果偏高就诊断为高血压性脑出血，特别是对青年患者，更应全面考虑，并进行相应的辅助检查，以助鉴别诊断。下面择要介绍。

（一）脑动脉瘤和 AVM

脑动脉瘤和 AVM 是仅次于高血压的引起自发性脑出血的第二、三主要病因。对于浅表脑出血，有癫痫、头痛和局灶体征者，应怀疑 AVM，特别是青少年患者。虽然脑动脉瘤破裂主要引起蛛网膜下腔出血，但是当动脉瘤嵌在脑实质内时（如颈内动脉分叉处动脉瘤、前交通动脉瘤、远端大脑后动脉瘤等），则可引起脑实质内出血。对脑叶出血，应怀疑脑动脉瘤。在少数情况下，脑动脉瘤（如后交通动脉瘤）可引起基底节出血。对可疑的患者，应做薄分层 CT 扫描，特别是增强 CT 可发现直径大于等于 5 mm 的动脉瘤。首次 CT 检查阴性者，可重复 CT 检查，以排除脑血管痉挛等因素造成的假阴性。必要时可做 CTA 或 DSA 检查。

CT 和 MR 检查有助发现 AVM、海绵状血管瘤、脑肿瘤等。

（二）烟雾病

烟雾病是较少见的脑血管病，但是近年来随着影像学的发展和普及，本病检出率有增加趋势。本病好发于儿童。典型患者在 MR 片可见基底节区筛状小血管影。DSA 是确诊的主要方法。

（三）血液病

血液病包括白血病、血友病、血小板减少性紫癜、红细胞增多症、镰状细胞贫血等。仔细询问病史，进行有关化验室检查，不难做出鉴别诊断。

六、自然病程

约 1/3 的患者发病突然，其余历经数小时方恶化和发展到高峰。意识障碍见于 60% 的患者，其中 40% 昏迷。大多数患者在数天内死亡。脑出血的患者常经历下述病程：进行性恶化或好转后又恶化或逐渐好转。昏迷和大出血者预后多不良。大组病例研究显示，下列因素影响患者的预后。

（1）意识障碍的程度。

（2）血肿大小。

（3）中线移位的程度。

（4）合并脑室出血。

（5）血肿部位（如丘脑、脑桥）。

（6）年迈。

一般少量脑出血、轻度神经障碍患者，大多能完全康复。有明显局灶神经障碍的中等血肿患者，虽成活，多严重病残。

七、治疗

脑出血处理的关键在"防患于未然"，其中控制高血压是预防的核心。研究显示，未经治疗的高血压患者发生脑卒中的概率比控制高血压而发生脑卒中的患者高 10 倍。防治高血压，除合理使用药物外，还应避免烟、酒，消除紧张顾虑，劳逸有度也应重视。

对已发生脑出血者，应根据病情采取相应的治疗方法。

（一）内科治疗

（1）绝对卧床休息，密切观察病情，避免外界刺激和不必要的搬动。有条件者应住重症监护室（ICU）。

（2）控制高血压：血压过高可加重脑水肿，诱发再出血。因此，应及时应用降压剂，以控制过高的血压。血压降低的程度应根据每个患者的具体情况而定，原则上应逐渐降到脑出血前原有的水平或 20/12 kPa（150/90 mmHg）左右。降压不可过速或过低，后者可引起脑缺血。美国心脏病联合会于 1997 年提出高血压性脑出血降压指导：收缩压高于 30.7 kPa（230 mmHg）或舒张压高于 16.0 kPa（120 mmHg）者，用硝普钠静脉滴注：收缩压高于 24.0 kPa（180 mmHg）或舒张压高于 14.0 kPa（105 mmHg）者，用柳胺苄心定静脉注射。

（3）控制脑水肿，降低颅内压：脑出血后常引起脑水肿和颅内压增高，它们不仅影响脑供血，而且可危及患者生命。因此，控制脑水肿和降低颅内压是脑出血急性期处理的一个重要环节。

①高渗脱水剂：如 20% 甘露醇 250 mL 静脉快速滴注，每天 2～4 次。与速尿（呋塞米）合用，可增加疗效。输入 4 小时后如尿量少于 250 mL，要慎用或停用，并检查肾脏功能。10% 甘油果糖 250 mL 静脉滴注，脱水效果较甘露醇缓和但较持久，特别适用于肾功能不全、合并糖尿病者。

②过度通气：只能间断和短期应用，维持二氧化碳分压（PCO_2）于 3.33～4.00kPa（25～30mmHg），不主张长期或持续应用。研究证明，不当的通气不仅无好处，而且会加重脑缺血。

③颅内压监测和脑室引流：颅内压监测有助于指导脱水剂的应用，特别适用于伴脑积水者（如小脑出血）。在目前各种颅内压监测方法中，脑室内压监测最准确，且可根据需要引流脑脊液，降低颅内压。

④类固醇激素：现已不主张常规应用类固醇激素，对照研究证实激素对脑出血不仅无益，反可增加并发症。

（4）防治各系统并发症：肺和心血管并发症常是脑出血患者死亡的主要原因。因此，积极防治呼吸道阻塞和感染、心血管病和消化道出血、尿路感染、压疮、水电解质紊乱等很重要。

（5）止血剂：一般脑内动脉出血难以用药物制止，但对点状出血、渗血，特别是合并消化道出血时，止血剂还是有一定作用的，可酌情选用抗纤维蛋白溶酶剂。

（6）对症处理：20% 的脑出血者有癫痫发作，特别是脑叶出血、合并蛛网膜下腔出血。可选用抗癫痫剂，如苯妥英钠、丙戊酸钠等。对高热者，给予物理和（或）药物降温。

（二）外科治疗

传统上对高血压性脑出血的治疗旨在挽救患者生命，因此一般在内科治疗无效时方采用外科治疗，患者大多病情危重，病死率高和疗效差。近年来，随着对脑出血病理的深入研究，以及微创外科技术的发展和应用，不少学者提出外科手术清除血肿和降低颅内压力，不仅能挽救患者生命，而且能更好地保留和恢复患者的神经功能，改善生存质量。

1. 手术指征

目前尚有争论。一般来讲，患者的一般情况、年龄、血肿的部位和大小是影响手术指征的重要因素。另外，在决定手术时，还应向患者亲属和有关人员说明手术利弊、可能发生的问题，争取他们的理解和配合。

（1）脑叶出血：患者清醒、无神经障碍和小血肿（小于 20 mL）者，不必手术，可密切观察和随访。患者意识障碍、大血肿和在 CT 上有占位征，应手术。

（2）基底节和丘脑出血：大血肿、神经障碍者应手术。卡纳亚（Kanaya）和复旦大学附属华山医院的经验证明，在壳核出血中，如患者无昏迷和仅有轻微神经障碍，内科治疗优于外科治疗；如患者昏迷，则外科治疗组病死率低于内科治疗组，分别为 35% 和 72%，但功能恢复两组相近。

（3）脑桥出血：原则上内科治疗。但对非高压性脑桥出血，如海绵状血管瘤，可手术治疗。

（4）小脑出血：对血肿直径大于等于 2 cm 者，应手术，特别是合并脑积水、意识障碍、神经功能缺失和占位征者。

2. 手术禁忌证

（1）深昏迷患者（GCS3 ～ 5 级）或去大脑强直。

（2）生命体征不稳定，如血压过高、高热、呼吸不规则，或有严重系统器质性病变。

（3）脑干出血。

（4）基底节或丘脑出血已影响脑干。

（5）病情发展急骤，发病数小时即深昏迷。

3. 手术方法

（1）立体定向穿刺引流血肿。由于脑内血肿具有下列特征，适合立体定向穿刺引流：CT 和 MRI 易发现；用 CT 和 MRI 易准确定位；血肿物理特性利于抽吸和引流，特别是配合应用一些特殊手术器械和溶栓剂；再出血的危险较小，且一旦发生，用现代影像技术易发现和处理。手术注意事项如下。

①利用 CT 和 MRI 定位，并选择距血肿较近且避开功能区的穿刺点。

②首次穿刺引流血肿，应从血肿中心开始，引流血肿量的 1/2 ～ 2/3。过多地追求清除"干净"血肿或清除血肿周边的血块，易引起再出血。

③应用特殊血肿清除器械，如机械抽吸捣碎或切割、超声吸引、内镜等，有利于未液化血块的清除，但应遵循第②点注意事项。

④溶栓剂应用有助溶解血块和血肿引流。溶栓剂分为液相溶栓剂和固相溶栓剂，前者包括链激酶和尿激酶，后者有组织型纤溶酶原激活物（t-PA）、乙酰化纤溶酶原－链激酶激活剂复合物、重组单链尿激酶、重组葡激酶和重组链激酶等。一般固相溶栓剂与血栓或血块有特殊的亲和力，溶栓效果比液相溶栓剂好。

虽然 t-PA 和重组葡激酶溶栓效果较重组链激酶好，但它们半衰期短，需反复给药，且价格昂贵。尿激酶半衰期短，大剂量应用易诱发出血。国产重组链激酶具有纯度高、不良反应小、比同类进口链激酶价格低廉的优点。华山医院神经外科应用国产重组链激酶治疗高血压性脑出血，30 例患者排出血肿量为 6 ～ 26 mL，平均为 13.5 mL，无再出血和变态反应。重组链激酶应用方法如下：

①经直径 2 mm 血肿引流管注入含重组链激酶 5 mg（50 万 U）的生理盐水 3 mL＋自体血浆 1 mL（后者有加强链激酶作用），夹闭引流管 4 小时后开放引流，每天 1 次。连续 3 天，复查头部 CT 后，拔除引流管。

②重组链激酶制剂应现用现配，久置药液不能使用。

③重组链激酶应用后 5 ～ 12 个月不能再用，如需再用溶栓剂，应改用他药。

近年来，随着微侵袭外科的广泛应用，高血压性脑出血的微侵袭外科治疗显示出优越性，国内外许多报告证实应用立体定向穿刺引流血肿，配合化学和物理溶栓或小骨窗开颅（直视或内镜下）配合溶栓，不仅安全、有效，而且可降低病死率和提高康复率。但是，上述报告多为回顾性或非对照研究，因此高血压性脑出血的微侵袭外科治疗的适应证、疗效判断还需大组病例、前瞻性和对照研究的验证。

（2）开颅血肿清除，主要适用于合并早期脑疝者、小脑出血、原发出血病因不明者。对于后者，应探查血肿壁和四周，以排除肿瘤、隐性血管畸形或血管瘤。手术的时机有争论。有主张早期或超早期手术（不超过 6 小时）的，以减少再出血可能；有主张延期（超过 6 小时）手术的，以避免再出血可能。笔者认为，应结合患者具体情况而定，对有高颅压危象者，应尽早手术；对病情较稳定者，可密切观察病情，48 ～ 72 小时后再手术。

（3）脑室穿刺引流，适用于小脑出血合并脑积水、脑室出血。

第四节　脑血栓形成

脑血栓形成（CT）又称为缺血性卒中（CIS），是指在脑动脉本身病变的基础上，继发血液有形成分凝集于血管腔内,造成管腔狭窄或闭塞,在无足够侧支循环供血的情况下,该动脉所供应的脑组织发生缺血变性坏死,出现相应的神经系统受损表现或影像学上显示出软化灶,称为脑血栓形成。90%的脑血栓形成是在脑动脉粥样硬化的基础上发生的。脑梗死约占全部脑卒中的80%。

一、临床表现

本病好发于中年以后,60岁以后动脉硬化性脑梗死发病率增高。男性较女性为多。起病前多有前驱症状,表现为头痛、眩晕、短暂性肢体麻木、无力,约25%的患者有短暂性脑缺血发作史。起病较缓慢,患者多在安静和睡眠中起病。

动脉硬化性脑梗死发病后意识常清醒,如果大脑半球较大面积梗死、缺血、水肿,可影响间脑和脑干的功能,起病后不久出现意识障碍。如果发病后即有意识不清,要考虑椎-基底动脉系统梗死。动脉硬化性脑梗死可发生于脑动脉的任何一个分支,不同的分支可有不同的临床特征,常见的有如下几种。

(一)颈内动脉闭塞

临床主要表现病灶侧单眼失明(一过性黑蒙,偶可为永久性视力障碍),或病灶侧霍纳征,对侧肢体运动或感觉障碍及对侧同向性偏盲,主侧半球受累可有运动性失语。颈内动脉闭塞也可不出现局灶症状,这取决于前交通动脉、后交通动脉、眼动脉、脑浅表动脉等侧支循环的代偿功能。

(二)大脑中动脉闭塞

大脑中动脉是颈内动脉的延续,是最容易发生闭塞的血管。

(1)主干闭塞时引起对侧偏瘫、偏身感觉障碍和偏盲,主侧半球主干闭塞可有失语、失写、失读。

(2)大脑中动脉深支或豆纹动脉闭塞可引起对侧偏瘫,一般无感觉障碍或同向性偏盲。

(3)大脑中动脉各皮质支闭塞可分别引起运动性失语、感觉性失语、失读、失写、失用,偏瘫以面部及上肢为重。

(三)大脑前动脉闭塞

(1)皮质支闭塞时产生对侧下肢的感觉及运动障碍,伴有尿潴留。

(2)深穿支闭塞可致对侧中枢性面瘫、舌瘫及上肢瘫痪,也可产生情感淡漠、欣快等精神障碍及强握反射。

(四)大脑后动脉闭塞

大脑后动脉大多由基底动脉的终末支分出,但有5%～30%的人,其中一侧起源于颈内动脉。

(1)皮质支闭塞:主要为视觉通路缺血引起的视觉障碍,对侧同向偏盲或上象限盲。

(2)深穿支闭塞:出现典型的丘脑综合征,对侧半身感觉减退伴丘脑性疼痛,对侧肢体舞蹈徐动症等。

（五）基底动脉闭塞

该动脉发生闭塞的临床症状较复杂，也较少见。常见症状为眩晕、眼球震颤、复视、交叉性瘫痪或交叉性感觉障碍、肢体共济失调。若主干闭塞则出现四肢瘫痪、眼肌麻痹、瞳孔缩小，常伴有面神经、展神经、三叉神经、迷走神经及舌下神经的麻痹及小脑症状等，严重者可迅速昏迷，发热，体温为 41 ~ 42℃，以致死亡。基底动脉因部分阻塞引起脑桥腹侧广泛软化，则临床上可产生闭锁综合征，患者四肢瘫痪，不能讲话，但意识清楚，面无表情，缄默无声，仅能以眼球垂直活动示意。

在椎 - 基底动脉系统血栓形成中，小脑下后动脉血栓形成是最常见的，称为延髓背外侧综合征（瓦伦贝格综合征），表现为眩晕、恶心、呕吐、眼震、同侧面部感觉缺失、同侧霍纳综合征、吞咽困难、声音嘶哑、同侧肢体共济失调及对侧面部以下痛、温觉缺失。

小脑下后动脉的变异性较大，故小脑下后动脉闭塞所引起的临床症状较为复杂和多变，但必须具备两条基本症状，即一侧后组脑神经麻痹，对侧痛、温觉消失或减退，才可诊断。

根据缺血性卒中病程分为如下四型。

（1）进展型：缺血发作 6 小时后，病情仍在进行性加重。此类患者占 40% 以上，造成进展的原因很多，如血栓的扩展、其他血管或侧支血管阻塞、脑水肿、高血糖、高温、感染、心肺功能不全，多数是由前两种原因引起的。据报道，进展型颈内动脉系统占 28%，椎 - 基底动脉系统占 54%。

（2）稳定型：发病后病情无明显变化者，倾向于稳定型卒中，一般认为颈内动脉系统缺血发作 24 小时以上，椎 - 基底动脉系统缺血发作 72 小时以上者，病情稳定，可考虑稳定型卒中。此类型卒中，CT 所见与临床表现相符的梗死灶机会多，提示脑组织已经有了不可逆的病损。

（3）完全性卒中：发病后神经功能缺失症状较重、较完全，常于数小时内（小于 6 小时）达到高峰。

（4）可逆性缺血性脑疾病（RIND）：缺血性局灶性神经障碍在 3 周之内完全恢复。

二、辅助检查

（一）CT 扫描

发病 24 ~ 48 小时可见相应部位的低密度灶，边界欠清晰，并有一定的占位效应。早期 CT 扫描阴性不能排除本病。

（二）MRI

MRI 可较早期发现脑梗死，特别是脑干和小脑的病灶。T1 和 T2 弛豫时间延长，加权图像上 T1 在病灶区呈低信号强度，T2 呈高信号强度，也可发现脑移位受压。与 CT 相比，MRI 显示病灶早，能早期发现大面积脑梗死，清晰显示小病灶及颅后窝的梗死灶，病灶检出率达 95%，功能性 MRI（如弥散加权 MRI）可于缺血早期发现病变，发病半小时即可显示长 T1、长 T2 梗死灶。

（三）血管造影

DSA 或 MRA 可发现血管狭窄和闭塞的部位，可显示动脉炎、烟雾病、动脉瘤和血管畸形等。

（四）脑脊液检查

通常脑脊液压力、常规及生化检查正常，大面积脑梗死者脑脊液压力可增高，出血性脑梗死脑脊液中可见红细胞。

（五）其他

彩色多普勒超声检查（CDS）可发现颈动脉及颈内动脉的狭窄、动脉粥样硬化斑或血栓形成。超声心动图检查有助于发现心脏附壁血栓、心房黏液瘤和二尖瓣脱垂。正电子发射体层成像（PET）能显示脑梗死灶的局部脑血流、氧代谢及葡萄糖代谢，并监测缺血性半暗带对远隔部位代谢的影响。

三、诊断与鉴别诊断

（一）脑血栓形成的诊断

脑血栓形成的诊断主要有以下八点。

（1）多发生于中老年人。

（2）静态下发病多见，不少患者在睡眠中发病。

（3）病后几小时或几天内病情达到高峰。

（4）出现面、舌及肢体瘫痪，共济失调，感觉障碍等定位症状和体征。

（5）脑 CT 提示症状相应的部位有低密度影或脑 MRI 显示长 T1 和长 T2 异常信号。

（6）多数患者腰椎穿刺检查提示颅内压、脑脊液常规和生化检查正常。

（7）有高血压、糖尿病、高脂血症、心脏病及脑卒中史。

（8）病前有过短暂性脑缺血发作。

（二）鉴别诊断

脑血栓形成应注意与下列疾病相鉴别。

1. 脑出血

有 10%～20% 的脑出血患者由于出血量不多，在发病时意识清楚及脑脊液正常，不易与脑血栓形成区别。必须行脑 CT 扫描才能鉴别。

2. 脑肿瘤

有部分脑血栓形成患者由于发展至高峰的时间较慢，单从临床表现方面不易与脑肿瘤区别。脑肿瘤患者腰椎穿刺发现颅内压高、脑脊液中蛋白增高。脑 CT 或 MRI 提示脑肿瘤周围水肿显著，瘤体有增强效应，严重者有明显的占位效应。但是，有时做了脑CT和MRI也仍无法鉴别。此时，可做脑活检或按脑血栓进行治疗，定期复查CT或MRI，以便区别。

3. 颅内硬膜下血肿

颅内硬膜下血肿可以表现为进行性肢体偏瘫、感觉障碍、失语等，而没有明确的外伤史。主要鉴别依靠脑CT扫描发现颅骨旁有月牙状的高、低或等密度影，伴占位效应，如脑室受压和中线移位，增强扫描后可见硬脑膜强化影。

4. 炎性占位性病变

细菌性脑脓肿、阿米巴性脑脓肿等炎性占位性病变可出现在短时间内逐渐肢体瘫痪、感觉障碍、失语、意识障碍等临床表现，尤其在无明显的炎症性表现时，难与脑血栓形成区别。但是，腰椎穿刺检查、脑CT和MRI检查可有助于鉴别。

5. 癔症

对于以单个症状出现的脑血栓形成，如突然失语、单肢瘫痪、意识障碍等，需要与癔症相鉴别。癔症可询问出明显的诱因，检查无定位体征及脑影像学检查正常。

6. 脑栓塞

临床表现与脑血栓形成相类似，但脑栓塞在动态下突然发病，有明确的栓子来源。

7. 偏侧性帕金森病

有的帕金森病患者表现为单侧肢体肌张力增高，而无震颤时，往往被误认为脑血栓形成。通过体格检查可发现该侧肢体有明显的强直性肌张力增高，无锥体束征及影像学上的异常，即可区别。

8. 颅脑外伤

临床表现可与脑血栓形成相似，通过询问出外伤史可以鉴别。但部分外伤患者可合并或并发脑血栓形成。

9. 高血压脑病

椎－基底动脉系统的血栓形成表现为眩晕、恶心、呕吐，甚至意识障碍，在原有高血压的基础上，血压又急剧升高，此时应注意与高血压脑病鉴别。高血压脑病可以表现为突然头痛、眩晕、恶心、呕吐，严重者意识障碍。后者的舒张压（DBP）均在16 kPa（120 mmHg）以上，脑CT或MRI检查呈阴性时，则不易区别。有效鉴别方法是先进行降血压治疗，如血压下降后病情迅速好转，为高血压脑病；如无明显改善，则为椎－基底动脉血栓形成。复查CT或MRI有助于二者的鉴别。脑血栓形成的治疗原则是尽量解除血栓及增加侧支循环，改善缺血梗死区的血液循环；积极消除脑水肿，减轻脑组织损伤；尽早进行神经功能锻炼，促进康复，防止复发。

四、治疗

治疗脑血栓形成的药物和方法有上百种，各家医院的用法大同小异。但至今为止，仍无特别有效的治疗方法。脑血栓形成的恢复程度取决于梗死的部位及大小、侧支循环代偿能力和神经功能障碍的康复效果。一般来讲，在进行性卒中，即脑血栓形成在不断地加重时，应尽早进行抗凝治疗；在脑血栓形成的早期，有条件时，应尽早进行溶栓治疗；如果丧失上述机会或病情不允许，则进行一般性治疗。在药物治疗过程中，如果病情已经稳定，应尽早进行早期康复治疗。无论是完全恢复正常，还是留有后遗症，都应长期进行综合性预防，以防止脑血栓的复发。

急性期的治疗原则如下。

（1）超早期治疗：提高全民的急救意识，为获得最佳疗效力争超早期溶栓治疗。

（2）针对脑梗死后的缺血瀑布及再灌注损伤进行综合保护治疗。

（3）采取个性化治疗原则。

（4）整体化观念：脑部病变是整体的一部分，要考虑脑与心脏及其他器官功能的相互影响，如脑心综合征、多脏器衰竭，积极预防并发症，采取对症支持疗法，并进行早期康复治疗。

（5）对卒中的危险因素，及时给予预防性干预措施，最终达到挽救生命、降低病残率及预防复发的目的。

（一）超早期溶栓治疗

1. 溶栓治疗急性脑梗死的目的

在缺血脑组织出现坏死之前，溶解血栓，再通闭塞的脑血管，及时恢复供血，从而挽救缺血脑组织，避免缺血脑组织发生坏死。在缺血脑组织出现坏死之前进行溶栓治疗，这是溶栓治疗的前提。只有在缺血脑组织出现坏死之前进行溶栓治疗，溶栓治疗才有意义。

2. 溶栓治疗时间窗

脑组织对缺血耐受性特别差。脑供血一旦发生障碍，很快就会出现神经功能异常。缺血达到一定程度后，脑细胞就会不可避免地发生缺血性坏死。脑组织对局部缺血较全脑缺血的耐受时间要长。实际上，局部脑缺血中心缺血区很快发生坏死，只是缺血性半暗带对缺血的耐受时间较长。溶栓治疗的主要目的是挽救那些尚没有坏死的缺血性半暗带脑组织。缺血性脑卒中可进行有效治疗的时间称为治疗时间窗。不同个体的溶栓治疗时间窗存在较大的个体差异。根据现有的研究资料，总的来看，急性脑梗死发病 3 小时内绝大多数患者采用溶栓治疗是有效的；发病 3～6 小时大部分溶栓治疗可能有效；发病 6～12 小时小部分溶栓治疗可能有效。但急性脑梗死溶栓治疗时间窗的最后确定有待于目前正在进行的大规模、多中心、随机、双盲、安慰剂对照临床试验结果。

3. 影响溶栓治疗时间窗的因素

（1）种属：不同种属存在较大的差异。例如，小鼠局部脑梗死的溶栓治疗时间窗小于 3 小时，而猴和人类一般认为至少为 6 小时。

（2）临床病情：当脑梗死患者出现昏睡、昏迷等严重意识障碍，眼球凝视麻痹，肢体近端和远端均完全瘫痪，以及脑 CT 已显示低密度改变时，均表明有较短的溶栓治疗时间窗，临床上几乎无机会溶栓。而肢体瘫痪等临床病情较轻时，一般溶栓治疗的治疗时间窗较长。

（3）脑梗死类型：心房颤动所致的心源性脑栓塞患者，栓子常较大，多堵塞颈内动脉和大脑中动脉主干，迅速造成严重的脑缺血，若此时患者上下肢体瘫痪均较完全，溶栓治疗时间窗通常为 3 ～ 4 小时。而对于血管闭塞不全的脑血栓形成患者，由于局部脑缺血相对较轻，溶栓治疗时间窗常较长。

（4）侧支循环状态：如大脑中动脉深穿支堵塞，因为是终末动脉，故发生缺血时侧支循环很差，其供血区脑组织的治疗时间窗常在 3 小时之内；而大脑中动脉 M2 或 M3 段堵塞时，由于大脑皮质有较好的侧支循环，因此不少患者的治疗时间窗可以超过 6 小时。

（5）体温和脑组织的代谢率：低温和降低脑组织的代谢可提高脑组织对缺血的耐受性，可延长治疗时间窗，而高温可增加脑组织的代谢，缩短治疗时间窗。

（6）神经保护药应用：许多神经保护药可以明显地延长试验动物缺血治疗的时间窗，并可减少短暂性局部缺血造成的脑梗死体积。因此，溶栓治疗联合神经保护药治疗有广阔的应用前景，但目前缺少有效的神经保护药。

（7）脑细胞内外环境：脑细胞内外环境状态与脑组织对缺血的耐受性密切相关，当患者有水、电解质及酸碱代谢紊乱等表现时，治疗时间窗明显缩短。

4. 临床上常用的溶栓药物

临床上常用的溶栓药物有尿激酶（UK）、链激酶（SK）、重组组织型纤溶酶原激活剂（rt-PA）。尿激酶在我国应用最多，常用量为 25 万～ 100 万 U，加入 5% 葡萄糖溶液或生理盐水中静脉滴注，30 分钟～ 2 小时滴完，剂量应根据患者的具体情况来确定，也可采用 DSA 监测下选择性介入动脉溶栓。rt-PA 是选择性纤维蛋白溶解药，与血栓中的纤维蛋白形成复合体后增强了与纤溶酶原的亲和力，使纤溶作用局限于血栓形成的部位，每次用量为 0.9 mg/kg 体重，总量低于 90 mg；有较高的安全性和有效性，rt-PA 溶栓治疗宜在发病后 3 小时进行。

5. 适应证

凡年龄小于 70 岁；无意识障碍；发病在 6 小时内，进展性卒中可延迟到 12 小时；治疗前收缩压低于 26.7 kPa（200 mmHg）或舒张压低于 16 kPa（120 mmHg）；CT 排除颅内出血；排除短暂性脑缺血发作（TIA）；无出血性疾病及出血素质；患者或家属同意，都可进行溶栓治疗。

6. 溶栓方法

上述溶栓药的给药途径有以下两种。

（1）静脉滴注。应用静脉滴注 UK 和 SK 治疗诊断非常明确的早期或超早期的缺血性脑血管病，可获得一定的疗效。

（2）选择性动脉注射，属血管介入性治疗，用于治疗缺血性脑血管病，并获得较好的疗效。选择性动脉注射有两种途径：一是超选择性脑动脉注射法，即经股动脉或肘动脉穿刺后，先进行脑血管造影，明确血栓所在的部位，再将导管插至颈动脉或椎－基底动脉的分支，直接将溶栓药注入血栓所在的动脉或直接注入血栓处，达到较准确的选择性溶栓作用。并且在注入溶栓药后，还可立即再进行血管造影了解溶栓的效果。二是颈动脉注射法，适用于治疗颈动脉系统的血栓形成。用常规注射器穿刺后，将溶栓药物注入发生血栓侧的颈动脉，达到溶栓作用。但是，动脉内溶栓有一定的出血并发症。因此，动脉内溶栓的条件如下：明确为较大的动脉闭塞；脑 CT 扫描呈阴性，无出血的证据；允许有小范围的轻度脑沟回改变，但无明显的大片低密度梗死灶；血管造影证实有与症状和体征相一致的动脉闭塞改变；收缩压在 24 kPa（180 mmHg）以下，舒张压在 14.6 kPa（110 mmHg）以下；无意识障碍，提示病情尚未发展至高峰。值得注意的是，在进行动脉溶栓之前一定要明确是椎 - 基底动脉系统还是颈动脉系统的血栓形成；否则，误做溶栓，延误治疗。

局部动脉灌注溶栓剂较全身静脉用药剂量小，血栓局部药物浓度高，并可根据 DSA 观察血栓溶解情况，以决定是否继续用药。但 DSA 及选择性插管，治疗时间将延迟 45 分钟～ 3 小时。目前文献报道的局部动脉内溶栓治疗脑梗死血管再通率为 58%～ 100%，临床好转率为 53%～ 94%，均高于静脉内用药（36%～ 89%，26%～ 85%）。但因患者入选标准、溶栓剂种类、剂量、观察时间不一，比较缺乏可比性，故哪种用药途径疗效较好仍不清楚。故有人建议，先尽早静脉应用溶栓剂，短期无效者再进行局部动脉内溶栓。

应用溶栓药物治疗目前尚无统一标准，由于个体差异，剂量波动范围也大。不同的溶栓药物和不同的给药途径，用药的剂量也不同。

（1）尿激酶。静脉注射的剂量分为两种：一是大剂量，100 万～ 200 万 U 溶于生理盐水 500～ 1 000 mL 中，静脉滴注，仅用 1 次。二是小剂量，20 万～ 50 万 U 溶于生理盐水 500 mL 中，静脉滴注，1 次 / 天，可连用 3～ 5 次。动脉内注射的剂量为 10 万～ 30 万 U。

（2）rt-PA：美国国立卫生研究院的试验结果认为，rt-PA 治疗剂量小于等于 0.85 mg/kg 体重，总剂量小于 90mg 是安全的。其中，10% 可静脉推注，剩余 90% 的剂量在 24 小时内静脉滴注。

7. 溶栓并发症

脑梗死病灶继发出血、致命的再灌流损伤及脑组织水肿是溶栓治疗的潜在危险；再闭塞率可在 10%～ 20%。

所有溶栓药在临床应用中均有可能产生颅内出血的并发症，包括脑内出血和脑外出血。影响溶栓药物疗效与安全性的主要并发症是脑内出血。脑内出血分为脑出血及梗死性出血。前者是指 CT 检查显示在非梗死区出现高密度的血肿，多数伴有相应的临床症状和体征，少数可以没有任何临床表现；后者是指梗死区的脑血管在阻塞后再通，血液外渗所致，CT 扫描显示出梗死灶周围有单独或融合的斑片状出血，一般不形成血肿。出血并发症可导致病情加重，但有的可能没有任何表现。溶栓后的脑内出血在尸检中的发现率为 17%～ 65%，远低于临床上的表现率。溶栓导致脑内出血的原因可能如下。

（1）缺血后血管壁受损，易破裂。

（2）继发性纤溶及凝血障碍。

（3）动脉再通后灌注压增高。

（4）软化脑组织对血管的支持作用减弱。

脑外出血主要见于胃肠道及泌尿系。

迄今为止，仍无大宗随机双盲对比性的临床应用研究结果，大多为个案病例或开放性临床应用研究，尤其是在选择病例方面，有较多的差别。因此，溶栓治疗的确切效果各家报道不一样，差别较大。但较为肯定的是溶栓后的出血并发症较高。葛龙德（Grond）等、邱（Chiu）等、特鲁亚斯（Trouillas）等及泰妮（Tanne）等分别对 60 例、30 例、100 例及 75 例动脉血栓形成的患者行 rt-PA 静脉溶栓治疗，症状性脑出血的发生率为 6.6%、7.0%、7.0% 和 7.0%。rt-PA 静脉溶栓会增加脑出血的危险和脑出血死亡的机会。如果其他条件确实完全相同，治疗组的病死率只可能高于对照组。目前，溶栓治疗还只能作为研究课题，不能常规应用。因此，溶栓治疗的有效性和安全性必须依靠临床对照试验来进行回答。

（二）抗凝治疗

1. 抗凝治疗的目的

抗凝治疗的目的在于防止血栓扩展和新血栓形成。高凝状态是缺血性脑血管病发生和发展的重要环节，主要与凝血因子，尤其是第Ⅷ因子和纤维蛋白原增多及其活性增高有关。所以，抗凝治疗主要通过抗凝血来阻止血栓发展和防止血栓形成，达到治疗或预防脑血栓形成的目的。

2. 常用药物

常用药物有肝素、低分子量肝素及华法林等。低分子量肝素与内皮细胞和血浆蛋白的亲和力低，其经肾排泄时更多的是不饱和机制起作用。所以，低分子量肝素的清除与剂量无关，而其半衰期比普通肝素长 2 ～ 4 倍。用药时不必行实验室监测，低分子量肝素对患者的血小板减少和肝素诱导的抗血小板抗体发生率下降。鱼精蛋白可 100% 中和低分子量肝素的抗凝血因子活性，可以中和 60% ～ 70% 的抗凝血因子活性。急性缺血性脑卒中的治疗，可用低分子量肝素钙 4 000 IU（单位）皮下注射，2 次 / 天，共 10 天。口服抗凝药物如下。

（1）双香豆素及其衍生物：能阻碍血液中凝血酶原的形成，使其含量降低，其抗凝作用显效较慢（用药后 24 ～ 48 小时，甚至 72 小时），持续时间长，单独应用仅适用于发展较缓慢的患者或用于心房颤动患者脑卒中的预防。口服抗凝剂中，华法林和醋硝香豆素片的开始剂量分别为 4 ～ 6 mg 和 1 ～ 2 mg，开始治疗的 10 天内测定凝血酶原时间和活动度应每日 1 次，以后每周 3 次，待凝血酶原活动度稳定于治疗所需的指标时，则每 7 ～ 10 天测定 1 次，同时应检测国际规格化比值（INF）。

（2）藻酸双酯钠（PSS）：又称多糖硫酸酯，系从海洋生长的褐藻中提取的一种类肝素药物。但其作用强度是肝素的 1/3，而抗凝时间与肝素相同。其主要作用是抗凝血、降低血液黏稠度、降低血脂及改善脑微循环。用法为按 2 ～ 4 mg/kg 体重加入 5% 葡萄糖溶液 500 mL，静脉滴注，30 滴 /min，1 次 / 天，10 天为 1 个疗程。或口服，每次 0.1 g，1 次 / 天，可长期使用。个别患者可能出现皮疹、头痛、恶心、皮下出血点。

3. 抗凝治疗的适应证

（1）短暂性脑缺血发作。

（2）进行性缺血性脑卒中。

（3）椎 - 基底动脉系统血栓形成。

（4）反复发作的脑栓塞。

（5）应用于心房颤动患者的卒中预防。

4. 抗凝治疗的禁忌证

（1）有消化道溃疡病史。

（2）有出血倾向、血液病。

（3）高血压 [血压在 24.0/13.3 kPa（180/100 mmHg）以上]。

（4）有严重肝、肾疾病。

（5）临床不能除外颅内出血。

5. 抗凝治疗的注意事项

（1）抗凝治疗前应进行脑部 CT 检查，以除外脑出血病变，对于高龄、较重的脑动脉硬化和高血压患者，采用抗凝治疗应慎重。

（2）抗凝治疗对凝血酶原活动度应维持在 15% ～ 25%，部分凝血活酶时间应维持在 1.5 倍之内。

（3）肝素抗凝治疗维持在 7 ～ 10 天，口服抗凝剂维持 2 ～ 6 个月，也可维持在 1 年以上。

（4）口服抗凝药的用量较国外文献所报道的剂量为小，其 1/3 ～ 1/2 的剂量就可以达到有效的凝血酶原活动度的指标。

（5）抗凝治疗过程中应经常注意皮肤、黏膜是否有出血点，小便检查是否有红细胞，大便隐血试验是否为阳性，若发现异常，应及时停用抗凝药物。

（6）抗凝治疗过程中应避免针灸、外科小手术等，以免引起出血。

（三）降纤治疗

该治疗可以降解血栓蛋白质、增加纤溶系统活性、抑制血栓形成或促进血栓溶解。此类药物也应早期应用（发病 6 小时以内），特别适用于合并高纤维蛋白原血症者。降纤酶、东菱克栓酶、安克洛酶和蚓激酶均属这一类药物。但降纤至何种程度，如何减少出血并发症等问题尚待解决。有报道，发病后 3 小时给予安克洛酶，可改善患者的预后。

（四）扩容治疗

扩容治疗主要是通过增加血容量，降低血液黏稠度，起到改善脑微循环的作用。

1. 右旋糖酐 -40

右旋糖酐 -40 的主要作用为阻止红细胞和血小板聚集,降低血液黏稠度,以改善循环。用法:10% 右旋糖酐 -40 500 mL,静脉滴注,1 次 / 天,10 天为 1 个疗程。可在间隔 10 ～ 20 天后,再重复使用 1 个疗程。有过敏体质者,应做过敏皮试阴性后方可使用。心功能不全者,应使用半量并慢滴。患有糖尿病者,应同时加用相应胰岛素治疗。高血压患者慎用。有意识障碍或提示脑水肿明显者禁用。无论有无高血压,均需要观察血压情况。

2. 706 羧甲淀粉(6% 羟乙基淀粉)

706 羧甲淀粉的作用和用法与右旋糖酐 -40 相同,只是不需要做过敏试验。

(五)扩血管治疗

血管扩张药过去曾被广泛应用,但此法在脑梗死急性期不宜使用。原因为缺血区的血管因缺血、缺氧及组织中的乳酸聚集已造成病理性的血管扩张,若此时应用血管扩张药,则造成脑内正常血管扩张,也波及全身血管,以致病变区的血管局部血流下降,加重脑水肿,即所谓的"盗血"现象。如有出血性梗死,可能会加重出血。因此,只对病变轻、无水肿的小梗死灶或脑梗死发病 3 周后无脑水肿者可酌情使用,且应注意有无低血压。

1. 罂粟碱

罂粟碱具有非特异性血管平滑肌的松弛作用,直接扩张脑血管,降低脑血管阻力,增加脑局部血流量。用法:60 mg 加入 5% 葡萄糖液 500 mL 中,静脉滴注,1 次 / 天,可连用 3 ～ 5 天;或 20 ～ 30 mg,肌内注射,1 次 / 天,可连用 5 ～ 7 天;或每次 30 ～ 60 mg 口服,3 次 / 天,连用 7 ～ 10 天。注意:本药每日用量不应超过 300 mg,不宜长期使用,以免成瘾。在用药时可能因血管明显扩张导致明显头痛。

2. 己酮可可碱

己酮可可碱直接抑制血管平滑肌的磷酸二酯酶,达到扩张血管的作用;还能抑制血小板和红细胞的聚集。用法:100 ～ 200 mg 加入 5% 葡萄糖液 500 mL 中,静脉滴注,1 次 / 天,连用 7 ～ 10 天。或口服每次 100 ～ 300 mg,3 次 / 天,连用 7 ～ 10 天。本药禁用于刚患心肌梗死、严重冠状动脉硬化、高血压患者及孕妇。输液过快者可出现呕吐及腹泻。

3. 环扁桃酯

环扁桃酯又名三甲基环己扁桃酸或抗栓丸,能持续性松弛血管平滑肌,增加脑血流量,但作用较罂粟碱弱。用法:每次 0.2 ～ 0.4 g 口服,3 次 / 天,连用 10 ～ 15 天,也可长期应用。

4. 双氢麦角碱

双氢麦角碱又称喜得镇或海得琴,系麦角碱的衍生物,其直接激活多巴胺和 5-HT 受体,也阻断去甲肾上腺素对血管受体的作用,使脑血管扩张,改善脑微循环,增加脑血流量。用法:每次口服 1 ～ 2 mg,3 次 / 天,1 ～ 3 个月为 1 个疗程,或长期使用。本药易引起直立性低血压，因此低血压患者禁用。

（六）钙通道阻滞剂

钙通道阻滞剂通过阻断钙离子的跨膜内流而起作用，从而缓解平滑肌的收缩、保护脑细胞、抗动脉粥样硬化、维持红细胞变形能力及抑制血小板聚集。

1. 尼莫地平

尼莫地平又称硝苯甲氧乙基异丙啶，为选择性地作用于脑血管平滑肌的钙通道阻滞剂，对脑以外的血管作用较小，因此不起降血压作用，主要缓解血管痉挛，抑制肾上腺素能介导的血管收缩，提高脑组织葡萄糖利用率，重新分布缺血区血流量。用法：每次口服 20～40 mg，3 次/天，可经常使用。

2. 尼莫通

尼莫通为尼莫地平的同类药物，只是水溶性较高。用法：每次口服 30～60 mg，3 次/天，可经常使用。

3. 尼卡地平

尼卡地平又称硝苯苄胺啶，是作用较强的钙通道阻滞剂。其选择性作用于脑动脉、冠状动脉及外周血管，增加心脑血流量和改善循环，同时有明显的降血压作用。用法：每次口服 20～40 mg，3 次/天，可经常使用。

4. 桂利嗪（脑益嗪、肉桂苯哌嗪、桂益嗪）

桂利嗪为哌嗪类钙通道阻滞剂，扩张血管平滑肌，能改善心脑循环，还有防止血管脆化的作用。用法：每次口服 25～50 mg，3 次/天，可经常使用。

5. 盐酸氟桂利嗪

盐酸氟桂利嗪与桂利嗪为同一类药物。用法：每次口服 5～10 mg，1 次/天，连用 10～15 天。因本药可增加脑脊液，故颅内压增高者不用。

（七）抗血小板药

抗血小板药主要通过失活脂肪酸环化酶，阻止血小板合成血栓素 A_2（TXA_2），并抑制血小板释放腺苷二磷酸（ADP）、5- 羟色胺（5-HT）、肾上腺素、组胺等活性物质，以抑制血小板聚集，达到改善微循环及抗凝的作用。

1. 阿司匹林

阿司匹林有抑制环氧化酶，使血小板膜蛋白乙酰化，并能抑制血小板膜上的胶原糖基转移酶的作用。由于环氧化酶受到抑制，血小板膜上的花生四烯酸不能被合成为过氧化物前列腺素 G_2（PGG_2）和 TXA_2，因而能阻止血小板的聚集和释放反应。在体外，阿司匹林可抑制肾上腺素、胶原、抗原抗体复合物、低浓度凝血酶所引起的血小板释放反应，具有较强而持久的抗血小板聚集作用。成年人口服 0.1～0.3 g 即可抑制 TXA_2 的形成，其作用可持续 7～10 天，这一作用在阻止血栓形成，特别是在防治心脑血管血栓性疾病中具有重要意义。

血管壁的内皮细胞存在前列环素合成酶，能促进前列环素（PGI_2）的合成，PGI_2 为一种强大的抗血小板聚集物质。试验证明，不同剂量的阿司匹林对血小板 TXA_2 与血管壁内皮细胞 PGI_2 的形成有不同的影响。小剂量（2 mg/kg 体重）即可完全抑制人的血小板 TXA_2 的合成，但不抑制血管壁内皮细胞 PGI_2 的合成，产生较强的抗血小板聚集作用；但大剂量（100～200 mg/kg 体重）时，血小板 TXA_2 和血管壁内皮细胞 PGI_2 的合成均被抑制，故抗血小板聚集作用减弱，有促进血栓形成的可能性。但大剂量长期服用阿司匹林的临床试验表明无血栓形成的增加。小剂量（3～6 mg/kg 体重）或大剂量（25～80 mg/kg 体重）都能延长出血时间，说明阿司匹林对血小板环氧化酶的作用较对血管壁内皮细胞前列环素合成酶作用占优势。因此，一般认为小剂量（160～325 mg/d）对多数人有抗血栓作用，中剂量（500～1 500 mg/d）对某些人有效，大剂量（1 500 mg/d 以上）才可促进血栓形成。1994 年，抗血小板治疗协作组统计了 145 个研究中心的 20 000 例症状性动脉硬化病变的高危人群服用阿司匹林后的预防效果，与安慰剂比较，阿司匹林可降低非致命或致命血管事件发生率 27%，降低心血管病死率 18%。不同剂量的阿司匹林预防作用相同。1997 年，国际卒中试验在 36 个国家 467 所医院的 19 435 例急性缺血性卒中患者中进行应用或不应用阿司匹林和皮下注射肝素的随机对照研究，患者入组后给予治疗持续 14 天或直到出院，统计 2 周病死率、6 个月病死率及生活自理情况。研究结果表明，急性缺血性卒中采用肝素治疗未显示任何临床疗效，而应用阿司匹林，病死率及非致命性卒中复发率明显降低。认为如无明确的禁忌证，急性缺血性卒中后应立即给予阿司匹林，初始剂量为 300 mg/d，小剂量长期应用有助于改善预后。1998 年 5 月，在英国爱丁堡举行的第七届欧洲卒中年会认为，阿司匹林在缺血性卒中的急性期使用和二级预防疗效肯定，只要无禁忌证，在卒中发生后应尽快使用。急性发病者可首次口服 300 mg，而后每日 1 次口服 100 mg；1 周后，改为每日晚饭后口服 50 mg 或每次 25 mg，1 次 / 天，可以达到长期预防脑血栓复发的效果。至今认为，本药是较好的预防性药物，且较经济、安全、方便。阿司匹林的应用剂量一直是阿司匹林疗法的争论点之一，山东大学齐鲁医院神经内科通过观察不同剂量阿司匹林（25～100 mg/d）对血小板积聚率、TXA_2 和血管内皮细胞 PGI_2 合成的影响，认为 50 mg/d 为国人最佳剂量，并在多中心长期随访研究中证实了它的疗效。但长期使用即使是小剂量的阿司匹林也有一定的不良反应，长期服用对消化道有刺激性，发生食欲缺乏、恶心，严重时可致消化道出血。据统计，大约 17.5% 的患者有恶心等消化道反应，2.6% 的患者有消化道出血，3.4% 的患者有过敏反应，因此对有溃疡病者应慎用。

2. 噻氯匹定

噻氯匹定商品名为 Ticlid，也称力抗栓，能抑制纤维蛋白原与血小板受体之间的附着，致使纤维蛋白原在血小板相互集中中不能发挥桥联作用；刺激血小板腺苷酸环化酶，使血小板内环磷酸腺苷（cAMP）增高，抑制血小板聚集；减少 TXA_2 的合成；稳定血小板膜，抑制 ADP、胶原诱导的血小板聚集。因此，噻氯匹定药理作用是对血小板聚集的各个阶段都有抑制作用，即减少血小板的黏附，抑制血小板的聚集，增强血小板的解聚作用，以上特性表现为出血时间延长，对凝血试验无影响。服药后 24 ~ 48 小时才开始起抗血小板作用，3 ~ 5 天后作用达到高峰，停药后其作用仍可维持 3 天。口服每次 125 ~ 250 mg，每日 1 或 2 次，进餐时服用。可随患者具体情况而调整剂量。噻氯匹定对椎-基底动脉系统缺血性卒中的预防作用优于颈内动脉系统，并且效果优于阿司匹林，它同样可以预防卒中的复发。

噻氯匹定的不良反应有粒细胞减少，发生率约为 0.8%，常发生在服药后最初 3 周，其他尚有腹泻、皮疹（约 2%）等，停药后不良反应一般可消失。极个别患者有胆汁淤积性黄疸和（或）转氨酶升高，不宜与阿司匹林、非类固醇抗炎药和口服抗凝药合用。由于可产生粒细胞减少，服药后前 3 个月内每 2 周做白细胞数监测。由于延长出血时间，对有出血倾向的器质性病变，如活动性溃疡或急性出血性卒中、白细胞减少症、血小板减少症等患者禁用。

3. 氯吡格雷

氯吡格雷的化学结构与噻氯匹定相近，活性高于噻氯匹定。氯吡格雷通过选择性不可逆地和血小板 ADP 受体结合，抑制血小板聚集，防止血栓形成和减轻动脉粥样硬化。氯吡格雷 75 mg/d 与噻氯匹定 250 mg，2 次/天，抑制效率相同。不良反应有皮疹、腹泻、消化不良、消化道出血等。

4. 双嘧达莫

双嘧达莫又名双嘧哌胺醇。通过抑制血小板中磷酸二酯酶的活性，也有可能刺激腺苷酸环化酶，使血小板内环磷酸腺苷增高，从而抑制 ADP 所诱导的初发血小板聚集反应和次发血小板聚集反应。在高浓度下可抑制血小板对胶原、肾上腺素和凝血酶的释放反应。双嘧达莫可能还有增强动脉壁合成前列环素、抑制血小板生成 TXA_2 的作用。口服每次 50 ~ 100 mg，3 次/天，可长期服用。合用阿司匹林更有效，不良反应有恶心、头痛、眩晕、面部潮红等。

（八）中药治疗

有些中药主要通过活血化瘀对治疗缺血性脑血管病有一定作用，可以使用。

1. 丹参制剂

丹参制剂的主要成分为丹参酮，具有扩张脑血管、改善微循环、促进纤维蛋白原降解、降低血液黏稠度、提高脑组织抗缺氧力的作用。用法：丹参注射液 10 ~ 20 mL 加入 5% 葡萄糖液 500 mL 或右旋糖酐 -40 500 mL 中，静脉滴注，1 次/天，10 ~ 15 天为 1 个疗程。也可 2 ~ 4 mL，肌内注射，1 次/天，10 天为 1 个疗程。丹参片或复方丹参片，每次口服 3 片，3 次/天，可长期服用。

2. 川芎嗪

川芎嗪的主要成分为四甲基吡嗪。药理研究表明，川芎嗪能通过血脑屏障，主要分布在大脑半球、脑干等处，对血管平滑肌有解痉作用，能扩张小血管，减小脑血管阻力，增加脑血流量，改善微循环；川芎嗪能降低血小板表面活性及聚集性，对已形成的血小板聚集有解聚作用，能抑制 ADP 对血小板的聚集作用；川芎嗪对血管内皮细胞有保护作用，对缺血、缺氧引起的脑水肿有较好的防治作用；川芎嗪作为一种钙通道阻滞剂，可改善脑缺血再灌注后的能量代谢、电生理及线粒体功能，可抗自由基的氧化作用，对脑缺血及再灌注后神经细胞功能有保护作用。用法：川芎嗪注射液 80 ～ 160 mg 加入 5% 葡萄糖液 500 mL 中，静脉滴注，1 次 / 天，10 ～ 15 天为 1 个疗程。川芎嗪片口服，3 次 / 天，每次 0.1 ～ 0.2 g，可长期服用。

（九）防治脑水肿

一旦发生脑血栓形成，会很快出现缺血性脑水肿，包括细胞毒性水肿和血管源性水肿。脑水肿进一步加剧神经细胞的坏死，严重大块梗死者，还可引起颅内压增高，发生脑疝致死。所以，缺血性脑水肿不仅加重脑梗死的病理生理过程，影响神经功能障碍的恢复，还可导致死亡。因此，脑血栓形成后，尤其对梗死面积大、病情重或进展型卒中、意识障碍的患者，应及时积极治疗脑水肿。防治脑水肿的方法包括使用高渗脱水药、利尿药和清蛋白来控制入水量等。

1. 高渗性脱水治疗

通过提高血浆渗透压，造成血液与脑之间的渗透压梯度加大，脑组织内水分向血液移动，达到脑组织脱水作用；高渗性血液通过反射机制抑制脉络丛分泌脑脊液，使脑脊液生成减少；由于高渗性脱水最终通过增加排尿量的同时，也加速排泄梗死区代谢产物。最后减轻梗死区及半暗带水肿，挽救神经细胞，防止脑疝发生危及生命。

缺血性脑水肿的发生和发展尽管是一个严重的并发症，但也是一个自然过程。在脑血栓形成后的 10 天内脑水肿最重，只要在此期间，在药物的协助下，加强脱水，经过一段时间后，缺血性脑水肿会自然消退。

（1）甘露醇。甘露醇是一种己六醇，至今仍为最好、最强的脱水药。其主要有以下作用：快速注入静脉后，因它不易从毛细血管外渗入组织，可迅速提高血浆渗透压，使组织间液水分向血管内转移，产生脱水作用；同时，增加尿量及尿 Na^+、K^+ 的排出；还有清除各种自由基、减轻组织损害的作用。静脉应用后在 10 分钟开始发生作用，2 ～ 3 小时达到高峰。用法：根据脑梗死的大小和心、肾功能状态决定用量和次数。一般认为，最佳有效量是每次 0.5 ～ 1.0 g/kg 体重，即每次 20% 甘露醇 125 ～ 250 mL 静脉快速滴注，每日 2 ～ 4 次，直至脑水肿减轻。但是，小灶梗死者可每日 1 次；或心功能不全者，每次 125 mL，每日 2 或 3 次。肾功能不好者尽量减少用量，并配合其他利尿药治疗。

（2）甘油。甘油为丙三醇，其相对分子质量为 92，有人认为甘油优于甘露醇，由于甘油可提供热量，仅 10% ～ 20% 无变化地从尿中排出，可减少导致水、电解质紊乱与反跳现象，可溶于水和乙醇中，为正常人的代谢产物，大部分在肝脏内代谢，转变为葡萄糖、糖原和其他糖类，小部分构成其他酯类。甘油无毒性，是目前最常用的口服脱水药。其治疗脑水肿的机制可能是通过提高血浆渗透压，使组织水分（尤其是含水多的组织）

转移到血浆内，从而引起脑组织脱水。最初曾用于静脉注射以降低颅压。现认为口服同样有效。用药后 30～60 分钟起作用，治疗作用时间较甘露醇稍晚，维持时间短，疗效不如前者。因此，有时插在上述脱水药两次用药之间给予，以防止"反跳现象"。口服甘油无毒，在体内能产生比等量葡萄糖稍高的热量，因此尚有补充热量的作用，且无"反跳现象"。有人认为，甘油比其他高渗药更为理想，其优点如下：迅速而显著地降低颅内压；长期重复用药无反跳现象；无毒性。甘油的不良反应轻微，可有头痛、头晕、咽部不适、口渴、恶心、呕吐、上腹部不适及血压轻度下降等。由于甘油可引起高血糖和糖尿，故糖尿病患者不宜使用。甘油过大剂量应用或浓度大于 10% 时，可产生注射部位的静脉炎，或引起溶血、血红蛋白尿，甚至急性肾衰竭等不良反应。甘油自胃肠道吸收，临床上多口服，昏迷患者则用鼻饲，配制时将甘油溶于生理盐水稀释成 50% 溶液，剂量为每次 0.5～2.0 g/kg 体重，每日总量可为 5 g/kg 体重以上。一般开始剂量为 1.5 g/kg 体重，以后每 3 小时 0.5～0.7 g/kg 体重，一连数天。静脉注射为 10% 甘油溶液 500 mL，成年人每日 10% 甘油 500 mL，共使用 5～6 次。

2. 利尿药

利尿药主要通过增加肾小球滤过，减少肾小管再吸收和抑制肾小管的分泌，增加尿量，造成机体脱水，最后使脑组织脱水。同时，还可控制钠离子进入脑组织减轻水肿，控制钠离子进入脑脊液，以降低脑脊液生成率的 50% 左右。但是，上述作用必须以肾功能正常为前提。

（1）呋塞米：又称速尿、利尿磺胺、呋喃苯胺酸、利尿灵等，是作用快、时间短和最强的利尿药，主要通过抑制髓袢升支 Cl^- 的主动再吸收而起作用。注射后 5 分钟起效，1 小时达高峰，并维持达 3 小时。对合并有高血压、心功能不全者疗效更佳。如患者有肾功能障碍或用较大剂量甘露醇治疗后效果仍不佳，可单独或与甘露醇交替应用本药。用法为每次 20～80 mg，肌内注射或静脉推注，4 次 / 天。口服者每次 20～80 mg，每日 2 或 3 次。其不良反应为电解质紊乱、过度脱水、血压下降、血小板减少、粒细胞减少、贫血、皮疹等。

（2）依他尼酸：又称利尿酸、Edecrin。其作用类似于呋塞米，应用指征同呋塞米。用法为每次 25～50 mg 加入 5% 葡萄糖溶液或生理盐水 100 mL 中，缓慢滴注。3～5 天为 1 个疗程。所配溶液在 24 小时内用完。可出现血栓性静脉炎、电解质紊乱、过度脱水、神经性耳聋、高尿酸血症、高血糖、出血倾向、肝肾功能损害等不良反应。

（3）清蛋白：对于严重的大面积脑梗死引起的脑水肿，加用清蛋白，有明显的脱水效果。用法为每次 10～15 g，静脉滴注，每日或隔日 1 次，连用 5～7 天。本药价格较贵，个别患者有过敏反应，或造成医源性肝炎。

（十）神经细胞活化药

至今有不少这类药物试验报道有一定的营养神经细胞和促进神经细胞活化的作用，主要对不完全受损的细胞起作用，个别报道甚至认为有极佳效果。但是，在临床实践中并没有明显效果，而且价格较贵。

1. 脑活素

脑活素的主要成分为动物脑（猪脑）水解后精制的必需氨基酸和非必需氨基酸、单胺类神经递质、肽类激素和酶前体。该药能通过血脑屏障直接进入神经细胞，影响细胞呼吸链，调节细胞神经递质，激活腺苷酸环化酶，参与细胞内蛋白质合成等。用法为20～50 mL 加入生理盐水 500 mL 中，静脉滴注，1 次／天，10～15 天为 1 个疗程。

2. 胞磷胆碱

在生物学上，胞磷胆碱是合成磷脂胆碱的前体，胆碱在卵磷脂的生物合成中具有重要作用，而卵磷脂是神经细胞膜的重要组成部分。胞磷胆碱还参与细胞核酸、蛋白质和糖的代谢，促使葡萄糖合成乙酰胆碱，防止脑水肿。用法：500～1 000 mg 加入 5% 葡萄糖液 500 mL 中，静脉滴注，1 次／天，10～15 天为 1 个疗程。或 250 mg，肌内注射，1 次／天，每个疗程为 2～4 周。少数患者用药后出现兴奋性症状，诱发癫痫或精神症状。

3. 丁咯地尔（活脑灵）

丁咯地尔的主要作用如下。

（1）阻断 α- 肾上腺素受体。

（2）抑制血小板聚集。

（3）提高及改善红细胞变形能力。

（4）有较弱的非特异性钙拮抗作用。

用法：200 mg 加入生理盐水或 5% 葡萄糖液 500 mL 中，静脉缓慢滴注，1 次／天，10 天为 1 个疗程。也可肌内注射，每次 50 mL，2 次／天，10 天为 1 个疗程。但是，产妇和正在发生出血性疾病的患者禁用。少数患者可有肠胃不适、头痛、眩晕及肢体烧灼痛感。

（十一）其他内科治疗

脑血栓形成的主要原因系高血压、高血脂、糖尿病、心脏病等内科疾病，发生脑血栓形成时，大多合并许多内科疾病。但是，并发严重的内科疾病多见于脑干梗死和较大范围的大脑半球梗死。有时，患者由于严重的内科合并症，如心力衰竭、肺水肿及感染、肾衰竭等致死。因此，除针对性治疗脑血栓形成外，还应治疗合并的内科疾病。

1. 调整血压

急性脑梗死患者一过性血压增高常见，因此降血压药应慎用。国外平均血压 [MBP，（收缩压＋舒张压 ×2）÷3] > 17.3 kPa（130 mmHg）或收缩压（SBP）> 29.3 kPa（220 mmHg），可谨慎应用降压药。一般不主张使用降压药，以免减少脑血流灌注，加重脑梗死。如血压低，应查明原因是否为血容量减少，补液纠正血容量，必要时应用升压药。对分水岭梗死，则应对其病因进行治疗，如纠正低血压、治疗休克、补充血容量、对心脏病进行治疗等。

2. 控制血糖

临床和实验病理研究证实，高血糖会加重急性脑梗死及局灶性缺血再灌注损伤，故急性缺血性脑血管病在发病 24 小时内不宜输入高糖，以免加重酸中毒。有高血糖者要纠正，低血糖也要注意，一旦出现要控制。

3. 心脏疾病的预防

积极治疗原发心脏疾病。但严重的脑血栓形成可合并心肌缺血或心律失常，严重者可出现心力衰竭。除了积极治疗外，补液应限制速度和量，甘露醇应半量应用，加用利尿药。

4. 保证营养与防治水、电解质及酸碱平衡紊乱

出现延髓性麻痹或意识障碍的患者主要靠静脉输液和胃管鼻饲或经皮胃管补充营养，应该保证每日的水、电解质和能量的补给。在应用葡萄糖的问题上，尽管国内外的动物试验研究认为高血糖和低血糖对脑梗死有加重作用，但是也应保证每日的需要量，如有糖尿病或反应性高血糖者，在应用相应剂量的胰岛素下补给葡萄糖。对于不能进食和长期大量使用脱水药者，每天检测血生化，如有异常，及时纠正。

5. 防治感染

对于严重瘫痪、延髓性麻痹、意识障碍者，容易合并肺部感染，可常规使用青霉素 320 万 U 加入生理盐水 100 mL 中，静脉滴注，2 次 / 天。如果效果不理想，应根据痰培养结果及时改换抗生素。对于严重的延髓性麻痹和意识障碍者，由于自己不能咳嗽排痰，应尽早做气管切开，以利于吸痰，这是防治肺部感染的最好办法。

6. 加强护理

由于脑血栓形成患者在急性期大多数不能自理生活，应每 2 小时翻身 1 次，加叩背部协助排痰，防止压疮和肺部感染的发生。

（十二）外科治疗

颈内动脉和大脑中动脉血栓形成者，可出现大片脑梗死，且在发病后 3 ～ 7 天，可因缺血性脑水肿，导致脑室受压、中线移位及脑疝发生，危及生命。此时，应积极进行颞下减压和清除梗死组织，以挽救生命。

（十三）康复治疗

主张早期进行康复治疗，即使在急性期也应注意到瘫痪肢体的位置。对于病情稳定者，可以尽早开始肢体功能锻炼和语言训练。这既可明显地降低脑血栓形成患者的致残率，又可减少并发症和后遗症，如肩周炎、肢体挛缩、失用性肌萎缩、痴呆等。

第五节　脑动脉硬化症

脑动脉硬化症是指在全身动脉硬化的基础上，脑部血管的弥散性硬化、管腔狭窄及小动脉闭塞，供应脑实质的血流减少，由神经细胞变性而引起的一系列神经与精神症状。

本病发病年龄大多在 50 岁以上。脑动脉硬化的好发部位多位于颈动脉分叉水平,而颈总动脉的起始部很少发生。

一、病因及发病机制

该病病因尚未完全明了,大多数学者认为与下列因素有关。

(一)脂质代谢障碍和内膜损伤

脂质代谢障碍和内膜损伤是导致动脉粥样硬化最早和最主要的原因。早期病变发生于内膜,大量中性脂肪、胆固醇由浆中移出而沉积于血管壁的内膜上,形成粥样硬化斑块。

(二)血流动力学因素的作用

脂质进入和移出内膜的速度经常处于动态的平衡,但在动脉分叉处、弯曲处、动脉成角、转向处或内膜表面不规则时,可影响血液的流层,使血液汹涌而形成旋涡流、湍流,高切应力和湍流的机械性损伤,致使内膜进一步损伤。血浆中的脂质向损伤的内膜移动占优势,致使高浓度的乳糜微粒及脂蛋白多聚在这一区域,加速动脉粥样硬化的发生及发展。

(三)血小板聚集作用

近年来,应用扫描电子显微镜的研究发现,血小板易在动脉分叉处聚集,血小板与内皮细胞相互作用而使内膜发生损伤,血小板在内皮细胞损伤处容易黏附,继而聚集,其结果是血小板血栓形成。

(四)高密度脂蛋白与动脉粥样硬化

高密度脂蛋白(HDL)与乳糜微粒(CM)及极低密度脂蛋白(VLDL)的代谢途径有密切关系。现已发现动脉粥样硬化患者血清高密度脂蛋白降低,故认为高密度脂蛋白降低可导致动脉粥样硬化。

(五)高血压与动脉粥样硬化

高血压是动脉粥样硬化的重要因素,患有高血压时,由于血流冲击,动脉壁承受很强的机械压力,可促进动脉粥样硬化的发生和发展。

二、病理生理

动脉硬化早期,在动脉的内膜上出现数毫米大小的黄色脂点或出现数厘米长的黄色脂肪条。病变进一步发展则形成纤维斑块,斑块表面可破溃形成溃疡出血,也可形成附壁血栓,可使动脉管腔变细,甚至闭塞。

三、临床表现

(一)早期

脑动脉粥样硬化发展缓慢,呈进行性加重,早期表现类似神经衰弱,患者有头痛、头胀、头部压紧感，还可有耳鸣、眼花、心悸、失眠、记忆力减退、烦躁，以及易疲倦等症状和头晕、头昏、嗜睡及精神状态的改变。逐渐出现对各种刺激的感觉过敏，情绪易波动，有时激动、焦虑、紧张、恐惧、多疑，有时又出现对周围事物无兴趣、淡漠及颓丧、伤感，对任何事情感到无能为力、不果断。并常伴有自主神经功能障碍，如手足发冷、局部出汗，皮肤划痕症阳性。脑动脉粥样硬化时可引起脑出血，临床上可发生眩晕、昏厥等症状，并可有短暂性脑缺血发作。

（二）进展期

随着病情的进展，患者可出现许多严重的神经精神症状及体征，其临床表现有以下几类。

1.动脉硬化性帕金森病

患者面部缺乏表情，发音低而急促，直立时身体向前弯，四肢强直而肘关节略屈曲，手指震颤而呈搓丸样，步伐小而身体向前冲，称为"慌张步态"。其他症状尚有出汗多、皮脂溢出多、言语障碍、流口水多、吞咽费力等。少数患者晚期可出现痴呆。

2.脑动脉硬化痴呆

患者缓慢起病，呈阶梯性智能减退，早期患者可出现神经衰弱综合征，逐渐出现近记忆力明显减退，而人格、远记忆力、判断、计算力尚能在一段时间内保持完整。患者情绪不稳，易激惹，喜怒无常，夜间可出现谵妄或失眠，有时出现强哭、强笑或情绪淡漠，最后发展为痴呆。

3.假性延髓性麻痹

其临床特征为构音障碍、吞咽困难、饮水呛咳、面无表情，轻度情绪刺激表现为反应过敏，以及不能控制的强哭、强笑或哭笑相似而不易分清，这种情感障碍系病变侵犯皮质丘脑阻塞所致。

4.脑神经损害

脑动脉硬化后，僵硬的动脉可压迫脑底部的脑神经而使其功能发生障碍，如双鼻侧偏盲、三叉神经痛性抽搐、双侧展或面神经瘫痪，或引起一侧面肌痉挛等症状。

5.脑动脉硬化

神经系统所出现的体征临床上可出现一些原始反射，如强握反射、口舌动作等。同时，可伴有皮质高级功能的障碍，如语言障碍、吐词困难，对词的短暂记忆丧失，命名不能、失用，也出现体像障碍、皮质感觉障碍，锥体束损害，以及脑干、脊髓损害的症状。另外，还可出现括约肌功能障碍，如尿潴留或失禁、大便失禁等。脑动脉硬化症还可引起癫痫发作，其发作形式可为杰克森发作、钩回发作或全身性大发作。

四、辅助检查

（一）血生化测定

患者血胆固醇增高，低密度脂蛋白增高，高密度脂蛋白降低，血三酰甘油增高，血

β-脂蛋白增高，90%以上的患者表现为Ⅱ型或Ⅳ型高脂血症。

（二）数字减影

动脉造影可显示脑动脉粥样硬化所造成的动脉管腔狭窄或动脉瘤病变。脑动脉造影显示动脉异常弯曲和伸长。动脉内膜存在动脉粥样硬化斑，使动脉管腔变得不规则，呈锯齿状，最常见于颈内动脉虹吸部，也可见于大脑中、前、后动脉。

（三）经颅多普勒检查

根据所测颅内血管的血流速度、峰值、频宽、流向，判断出血管有无狭窄和闭塞。

（四）CT扫描及MRI检查

CT及MRI可显示脑萎缩及多发性腔隙性梗死。

（五）眼底检查

40%左右的患者有视网膜动脉硬化症，表现为动脉迂曲、动脉直径变细不均、动脉反光增强、呈银丝样改变及动静脉交叉压迹等。

五、诊断

（1）年龄在45岁以上。

（2）初发高级神经活动不稳定的症状或脑弥散性损害症状。

（3）有全身动脉硬化，如眼底动脉硬化Ⅱ级以上或主动脉弓增宽和颞动脉或桡动脉较硬及冠心病等。

（4）神经系统阳性体征，如腱反射不对称、掌颏反射阳性及吸吮反射阳性等。

（5）血清胆固醇增高。

（6）排除其他脑病。

上述六项为诊断脑动脉硬化的最低标准。可根据身体任何部位的动脉硬化症状，如头部动脉的硬化，精神、神经症状呈缓慢进展，伴以短暂性脑卒中样发作，或有轻重不等的较广泛的神经系统异常。有脑神经、锥体束和锥体外系损害，并除外颅内占位性病变，结合实验室检查可以做出临床诊断。

六、鉴别诊断

本病应与以下疾病相鉴别。

（一）神经衰弱综合征

脑动脉硬化发病多在50岁以后，没有明显的精神因素，临床表现以情感脆弱、近记忆减退为突出症状。此外，表现为思维活动迟钝、工作能力下降、眼底动脉硬化及血脂明显增高，均可与神经衰弱鉴别。

（二）老年性痴呆

脑动脉硬化症晚期可出现痴呆，故应与老年性痴呆相鉴别（见表1-5）。

（三）颅内占位性病变

颅内占位性病变如脑瘤、转移瘤、硬脑膜下血肿。颅内占位性病变常缺乏血管硬化的体征，多伴有进行性颅内压增高及脑脊液蛋白高的表现。CT 扫描或 MRI 检查可加以鉴别。

表 1-5　脑动脉硬化性痴呆与老年性痴呆的鉴别

项目	脑动脉硬化性痴呆	老年性痴呆
发病年龄	50～75 岁	70～75 岁
病理改变	多发性脑微梗死灶	脑组织中老年斑与神经纤维缠结
高血压动脉硬化	常有，并起决定性作用	或无，不起决定性作用
情感障碍	脆弱，哭笑无常	淡漠，反应迟钝
人格改变	有，相对较完整	迅速衰退
记忆力	有，近事遗忘	十分突出，远近事记忆均障碍
定向力	有	时间、地点、人物定向均差
智能障碍	选择性或镶嵌性衰退	全面衰退
自知力	保持较久	早期丧失
定位特征	常有，明显	无特异性
进展情况	阶梯或进展	迅速加重而死亡

（四）躯体性疾病

躯体性疾病如营养障碍、严重贫血、内分泌疾病、心肺疾病伴缺氧和二氧化碳潴留、肾脏疾病伴尿毒症、慢性充血性心力衰竭、低血糖、脑积水等，均应加以鉴别。以上各种疾病可根据临床特征、辅助检查加以鉴别。

七、治疗

（一）一般防治措施

（1）合理饮食：食用低胆固醇、低动物性脂肪食物，如瘦肉、鱼类、低脂奶类。提倡饮食清淡，多食富含维生素 C（新鲜蔬菜、瓜果）和植物蛋白（豆类及其制品）的食物。

（2）适当的体力劳动和体育锻炼：对预防肥胖、改善循环系统的功能和调整血脂的代谢有一定的帮助，是预防本病的一项积极措施。

（3）生活要有规律：合理安排工作和生活，保持乐观，避免情绪激动和过度劳累，要有充分的休息和睡眠，在生活中不吸烟、不饮酒。

（4）积极治疗有关疾病，如高血压、糖尿病、高脂血症、肝肾及内分泌疾病等。

（二）降低血脂

高脂血症经体育疗法、饮食疗法仍不降低者，可选用降脂药物治疗。

1. 氯贝丁酯

0.25～0.50 g，3 次 / 天，口服。病情稳定后应酌情减量维持。其能降低三酰甘油，升高高密度脂蛋白。少数患者可出现荨麻疹或肝、肾功能变化，需定期检查肝肾功能。

2. 二甲苯氧庚酸（吉非罗齐、诺衡）

300 mg，3 次 / 天，口服。其效果优于氯贝丁酯，有降低三酰甘油、胆固醇，升高高密度脂蛋白的作用。不良反应同氯贝丁酯。

3. 普鲁脂芬（非诺贝特）

0.1 g，3 次 / 天，口服。它是氯贝丁酯的衍生物，血尿半衰期较长，作用较氯贝丁酯强，能显著降低三酰甘油和血浆胆固醇，显著升高血浆高密度脂蛋白。不良反应较轻，少数病例出现血清谷丙转氨酶及血尿素氮暂时性轻度增高，停药后即恢复正常。原有肝肾功能减退者慎用，孕妇禁用。

4. 普罗布考（丙丁酚）

500 mg，3 次 / 天，口服。其能阻止肝脏中胆固醇的乙酰乙酸生物合成，降低血胆固醇。

5. 亚油酸

300 mg，3 次 / 天，口服，或亚油酸乙酯 1.5～2.0 g，3 次 / 天，口服。其为不饱和脂肪酸，能抑制脂质在小肠的吸收与合成，影响血浆胆固醇的分布，使其较多地向血管壁外的组织中沉积，降低血管中胆固醇的含量。

6. 考来烯胺（消胆胺）

4～5 g，3 次 / 天，口服。因其是阴离子交换树脂，服后与胆汁酸结合，断绝胆酸与肝肠循环，促使肝中胆固醇分解成胆酸，与肠内胆酸一同排出体外，使血胆固醇下降。

7. 胰肽酶（弹性酶）

每片 150～200 U，每次 1～2 片，3 次 / 天，口服。服 1 周后见效，8 周达到高峰。它能水解弹性蛋白及糖蛋白等，能阻止胆固醇沉积在动脉壁上，并能提高脂蛋白脂酶活性，能分解乳糜微粒，降低血浆胆固醇。无不良反应。

8. 脑心舒（冠心舒）

20 mg，3 次 / 天，口服。其是从猪十二指肠中提取的糖胺多糖类药物，能显著地降低血浆胆固醇和三酰甘油，促进纤维蛋白溶解，抗血栓形成。对一过性脑缺血发作、脑血栓、椎－基底动脉供血不足等有明显疗效。

9. 血脉宁（安吉宁，吡醇氨酯）

250～500 mg，3 次 / 天，口服。6 个月为 1 疗程。其能减少血管壁上胆固醇的沉积，减少血管内皮损伤，防止血小板聚集。不良反应较大，有胃肠道反应，少数病例有肝功能损害。

10. 月见草油

1.2 ～ 2.0 g，3 次 / 天，口服。本品是含亚油酸的新药，为前列腺素前体，具有降血脂、降胆固醇、抗血栓的作用。不良反应小，偶见胃肠道反应。

11. 多烯康胶丸

每丸 0.3 g 或 0.45 g，每次 1.2 ～ 1.5 g，3 次 / 天，口服。其为我国首创的富含二十碳五烯酸（EPA）和二十二碳六烯酸（DHA）的浓缩鱼油。其含 EPA 和 DHA 在 70% 以上，降低血三酰甘油总有效率为 86.5%，降低血胆固醇总有效率为 68.6%，并能显著抑制血小板聚集和阻止血栓形成，长期服用无毒副反应，而且疗效显著。

12. 甘露醇烟酸酯片

400 mg，3 次 / 天，口服，是我国生产的降血脂、降血压的新药。其降血三酰甘油的有效率达 75%，降舒张压的有效率达 93%，使头痛、头晕、烦躁等症状得到改善。

13. 其他

维生素 C、维生素 B、维生素 E、烟酸等药物。

（三）扩血管药物

扩血管药物可解除血管运动障碍，改善血液循环，主要作用于血管平滑肌。

1. 盐酸罂粟碱

盐酸罂粟碱可改善脑血流，60 ～ 90 mg，加入 5% 葡萄糖液或低分子右旋糖酐 500 mL 中静脉滴注，1 次 / 天，7 ～ 10 天为 1 疗程。或 30 ～ 60 mg，1 ～ 2 次 / 天，肌内注射。

2. 己酮可可碱

0.1 g，3 次 / 天，口服。除扩张毛细血管外，还增进纤溶活性，降低红细胞上的脂类及黏度，改善红细胞的变形性。

（四）钙通道阻滞剂

钙通道阻滞剂的作用机制如下。

（1）扩张血管，增加脑血流量，阻滞 Ca^{2+} 跨膜内流。

（2）抗动脉粥样硬化，降低胆固醇。

（3）抗血小板聚集，降低血黏度，改善微循环。

（4）保护细胞，避免脑缺血后神经元细胞膜发生去极化。

（5）维持红细胞变形能力，是影响微循环中血黏度的重要因素。

1. 尼莫地平

30 mg，2 ～ 3 次 / 天，口服。

2. 尼卡地平

20 mg，3 次 / 天，口服，3 日后渐增到每日 60 ～ 120 mg，不良反应为少数人思睡、头晕、倦怠、恶心、腹胀等，减量后即可消失，一般不影响用药。肝肾功能差和低血压者慎用，颅内出血急性期、妊娠、哺乳期患者禁用。

3. 地尔硫卓（硫氮䓬酮）

30 mg，3 次/天，口服。不良反应为面红、头痛、心动过速、恶心、便秘、个别患者有转氨酶暂时升高。孕妇慎用，心房颤动、心房扑动者禁用。注意不可嚼碎药片。

4. 氟桂利嗪

5～10 mg 或 6～12 mg，1 次/天，顿服。不良反应为乏力、头晕、嗜睡、脑脊液压力增高，故颅内压增高者禁用。

5. 桂利嗪（脑益嗪）

25 mg，3 次/天，口服。

（五）抗血小板聚集药物

因为血小板在动脉粥样硬化者体内活性增高，并释放平滑肌增生因子，使血管内膜增生。升高血中半胱氨酸，导致血管内皮损伤，脂质易侵入内膜，吞噬大量低密度脂蛋白的单核巨噬细胞，在血管壁内转化为泡沫细胞，从而形成动脉粥样硬化病变，因此抗血小板治疗是防治脑血管病的重要措施。

1. 肠溶阿司匹林（乙酰水杨酸）

50～300 mg，1 次/天，口服，是花生四烯酸代谢中环氧化酶抑制剂，能减少环内过氧化物，降低血栓素 A_2 合成。

2. 二十碳五烯酸

1.4～1.8 g，3 次/天，口服。它在海鱼中含量较高，是一种多烯脂肪酸。在代谢中可与花生四烯酸竞争环氧化酶，减少血栓烷 A_2 的合成。

3. 银杏叶胶囊（或银杏口服液）

它能扩张脑膜动脉和冠状动脉，使脑血流量和冠脉流量增加，并能抗血小板聚集，降血脂及降低血浆黏稠度，达到改善心脑血液循环的功能。银杏叶胶囊 2 丸，3 次/天，口服。银杏口服液 10 mL，3 次/天，口服。

4. 双嘧达莫

50 mg，3 次/天，口服。它能使血小板环磷腺苷增高，延长血小板的寿命，抑制血小板聚集，扩张心脑血管，等等。

5. 藻酸双酯钠

0.1 g，3 次/天，口服。也可 0.1～0.2 g 静脉滴注。它具有显著的抗凝血、降血脂、降低血黏度及改善微循环的作用。

（六）脑细胞活化剂

脑动脉硬化时，可引起脑代谢障碍，导致脑功能低下，为了恢复脑功能和改善临床症状，常用以下药物。

1. 胞磷胆碱

0.2～0.5 g，静脉注射或加入 5%～10% 葡萄糖后静脉滴注，5～10 天为 1 疗程。

或 0.1 ～ 0.3 g/d，分 1 ～ 2 次肌内注射。它能增强与意识有关的脑干网状结构功能，兴奋锥体束，促进受伤的运动功能的恢复，还能增强脑血管的张力及增加脑血流量，增强细胞膜的功能，改善脑代谢。

2. 甲磺双氢麦角碱（舒脑宁）

1 支（0.3 mg），1 次 / 天，肌内注射，或 1 片（2.5 mg），2 次 / 天，口服。其为最新脑细胞代谢功能改善剂。它能作用于血管运动中枢，抑制血管紧张，促进循环功能，能使脑神经细胞的功能再恢复，促使星状细胞摄取充足的营养素，使氧、葡萄糖等能量输送到脑神经细胞，从而改善脑神经细胞新陈代谢。

3. 素高捷疗

0.2 ～ 0.4 g，1 次 / 天，静脉注射，或加入 5% 葡萄糖中静脉滴注，15 天为 1 疗程。其可激发及加快修复过程。在供氧不足的状态下，改善氧的利用率，并促进养分穿透细胞。提高与能量调节有关的代谢率。

4. 艾地苯醌（雅伴）

30 mg，3 次 / 天，口服。它能改善脑缺血的脑能量代谢（包括激活脑线粒体、呼吸活性、改善脑内葡萄糖利用率），改善脑功能障碍。

第二章 呼吸系统疾病

第一节 肺源性心脏病

一、慢性肺源性心脏病

慢性肺源性心脏病是由慢性肺部、胸廓或肺血管疾病引起的肺循环阻力增加，肺动脉高压，从而导致右心室肥大的一种疾病。

其发病的中心环节是肺动脉高压。由呼吸功能障碍引起的缺氧和二氧化碳潴留及肺毛细血管床被破坏，血管面积减少，血液黏稠度增大，这些因素均可导致肺动脉高压及右心室肥大，最终导致右心衰竭。

（一）临床表现

本病发展缓慢，临床上除原有肺部、胸廓疾病的各种症状和体征外，主要是逐步出现肺、心功能衰竭及其他器官损害的征象。

1. 肺、心功能代偿期（包括缓解期）

此期主要是基础肺部疾病的表现，如慢性咳嗽、咳痰、气促、劳动力下降、活动后心悸等。体检除基础肺部疾病的体征外，可有剑突下心脏搏动明显、心率加快、心音遥远、肺动脉瓣区可有第二心音亢进，三尖瓣区出现收缩期杂音。

2. 肺、心功能失代偿期（包括急性加重期）

本期临床主要表现为呼吸衰竭和右心功能衰竭。一般表现为呼吸困难加重、发绀、心悸、下肢水肿等；严重者可合并休克、肺性脑病的表现；部分并发左心衰竭。体检除有上述表现外，心率明显加快、颈静脉怒张，偶有奔马律、肝大、肝颈回流征阳性、双下肢水肿等。

（二）辅助检查

1. 血液常规

合并感染或急性加重时，可有白细胞计数增高和中性粒细胞比例增加，可有红细胞增多。

2. 痰细菌学检查

常见的病原菌有流感嗜血杆菌、肺炎球菌、假单胞菌、肺炎克雷伯菌、卡他布兰汉菌等。

3. 肺功能测定

严重的通气功能障碍和（或）弥散功能障碍，呼吸功能损害的程度与肺动脉高压有一定的关系。

4. 血气分析

急性加重期多数有呼吸衰竭的血气改变 [$PaO_2 < 60$ mmHg 和（或）$PaCO_2 > 50$ mmHg]。

5. X 线检查

X 线检查有明显慢性胸廓及肺部基础病变（如严重肺气肿、肺纤维化等）。肺心病的心血管 X 线征象：右下肺动脉增粗（大于 15 mm），肺动脉段突出（大于 3 mm）。心尖上翘或圆隆，侧位片可见心前缘向前隆起，胸骨后间隙被右心室充填。但由于肺气肿的影响，多数患者无明显的心影增大的征象。

6. 心电图检查

心电图检查主要表现为右心房和右心室肥大的改变，如肺型 P 波、电轴右偏（大于等于 +90°），重度顺钟向转位，$RV_1 + SV_5 \geqslant 1.05$ mV 及肢导联低电压。

7. 心电向量图检查

心电向量图主要是右心房、右心室增大的图形，表现为 QRS 方位向右，再向下，最后转向右前，但终末部仍在右后。

8. 超声心动图检查

超声心动图检查可发现右心房、右心室、右心室流出道和肺动脉干增大的表现：右心室内径大于等于 20 mm、右心室流出道内径大于等于 30 mm、右心室前壁增厚、肺动脉干及右心房增大等。

9. 肺阻抗血流图

肺阻抗血流图的波幅及其微分波值多降低，Q-B（相当于右室射血前期）时间延长，B-Y（相当于右室射血期）时间缩短，Q-B/B-Y 比值增大，对诊断肺心病有参考意义。

（三）诊断与鉴别诊断

1. 诊断

主要根据慢性肺部、胸壁疾病史和临床表现，结合 X 线、心电图、心电向量图、超声心动图等检查中具有肺动脉高压、右心室肥厚的依据而做出诊断，如有右心衰竭表现，则更易确诊。

2. 鉴别诊断

本病需与风湿性心脏病、冠心病、原发性心肌病相鉴别。

（四）治疗

1. 急性发作期的治疗

（1）控制感染，经验治疗可选用第二、三代头孢菌合成广谱青霉素类及氟喹诺酮抗生素，同时做痰细菌学检查指导抗生素的调整治疗。

（2）通畅呼吸道，纠正缺氧和二氧化碳潴留。

（3）控制心功能衰竭。肺心病者的心功能衰竭通常随着基础肺疾病、缺氧和二氧化碳潴留的好转而改善。心功能衰竭明显、水肿较重的患者可适当应用利尿剂、强心或血管扩张药，如血管紧张素转化酶抑制剂（ACEI）、钙通道阻滞剂、硝酸酯类药物等。

（4）防治并发症，纠正水、电解质和酸碱失衡，防治心律失常、左心功能衰竭、休克、消化道出血、弥散性血管内凝血等。

2. 缓解期的治疗

（1）基础胸壁、肺部疾病的治疗。

（2）长期低流量氧疗（1～3 L/min）。

（3）增强免疫功能，预防感染。可使用流感疫苗、肺炎球菌疫苗、免疫增强剂。

（4）降低肺动脉压。可使用血管紧张素转换酶抑制剂、钙通道阻滞剂、硝酸酯类药物。

（5）综合防治措施。避免急性加重的因素，增强营养，给予呼吸锻炼等康复治疗。

二、急性肺源性心脏病

急性肺源性心脏病系指来自静脉系统或右心的栓子进入肺循环，造成肺动脉主干或其分支的广泛栓塞，且并发广泛细小动脉痉挛，使肺循环受阻，肺动脉压急剧增高所引起的右心室急性扩张和右心衰竭。最常见者为严重的肺动脉栓塞。栓子的来源有血栓、癌栓、脂肪栓、羊水栓、虫卵或骨炎脓性菌团等。易感人群和发病危险因素：老年人、下肢静脉曲张、长期卧床、术后、妊娠、严重创伤、肥胖、血液高凝状态、右心瓣膜疾病等。

（一）临床表现

1. 症状

患者常突然感到呼吸困难、心悸、胸痛、咳嗽和咯暗红色或鲜血痰，严重者并发心源性休克、心功能衰竭，甚至心室颤动或心脏停搏而死亡。

2. 体征

常有呼吸增快、发绀、肺梗死区叩诊浊音、呼吸音减弱或伴有干性啰音、湿性啰音。如病变累及胸膜，可出现胸膜摩擦音和胸腔积液体征。心率多增快，心浊音界扩大，肺动脉瓣区第二心音亢进，并有收缩期和舒张早期杂音。三尖瓣区亦有收缩期杂音及舒张期奔马律。可有心律失常。颈静脉怒张，肝大并有压痛，双下肢水肿。部分患者有下肢静脉血栓的体征。

（二）辅助检查

1. 心电图检查

典型心电图表现：电轴显著右偏，极度顺钟向转位和右束支传导阻滞，肺型 P 波，Ⅰ、aVL 导联 S 波加深，Ⅲ、aVF 导联可出现 Q 波和 T 波倒置；Ⅰ、Ⅱ、Ⅲ、aVF 导联 S-T 段降低，右侧胸导联 T 波倒置。

2. X 线检查

肺部可出现三角形成片状阴影，其尖端向肺门，可有胸腔积液影，严重患者可出现肺动脉段明显突出、心影增大及奇静脉与上腔静脉阴影增宽。

3. 动脉血氧分压（PaO$_2$）

PaO$_2$ 降低，血 D- 二聚体阳性。

4. 超声心动图

超声心动图可见右心室、右心房扩张，偶可见肺动脉主干的阻塞。

5. 超高速 CT 或磁共振

超高速 CT 或磁共振可显示肺动脉主干及其大的分支栓塞。

6. 放射性核素肺通气及灌注（V/Q）扫描

放射性核素肺通气及灌注扫描可显示栓塞相应区域的缺损，是诊断肺动脉栓塞较可靠的无创性方法，但检查所需的时间较长。

7. 肺动脉造影

肺动脉造影可确定阻塞的部位及范围，是诊断肺动脉阻塞的最可靠的方法，但有一定的侵入性。

（三）诊断

根据突然发病、剧烈胸痛、与肺部体征不相称的呼吸困难、发绀和休克，尤其发生于长期卧床、手术或分娩后及心力衰竭患者，结合肺动脉高压和右心衰的体征、心电图与 X 线表现，可以建立初步的诊断。有条件应争取行核素肺通气及灌注扫描、超高速 CT 或磁共振肺动脉显像或肺动脉造影，以明确诊断。

（四）治疗

该病起病急剧，必须积极抢救。

1. 一般处理

（1）应迅速给予高流量吸氧，以改善缺氧状况。

（2）止痛。剧烈疼痛者，可给予吗啡类镇痛药。

（3）缓解肺血管收缩，降低肺动脉高压。可选用硝酸酯类药物或钙通道阻滞剂。

（4）抗休克。

（5）防治心功能衰竭。

（6）防治心律失常。

2. 手术治疗

一般治疗和抗休克治疗无效时，可考虑手术治疗，取出栓子，术前必须先做选择性肺动脉造影或放射性同位素肺扫描检查以明确诊断，了解栓子所在部位。

第二节　肺栓塞

肺栓塞（PE）是以各种栓子阻塞肺动脉系统为其发病原因的一组疾病或临床综合征

的总称，包括肺血栓栓塞、脂肪栓塞、羊水栓塞、空气栓塞等。肺血栓栓塞症（PTE）是指来自静脉系统或右心的血栓阻塞肺动脉或其分支所致的疾病，以肺循环和呼吸功能障碍为其主要临床和病理特征。PTE 是最常见的 PE。

易感人群和发病危险因素：高危人群有重大手术后、下肢和盆腔的创伤或手术后、深静脉栓塞史或深静脉炎、下肢静脉回流障碍（如严重静脉曲张）、长期卧床、妊娠和产后、超过 60 岁、肥胖、血液高凝状态和肿瘤患者等。

一、临床表现

1. 临床症状具有多样性和非特异性

常见症状：呼吸困难、胸痛、咳嗽、咯血、不明原因突发性晕厥、休克、室上性心动过速或突发右心衰竭；原有慢性阻塞性肺疾病（COPD）肺心病的症状突然加重并发心衰等。

2. 体征

呼吸系统表现可有呼吸频率快、发绀。双肺可闻哮鸣音、湿啰音；偶有胸膜摩擦音或胸腔积液体征。心脏体征：可有心率快、P_2 亢进及收缩期杂音、三尖瓣反流性杂音、心包摩擦音或胸膜心包摩擦音；可有心衰体征，如颈静脉怒张、肝大伴有压痛；肝颈回流征阳性；等等。下肢静脉炎或栓塞的体征：有一侧肢体肿胀（比对侧大于 1 cm）；局部压痛及皮温升高。

二、辅助检查

1. 血气分析

PaO_2 可出现下降。

2. D- 二聚体

D- 二聚体强阳性（大于 500 mg/L）。

3. 胸部 X 线片

胸部 X 线片典型的改变是呈叶段分布的三角形影，也可表现为斑片状影、盘状肺不张、阻塞远端局限性肺纹理减少等，小的梗死者 X 线片完全正常。可合并胸腔积液和肺动脉高压而出现相应的影像学改变（见肺源性心脏病）。

4. 肺动脉造影（CPA）

CPA 是目前诊断 PE 最可靠的方法，可以确定阻塞的部位、范围及程度，有一定的创伤性。主要用于临床症状高度可疑 PE，肺通气 / 灌注扫描不能确诊又不能排除 PE 者和准备做肺栓子摘除或下腔静脉手术者。

5. 心电图（EKG）检查

急性肺栓塞的典型 EKG 改变有 QRS 电轴右偏、肺型 P 波、$S_I Q_{III} T_{III}$ 型。但典型改变的阳性率低，仅见于大块或广泛的栓塞。多于发病后 5 ～ 24 小时出现，数天至 3 周后恢复。动态观察有助于对本病的诊断。

6. 放射性核素肺通气及灌注（V/Q）扫描

目前其为常用的无创性诊断 PE 的首选方法。典型的改变是肺通气扫描正常，而灌注呈典型缺损（按叶段分布的 V/Q 不匹配）。对亚段以下病变的阳性率高于 95%。V/Q 显像的表现可分为以下 3 种。

（1）高度可疑肺栓塞：肺通气扫描正常，而灌注呈典型缺损（V/Q 不匹配）。

（2）可疑肺栓塞：肺通气和灌注均缺损，可能是肺实质性疾病或是肺栓塞，诊断意义不大。

（3）基本排除肺栓塞：灌注显像正常。

7. 快速螺旋 CT 或超高速 CT 增强扫描

快速螺旋 CT 或超高速 CT 增强扫描可显示段以上的大血管栓塞的情况。

8. 磁共振（MRI）

MRI 可显示肺动脉或左右分支的血管栓塞。

9. 下肢深静脉检查

血管超声多普勒检查及放射性核素静脉造影可发现下肢血栓形成。

10. 超声心动图

超声心动图可见右室增大，用于了解肺动脉主干及其左右分支有无阻塞。

三、诊断与鉴别诊断

（1）存在肺栓塞易发因素的患者，尤其是有下肢静脉栓塞表现者，有以下临床表现应疑为 PE。

①突发原因不明的气促、劳力性呼吸困难和发绀，又不能用原有的心肺疾病解释。

②突发性呼吸困难、胸痛、咯血肺梗死三联征。

③不明原因的急性或进行性充血性心力衰竭，可伴有休克、晕厥或心律失常。

④基础疾病急剧变化或肺炎样表现，但经过抗感染治疗无效，或者不明原因的急性胸膜炎等，亦要注意 PE 的可能性。

（2）对可疑的患者做进一步检查（如上述）。如经薄层螺旋 CT 或超高速薄层 CT 增强扫描，或 ECT（肺通气/灌注扫描）不能确诊排除 PE 者，应争取进一步做肺动脉造影。

（3）需要与急性心肌梗死（AMI）、急性左心衰竭、支气管哮喘、气胸、主动脉瘤破裂等疾病相鉴别。

四、治疗

1. 急救措施

（1）一般处理。宜进行重症监护，卧床 1～2 周，对于剧烈胸痛者，给予止痛剂，如吗啡 5～10 mg 皮下注射或哌替啶 50～100 mg 肌注，但休克者慎用。

（2）纠正急性右心衰竭，可用利尿剂和血管扩张剂（如硝酸酯类、血管紧张素转换酶抑制剂、钙通道阻滞剂等），慎用洋地黄类药。

（3）防治休克。

（4）改善氧合和通气功能。吸氧或无创面罩通气，必要时气管插管人工通气。

2.溶栓治疗

（1）溶栓指征。急性肺栓塞在2周内，伴有下列情况者：

①大块肺栓塞（大于2个肺叶血管）。

②肺栓塞伴休克。

③原有心肺疾病史，小于2个肺叶血管的栓塞，但引起循环障碍者。

（2）溶栓禁忌证。

①绝对禁忌证：胃肠道活动性出血，近2个月内有过颅内出血或颅脑脊柱手术史。

②相对禁忌证：10天内做过大手术；分娩或创伤做过腰穿；妊娠；心房纤颤；糖尿病出血性视网膜炎；严重高血压未经治疗；肝肾功能衰竭；左房血栓；感染性心内膜炎未经抗感染治疗等。

（3）常用溶栓药物及抗凝药物：尿激酶及rt-PA。抗凝治疗：溶栓结束后，4小时测活化部分凝血活酶时间（APTT）。当其恢复至正常对照值的1.5～2.5倍时，给予抗凝治疗。常用抗凝药有肝素或低分子量肝素钠，根据APTT调整剂量，连用7～10天。使用肝素或低分子量肝素钠48小时后加服华法林，按照APTT的测定结果调整华法林用量，使APTT较正常对照延长1.5～2.5倍，凝血酶原活度降为20%～40%。口服华法林抗凝治疗3～6个月。并发肺动脉高压和肺心病者，疗程应延长。

3.外科手术治疗

肺动脉血栓摘除术、导管肺动脉血栓摘除术和通过心导管植入下腔静脉滤器等。

第三节　肺　炎

肺炎是指终末气道、肺泡和肺间质的炎症，可由病原微生物、理化因素、免疫损伤、过敏及药物所致。其中，细菌性肺炎是常见的肺炎，也是常见的感染性病症之一。

一、临床表现

1.症状

起病多急骤，常有受寒、淋雨史，可有前驱的上呼吸道感染史。

典型症状：突然寒战、高热、胸痛、咳嗽、咳铁锈色痰。

特殊表现：部分患者可伴有明显消化道症状，如恶心、呕吐、腹胀、腹泻等。少数患者可表现为剧烈上腹痛，需与急腹症相鉴别。

严重患者可发生神经精神症状，如意识模糊、烦躁不安、嗜睡、谵妄、昏迷等。

中毒性肺炎者，毒血症症状明显，主要包括脓毒性休克和中毒性脑病，亦可有中毒性肝炎、心肌炎等表现，而肺部体征不多，应引起重视。

2. 体征

胸部体检的典型体征：肺实变的表现，患侧呼吸运动减弱，触觉语颤增强，叩诊呈浊音，听诊可闻及支气管呼吸音和湿啰音。病变延及胸膜者，可有胸膜摩擦音及胸腔积液体征。可有高热、口唇疱疹，严重者可有发绀、鼻翼扇动、血压降低至休克。并发菌血症者可出现皮下出血点，偶可出现轻度黄疸；并发心衰、脑膜炎者，则有相应的体征。

二、辅助检查

1. 确立诊断

胸部 X 线片。

2. 确定病因

（1）血培养。

（2）痰革兰氏染色和培养。

（3）胸腔积液革兰氏染色和培养。

（4）血清学：急性期和恢复期血清，测定抗病毒、衣原体、支原体、军团菌等抗体。

（5）支气管镜和经皮肺穿：对于疗效不佳、病原菌不明，而又需与其他疾病鉴别者，可酌情检查，获取下呼吸道分泌物或抽吸物做病原学检查、细胞学及病理学检查，免疫功能缺陷的患者常需做此项检查。

3. 确定严重程度

下列情况提示危险性升高。

（1）动脉血气分析：氧分压降低，二氧化碳分压升高，pH 值降低。

（2）血常规：白细胞计数小于 $4×10^9/L$ 或大于 $20×10^9/L$。

（3）血液生化：血尿素氮升高，血钠降低，血白蛋白降低。

三、诊断与鉴别诊断

1. 诊断

根据典型的症状、体征和 X 线检查，可建立肺炎的临床诊断。

肺炎的病因诊断主要靠病原学检查，下列资料可提供有关病因的线索。

（1）社区获得性肺炎的病原大多为肺炎链球菌、流感嗜血杆菌、肺炎支原体及衣原体。

（2）50% 以上的医院获得性肺炎由革兰氏阴性杆菌所致。

（3）吸入性肺炎要注意厌氧菌的混合感染。

（4）免疫功能缺陷患者可有多种机会感染。

（5）支原体肺炎多见 15 ～ 30 岁的青少年。

（6）军团菌肺炎多见于中老年人，患者常有高热、意识改变、肌肉疼痛、腹痛、呕吐和腹泻、低钠、低蛋白和血尿（50% 病例）。

2. 鉴别诊断

常需与肺结核、肺癌、慢性支气管炎急性发作、肺栓塞及肺水肿等疾病相鉴别。

四、治疗

1. 一般治疗

（1）口腔或静脉补液，以纠正脱水。

（2）有低氧血症者，应予以吸氧。

（3）密切观察呼吸、循环状况，严重患者收进 ICU。有呼吸衰竭经治疗无改善者，应行机械通气。

（4）对症治疗：物理降温、吸氧、镇咳、祛痰及镇静等。

2. 抗生素使用

开始时抗生素的选用为经验性，以后根据临床表现及病原学检查调整。

轻症者可口服抗生素，严重或有呕吐者需静脉给药。

疗程一般为 14 天，或热退后 3 天，由静脉给药改为口服用药。老年人肺炎用药时间稍长。严重病例需长达 3 周。

抗生素根据经验选用。

（1）社区获得性肺炎：首选青霉素、头孢菌素类和（或）新大环内酯类抗菌药，重症者可选用碳青霉烯类；对于疑为耐药菌株者，可选喹诺酮类。必要时，可选用万古霉素或去甲万古霉素等。

（2）医院获得性肺炎：第二代或第三代头孢菌素（或酶抑制剂复合剂）加氨基糖苷类抗生素，重症者可选用碳青霉烯类加氨基糖苷类或喹诺酮类。

（3）吸入性肺炎：青霉素类与酶抑制剂的合剂加甲硝唑等。

3. 中毒性肺炎的处理

（1）注意补充血容量。

（2）适当应用血管活性药物。

（3）可应用皮质激素以减轻炎性反应。

（4）抗生素的应用方面，一般主张联合用药，经静脉给药。并根据痰培养或血培养结果，选择敏感的抗生素。

五、预防

加强体育锻炼，增强体质。减少危险因素，如吸烟、酗酒等。年龄超过 65 岁者可注射流感疫苗。对年龄超过 65 岁，或小于 65 岁但有心血管病、肺疾病、糖尿病、酗酒、肝硬化和免疫抑制者（如人类免疫缺陷病毒感染、肾衰竭、器官移植受者等），可注射肺炎疫苗。

第四节 肺结核

肺结核是结核分枝杆菌引起的慢性传染性疾病。结核分枝杆菌可侵犯各个脏器，但以肺部侵犯最为常见。病理改变为渗出、增殖、干酪样坏死、空洞形成。临床表现多为低热、盗汗、乏力、食欲缺乏等全身症状，以及咳嗽、咳痰、咯血、胸痛等。

一、临床表现

1. 症状

多数患者缓慢起病，全身症状有午后低热、乏力、食欲减退、体重减轻、面颊潮红及盗汗。妇女可有月经失调或闭经。病灶进展播散时，可有高热。

呼吸道症状有咳嗽、咳少量黏性痰、胸痛，1/3 患者可有不同程度的咯血。

病情轻者，常无明显症状。病变广泛、病情重者，可有呼吸困难，甚至呼吸衰竭，可并发肺心病。

部分患者还有其他改变，如关节炎、皮下结节、浅表淋巴结肿大，中枢神经系统、心、肝等受累或角膜、结膜和虹膜睫状体炎的改变。

2. 体征

早期病变小或位于肺组织深部者，可无异常体征。

病变范围较大时，叩诊呈浊音，听诊呼吸音降低，或为支气管肺泡呼吸音，咳嗽后可闻及湿啰音。

病变发生广泛纤维化时，患者胸廓下陷，肋间变窄，气管移位，叩诊浊音，对侧可有代偿性肺过度充气体征。

二、辅助检查

1. 实验室检查

血、尿和大便常规，血沉、血糖、肝功能（治疗中每月查 1 次，乙型肝炎表面抗原阳性，特别是血清乙肝病毒的脱氧核糖核酸（HBV-DNA）阳性者最初 2 个月每周 1 次，以后每 2 周 1 次）、乙肝两对半、乙型肝炎表面抗原阳性者查血清 HBV-DNA。留晨痰 3 口，分装 1 次送检找抗酸杆菌，治疗中应每月查痰 1 次以判断疗效。必要时做痰分枝杆菌培养、鉴定及药敏。并发肺部感染者做痰普通菌培养。

2. 器械检查

（1）胸部 X 线检查：治疗前及治疗中每 1～3 个月拍 1 次胸片，必要时做体层摄影或 CT。

（2）诊断困难者可做纤维支气管镜或经皮肺穿刺活检。

（3）心电图、肺功能仪、血气分析等了解心、肺功能损害程度。

三、诊断与鉴别诊断

1. 原发性肺结核

（1）多见于儿童和青少年。

（2）多数发病较缓慢，多无症状，少数有结核中毒症状。部分患者体查伴有颈淋巴结肿大。

（3）X 线检查：大部分患者仅有肺门淋巴结肿大，偶可见哑铃状典型影像。

（4）多数患者结核菌素纯蛋白衍生物（PPD）试验呈强阳性。

（5）连续多次查痰或培养可获阳性。

（6）必要时做纤维支气管镜或淋巴结活检可获阳性病理或病原学结果。

（7）经有效抗结核治疗，多数病灶吸收和症状改善。

2. 血行播散型肺结核

（1）儿童多发，女性多于男性。

（2）常有结核病密切接触史及近期急性传染病或营养不良史。

（3）急性及亚急性大多有明显菌血症状和呼吸道症状，慢性多无症状。

（4）X 线：急性者示两肺满布大小、密度和分布相等的粟粒样阴影，亚急性患者示两肺大小不等之结节状影，结节有融合趋势。慢性患者多在两肺有大小不等、新旧不等、密度不均的结节影。

（5）多数血沉增快、急性患者 PPD 可呈阴性。

（6）眼底检查可发现脉络膜粟粒结节或结节性脉络膜炎。

（7）抗结核治疗后，多数症状改善，病灶逐渐吸收，但病程较长。

3. 继发性肺结核

（1）多见于成年人。

（2）一般起病较缓慢，有轻重不一的结核中毒症状、呼吸道症状和体征。干酪性肺炎病情较严重，症状和体征更为明显。

（3）胸部 X 线片示病变常分布在一侧肺或两侧上肺，根据病理发展不同阶段可表现为浸润性病变、干酪样坏死、溶解空洞形成、纤维硬结、钙化或结核球等为主的各种病变影像特征。

（4）大部分患者可有血沉增快。

（5）除干酪性肺炎及复治耐药或慢性纤维空洞型肺结核患者外，大部分初治患者抗结核治疗后效果好。

4. 结核性胸膜炎

（1）青少年多见。

（2）多数起病较急，多有不同程度的结核中毒症状、刺激性干咳、胸痛、气短。渗出性胸膜炎时患侧胸呼吸运动受限、肋间隙饱满、语颤减弱、呼吸音减弱或消失，局部叩诊浊音。

（3）胸部 X 线：少量积液可仅为肋膈角变钝。中量积液可见均匀密度增高的外高内低的弧形影，纵隔向健侧移位。包裹性积液为胸壁侧 "D" 字影。叶间积液侧位片呈梭形影。

（4）血沉增快，胸腔积液多为草黄色，检查为渗出液，糖量和氯化物减低，腺苷脱氨酶（ADA）增高，偶可查到结核菌。

（5）胸膜活检适用于病因不明患者的诊断与鉴别。

5. 其他肺外结核

其他肺外结核按部位及脏器命名，如骨结核、结核性脑膜炎、肾结核、肠结核等。

6. 鉴别诊断

常需与肺炎（病毒性、衣原体、支原体、细菌性和真菌性肺炎）、肺脓肿、肺霉菌病、肺寄生虫病、肺部及纵隔肿瘤、胸膜间皮瘤相鉴别，其他尚需与结节病、弥漫性肺间质纤维化、肺隔离症、肺囊肿、硅肺、肺大疱、支气管扩张等鉴别。

四、治疗

1. 一般治疗

高热量、高蛋白、多种维生素营养支持。中毒症状重或心肺功能不全者卧床休息。

2. 抗结核药物治疗

应严格遵守"早期、规律、联合、适量、全程"的治疗原则。

化学药物治疗是目前结核病最主要的治疗方法。现代化疗的目标包括：①杀菌以控制疾病，临床细菌学阴转。②防止耐药以保持药效。③灭菌以杜绝或防止复发。

初治：以往的长程或标准方案：3HSP/9～15HP（开始 3 个月为 H、S、P 三药联用，后 9～15 个月停用 S、只用 H、P）。目前多采用短程化疗方案，如 2HRZ/4HR，或 2HRZ/4H$_3$R$_3$（前 2 个月 H、R、Z 为每天用药，后 4 个月 H、R 为每周用药 3 次）；亦可采用 2HRS/7HR、2HRE/7HR；世界卫生组织（WHO）协助我国结核病控制项目采用全程督导治疗方案，即 2H$_3$R$_3$Z$_3$S$_3$/4H$_3$R$_3$。一般来说，如不能采取督导化疗，则最好不采用间隔给药。

复治：初治失败、不规则化疗超过 3 个月、观察期或取消登记的非活动性肺结核复发均为复治病例。多联用 2 种以上以往未用过的药物或根据药敏选药治疗。如 2HRSP/7～10HR；2H$_3$R$_3$Z$_3$S$_3$/4H$_3$R$_3$ 或 2H$_3$R$_3$Z$_3$E$_3$S$_3$/4H$_3$R$_3$；另外，亦可联用氧氟沙星或环丙沙星治疗。

3. 对症治疗

症状重者应卧床休息。对于诊断明确的结核性胸膜炎、心包炎，可短期应用泼尼松以减轻症状、加快积液吸收，疗程为 6～8 周。

4. 手术治疗

目前，由于化疗药物的发展，肺结核需外科手术治疗已较少见。其指征如下。

（1）经强力正规化疗 9～12 个月、痰菌仍然阳性的干酪样病灶、厚壁空洞、再通的阻塞性空洞。

（2）一侧毁损肺、支气管结核伴肺不张或肺化脓症。

（3）结核性脓胸或伴支气管胸膜瘘。

（4）不能控制的大咯血。

但对于对侧肺或支气管有活动性结核者、患侧支气管内膜结核累及切除部位者，或全身情况差，心、肝、肾功能不全不能耐受手术者则为手术禁忌。

五、预防

1. 控制传染源

痰结核菌阳性患者早期接受合理化疗，痰中结核菌可在短期内减少，甚至消失，几乎 100% 可获治愈，因此早期发现患者，尤其是菌阳性者，并及时给予合理的化疗是现代防结核工作的中心环节。

2. 切断传染途径

结核菌主要通过呼吸道传染，因此禁止随地吐痰。对菌阳性患者的痰、日用品及周围的东西要加以消毒和适当处理，室内可用紫外线照射消毒，患者用过的食具可煮沸，被褥在烈日下暴晒，痰盒、便器可用 5%～10% 来苏浸泡；平时应保持室内通风、空气清洁，勤洗澡、勤换衣。

3. 保护易感人群

（1）接种卡介苗：它是一种无致病力的活菌苗，接种于人体后可使未受结核菌感染者获得对结核病的特异性免疫力，保护率约为 80%，可维持 5～10 年；接种对象主要为新生儿和婴幼儿，以及大中小学生和新进入城市的民族地区人员。但接种卡介苗所产生的免疫力也是相对的，应重视其他预防措施。

（2）提高抗感染和自我保护能力：养成良好的卫生、生活行为习惯，不抽烟、不酗酒、勤洗澡，保证充足的睡眠，平衡膳食、合理营养，加强体育锻炼，预防感冒，合理使用抗生素；减少与结核患者接触，探视患者必须征得医生准许。

第五节　支气管哮喘

支气管哮喘简称"哮喘"，是由多种细胞（嗜酸性粒细胞、肥大细胞、T 淋巴细胞、中性粒细胞、气道上皮细胞等）和细胞组分参与的气道慢性炎症性疾病。这种慢性气道炎症导致气道反应性增高，通常出现广泛多变的可逆性气流受限，并引起反复发作性的喘息、气急、胸闷或咳嗽等症状，常在夜间和（或）清晨发作、加剧，多数患者可自行缓解或经治疗缓解。

一、临床表现

1. 症状

反复发作的喘息、呼吸困难、胸闷或咳嗽，肺部常可闻及哮鸣音。有些患者以反复刺激性干咳为主要表现，而没有明显喘息和哮鸣音等表现，为咳嗽变异性哮喘。

每次发作持续数小时至数天。常由吸入花粉、有机尘埃、冷空气诱发，或由上呼吸道感染诱发，亦有运动和药物诱发者。可自行缓解或经治疗后好转。

部分患者合并有其他过敏性疾病，如过敏性鼻炎、荨麻疹和皮肤湿疹等。亦有其他药物或物质过敏史者。

并发症：急性发作时可并发自发性气胸、纵隔气肿、肺不张；长期反复发作或感染可并发慢性支气管炎、肺气肿、支气管扩张、间质性肺炎、肺纤维化和肺心病。

2. 体征

发作时所有辅助呼吸肌均参加活动，叩诊过清音，呼气时两肺满布哮鸣音，呼气时间延长。哮喘长期反复发作可并发肺气肿，出现相应体征。

3. 哮喘严重度分级

（1）间歇发作，间歇发作少于 1 次 / 周，发作时间短，由数小时至数天，夜间哮喘症状不超过 2 次 / 月，发作间期无症状，且肺功能正常，呼气流量峰值（PEF）或第 1 秒用力呼气容积（FEV_1）大于等于 80% 预计值、变异率小于 20%。

（2）轻度持续，症状发作大于等于 1 次 / 周、小于 1 次 / 天，发作时可能影响活动和睡眠，夜间症状大于 2 次 / 月，PEF 或 FEV_1 大于等于 80% 预计值、变异率为 20%～30%。

（3）中度哮喘，每日有症状，发作时影响活动和睡眠，夜间症状大于 1 次 / 周，PEF 或 FEV_1 为 60%～80% 预计值、变异率大于 30%。

（4）严重哮喘，症状持续、发作频繁，夜间症状频繁，因哮喘症状体力活动受限。PEF 或 FEV_1 小于等于 60% 预计值、变异率大于 30%。

4. 急性发作分级

（1）轻度发作，活动时气促，可平卧，安静、无出汗，呼吸增快，但无辅助呼吸肌活动，用支气管舒张剂后 FEV_1 大于预计值的 70%，吸入空气时 PaO_2 正常和（或）$PaCO_2$ 小于 6.0 kPa（45 mmHg）、血氧饱和度（SaO_2）大于 95%。

（2）中度发作，稍活动后即感气促，喜坐位，有焦虑或烦躁、出汗，呼吸增快，常有辅助呼吸肌活动，喘鸣音响亮，脉率在 100～120 次 /min、有奇脉，用支气管舒张剂后 FEV_1 大于预计值的 50%～70%，吸入空气时 PaO_2 > 8.0 kPa（60 mmHg）或 $PaCO_2$ < 6.0 kPa（45 mmHg）、SaO_2 为 91%～95%。

（3）重症哮喘发作，呼吸困难严重而致说话不连续，可因严重呼吸困难而致虚脱、大汗、脱水，或出现发绀、意识障碍，呼吸频率大于 40 次 /min，或有节律异常，辅助呼吸肌运动，"沉默胸"（silent chest），心率大于 120 次 /min 或有心律失常、奇脉或低血压，可有气胸或皮下气肿，FEV_1 小于 25% 预计值、PEF < 100 L/min、肺活量（VC）小于 1 L。

吸入空气时，$PaO_2 < 8.0$ kPa（60 mmHg）和（或）$PaCO_2 > 6.0$ kPa（45 mmHg）、SaO_2 < 90%，pH 值< 7.3。

二、辅助检查

1. 呼吸功能检查

发作时有阻塞性通气功能障碍，FEV_1 或 PEF 降低，昼夜变异率增加。

2. 支气管舒张试验

支气管舒张试验是检查支气管即时反应性的常用方法之一，分别测定吸入短效支气管舒张剂（常用 β_2 受体激动剂）前后的 PEF 或 FEV_1 等，计算用药后 PEF 或 FEV_1 的改善率。计算公式：（用药后 PEF 或 FEV_1 －用药前 PEF 或 FEV_1）÷用药前 PEF 或 FEV_1。

3. 支气管激发试验

支气管激发试验用以测定气道反应性。常用吸入激发剂为醋甲胆碱、组胺。吸入激发剂后，其通气功能、气道阻力增加。在设定的激发剂量范围内，如 FEV_1 下降超过 20%，可诊断为激发试验阳性。

4. 血气分析哮喘

发作时，动脉 PaO_2 可减低，$PaCO_2$ 不升高或下降，而重症哮喘时，$PaCO_2$ 则升高，pH 值低于正常。

5. 胸部 X 线检查

在哮喘发作早期可见"两面三刀"肺透亮度增加，呈过度充气状态；在缓解期多无异常。同时，要注意肺不张、气胸或纵隔气肿等并发症的存在。

三、诊断与鉴别诊断

1. 诊断标准

（1）反复发作的喘息、呼吸困难、胸闷或咳嗽，吸入花粉、有机尘埃、冷空气诱发，或由上呼吸道感染诱发，亦有运动和药物诱发者。

（2）发作时，在双肺可闻及散在或弥漫性、以呼气相为主的哮鸣音，呼气时间延长。

（3）可自行缓解或经治疗后好转。

（4）除外其他疾病所引起的喘息、呼吸困难、胸闷或咳嗽。

（5）临床表现不典型者至少应用下列 3 项中的 1 项：①支气管激发试验或运动试验阳性。②支气管舒张试验阳性。③昼夜 PEF 变异率大于等于 20%。

符合（1）~（4）或（4）（5）者，可以诊断为支气管哮喘。

2. 鉴别诊断

鉴别诊断包括急慢性支气管炎、不可逆性气道阻塞、鼻炎伴后鼻孔滴流、支气管肺癌、变态反应性肺浸润、急性左心衰等。

四、治疗

1. 控制发作

（1）轻、中度急性发作：

①首选应用 β_2 受体激动剂吸入治疗，如沙丁胺醇或特布他林气雾剂 1～2 喷/次，每天 3～4 次；亦可口服丙卡特罗 25～50 μg，每天 2 次。

②可选用茶碱类药物治疗，如茶碱控释片 0.2～0.4 g，每晚 1 次；或茶碱缓释片 0.1～0.2 g，每天 2 次；或氨茶碱 0.1 g，每天 3 次。

③亦可用选择性抗胆碱能药物吸入治疗，如溴化异丙托品气雾剂 20～40 μg，每天 3～4 次；必要时亦可与 β_2 受体激动剂或茶碱类合用。

④对于中度发作者加用吸入糖皮质激素，倍他米松或布地奈德 100～200 μg 吸入，每天 3～4 次。症状较重者或用吸入糖皮质激素未能控制者，可用泼尼松 5～10 mg，口服，每天 3 次，待症状缓解后再逐渐过渡到用吸入糖皮质激素替代。

（2）重度哮喘发作：

①除去诱因及脱离变应原，加强感染治疗，充分补液及纠正酸碱平衡失调。

②吸氧，用鼻导管或面罩给氧，以保持 $PaO_2 > 8$ kPa（60 mmHg）、$SaO_2 > 90\%$，并注意密切监测血气变化。如有下列情况，则应使用呼吸机辅助呼吸。

机械通气的指征：$PaO_2 < 6.67$ kPa（50 mmHg）；意识障碍伴昏迷或半昏迷；呼吸肌疲劳征象严重，不能说话，哮鸣音明显减弱或消失；$PaCO_2 \geq 6.67$ kPa（50 mmHg）。

常用通气方式：多采用低潮气量辅助通气或压力支持通气（PSV）。

③糖皮质激素，氢化可的松 200 mg，稀释后静注，每 6 小时 1 次；或甲基泼尼龙 40 mg，静注，每 4～6 小时 1 次。待病情控制后改为泼尼松口服，并逐渐减量，然后用吸入糖皮质激素替代。

④氨茶碱，可用 0.125～0.250 g 稀释后静脉注射，或用 0.25～0.50 g 加入 500 mL 液体中静滴，每日总量 1.0～1.5 g。

⑤沙丁胺醇，0.5～1.0 mL（2.5～5.0 mg），经生理盐水稀释后超声雾化吸入。亦可用沙丁胺醇或特布他林气雾剂连接储雾罐吸入治疗。还可合用溴化异丙托品雾化液 1 mL，超声雾化吸入。

2. 缓解期长期预防性治疗

（1）间歇发作，目前认为一般不需要长期预防性用药。

（2）轻度持续，每天吸入皮质激素 200～500 μg，或口服色甘酸钠、小剂量茶碱等，亦可应用白三烯受体拮抗剂，如安可来或顺尔宁口服治疗。必要时，皮质激素可加量至每天 800 μg，或并用长效支气管扩张剂，如丙卡特罗或沙美特罗等。亦可吸入皮质激素与白三烯受体拮抗剂合用，有报道认为可如此减少皮质激素的吸入用量。

（3）中度哮喘，每天吸入皮质激素 800～2 000 μg，必要时可与长效支气管扩张剂合用，如丙卡特罗或沙美特罗口服或吸入，或口服茶碱缓释片。亦可吸入皮质激素与白三烯受体拮抗剂合用。

（4）严重哮喘，每天吸入皮质激素 800～2 000 μg 或更多，亦可合用长效支气管扩张剂和白三烯受体拮抗剂。必要时可长期口服皮质激素。

3. 患者的教育与管理

医生与患者建立伙伴关系，以长期控制哮喘。

（1）帮助患者识别、寻找可能的变应原和触发因素，指导患者避免与其接触，可起到预防哮喘发作及住院的作用，并减少用药。

（2）让患者了解哮喘的本质及发病机制，熟悉哮喘发作先兆及常见症状，使患者能根据症状和峰流速值进行自我病情监测，能认识到哮喘加重的征象，并采取相应的措施。根据个体化的治疗步骤，终止哮喘发作，并知道应在何时及时就医，以终止哮喘严重发作。

（3）让患者了解快速缓解药物与长期预防药物的不同，并教会患者正确使用药物，包括吸入技术和储雾罐的使用。

第六节　原发性支气管肺癌

原发性支气管肺癌简称"肺癌"，其肿瘤细胞起源于支气管黏膜或腺体，常有区域性淋巴结转移和血行转移，早期常有刺激性咳嗽、痰中带血等呼吸道症状，病情进展速度与细胞的生物学特性有关。本病是目前世界上常见的恶性肿瘤之一。

一、临床表现

1. 症状

多数患者年龄在 40 岁以上，有长期吸烟史。

有以下情况之一应警惕本病的可能。

（1）刺激性咳嗽经 2～3 周治疗无效，或原有慢性呼吸系统疾病者，咳嗽性质及频度发生改变。

（2）持续或反复短期内痰中带血，无其他原因可解释。

（3）在同一部位反复发生肺炎。

（4）持续存在的局限性哮鸣音。

（5）胸片显示肺不张或孤立球形病灶、胸腔积液。

（6）"肺结核"患者经正规抗结核治疗无效，或 X 线胸片发现病灶逐渐增大者。

（7）肺外表现：肥大性肺性骨关节病、抗利尿激素分泌异常综合征、库欣综合征、神经肌肉综合征、高钙血症。

2. 体征

（1）专科检查，早期可无阳性体征。

（2）锁骨上、腋窝淋巴结肿大，杵状指（趾）。

（3）胸部体征：呼吸频率、胸廓运动、触觉语颤、局部啰音。

（4）霍纳征、库欣征、男性乳房肥大、增生性骨关节病，以及骨、脑等远处转移体征。

二、辅助检查

1. 实验室检查

痰脱落细胞检查，癌胚抗原、胸腔积液检查。

2. 器械检查

（1）胸部 X 线片（正位＋侧位）：初步确定病变的部位、范围和性质。

（2）断层摄片：必要时选用，能分层显示病变及肿大淋巴结的轮廓、大小，可显示气管、支气管阻塞的征象。

（3）胸部 CT：对发现低密度及隐蔽部位的肿瘤有较大价值。

（4）纤维支气管镜检查：可直接观察支气管内病变，可活检及刷检做病理检查。

（5）经胸壁穿刺针吸活检或肺活检。

（6）胸腔镜检查。

三、诊断与鉴别诊断

1. 肺内球形病灶与浸润影

（1）良性肿瘤。

（2）恶性淋巴瘤等其他恶性肿瘤。

（3）肺转移瘤。

（4）肺炎性假瘤。

（5）慢性肺脓肿。

（6）肺结核。

2. 肺门阴影

（1）结节病。

（2）淋巴瘤。

（3）硅肺。

3. 胸腔积液

（1）胸膜间皮瘤。

（2）结核性渗出性胸膜炎。

四、治疗

（1）根据病情分期选择治疗方案。

（2）按照以手术治疗为主，以放射、化疗、免疫治疗为辅的综合治疗原则。

（3）治疗的联合方式。小细胞肺癌多选用化疗加放疗加手术；非小细胞肺癌首先选手术，然后是放疗和化疗。

第七节　气　胸

胸膜腔是不含气体的密闭潜在腔隙，当气体进入胸膜腔造成积气状态时，称为气胸。

气胸通常分为3种临床类型：闭合性（单纯性）气胸、交通性（开放性）气胸、张力性（高压性）气胸。

一、临床表现

气胸的临床表现与有无肺部基础疾病及其功能状态和气胸发生的速度、积气量及其压力大小有关。可能出现如下症状与体征。

1. 症状

（1）可有持重物或活动等诱因。

（2）多突然起病，一侧胸痛。

（3）继而胸闷和呼吸困难，可伴刺激性干咳。

（4）张力性气胸迅速出现严重呼吸循环衰竭。

2. 体征

（1）与气胸量有关。

（2）少量气胸可无明显体征。

（3）大量气胸时，气管向健侧移位，患侧胸部隆起，呼吸运动减弱，触觉语颤减弱，叩诊鼓音，呼吸音减弱或消失。

二、辅助检查

（1）胸部 X 线片。

（2）肺 CT。

三、诊断与鉴别诊断

（1）根据症状与体征，经 X 线胸片或肺 CT 检查，可明确诊断。

（2）气胸需与支气管哮喘、阻塞性肺气肿、急性心肌梗死、肺栓塞、肺大疱等疾病相鉴别。

四、治疗

1. 保守治疗

（1）适用于稳定型少量气胸。

（2）严格卧床休息，酌情给予镇静、镇痛药物。

（3）吸氧。

（4）密切监测病情改变。

2. 排气治疗

（1）胸腔穿刺抽气适用于小量气胸，呼吸困难较轻、心肺功能尚好的闭合性气胸，一次抽气量不宜超过 1 000 mL，每日或隔日 1 次；张力性气胸紧急时，立即采取胸腔穿刺排气。

（2）胸腔闭式引流适用于不稳定型气胸、呼吸困难明显、肺压缩程度较重、交通性或张力性气胸、反复发生气胸者。

3. 化学性胸膜固定术

化学性胸膜固定术适用于持续性或复发性气胸、双侧气胸、合并肺大疱、肺功能不全不能耐受手术者。

第八节　胸腔积液

胸膜腔是位于肺和胸壁之间的一个潜在腔隙，正常情况下有一层很薄的液体，起润滑作用，这一薄层液体保持动态平衡，任何因素使胸膜腔内液体形成过快或吸收过缓，即产生胸腔积液。

一、临床表现

少量胸腔积液可能没有任何临床表现，随着胸腔积液量的增加可能出现如下症状与体征。

1. 症状

（1）呼吸困难是最常见的症状。

（2）可伴胸痛和咳嗽。

（3）结核性胸腔积液多见于青年人，常有发热。

（4）恶性胸腔积液多见于中年以上患者，胸部隐痛，伴消瘦或肿瘤原发症状。

（5）症状与积液量有关，少于 0.5 L 时症状不明显。

2. 体征

（1）与积液量有关。

（2）少量时可无明显体征。

（3）中至大量时，患侧胸廓饱满，呼吸运动减弱，触觉语颤减弱，叩诊浊音，呼吸音减弱或消失。可伴气管向健侧移位。

二、辅助检查

（1）诊断性胸腔穿刺和胸腔积液检查，包括外观、细胞学、pH 值、病原体、蛋白质、类脂、葡萄糖、酶学、免疫学、肿瘤标志物。

（2）X 线。

（3）超声检查。

（4）胸腔穿刺、胸膜活检。

（5）胸腔镜或开胸活检。

三、诊断与鉴别诊断

胸腔积液的诊断分三个步骤。

（1）确定有无胸腔积液，X 线、超声检查等可以确定。

（2）区别漏出液和渗出液，目前主要依据蛋白与乳酸脱氢酶（LDH）水平而确定。

（3）寻找胸腔积液的病因，多在结核性、类肺炎性、恶性胸腔积液之间相互鉴别。

四、治疗

1. 结核性胸膜炎

（1）一般治疗，包括休息、营养支持和对症治疗。

（2）抽液治疗。

（3）抗结核治疗。方案同肺结核治疗。

（4）糖皮质激素。

2. 恶性胸腔积液

（1）原发病的治疗。

（2）胸腔内注入抗癌药或生物免疫调节剂。

（3）化学性胸膜固定术。

（4）胸腔内插管持续引流。

第三章 循环系统疾病

第一节 心力衰竭

一、慢性心力衰竭

心力衰竭是指各种心脏疾病发展到一定阶段的病理生理状态，由于心肌收缩力下降，心脏不能泵出足够的血液以满足机体组织代谢需要，或仅在提高心室充盈压后泵出组织代谢所需的相应血量，临床上以肺循环和（或）体循环淤血及组织血液灌注不足为主要特征。

（一）临床表现

1. 左心衰竭

（1）症状：表现为劳力性呼吸困难、夜间阵发性呼吸困难、端坐呼吸和急性肺水肿、咳嗽、咳白色泡沫样痰、痰带血丝、肺水肿时咳粉红色泡沫样痰、患者感到体力下降、乏力和虚弱、早期出现夜尿增多。严重时出现少尿和肾功能不全。

（2）体征：肺循环淤血表现为两肺湿性啰音、左心室扩大、舒张早期奔马律、P_2亢进、活动后呼吸困难、心率加快、收缩压下降、外周血管收缩表现为四肢末梢苍白、发绀。

2. 右心衰竭

（1）症状：食欲缺乏、腹胀等胃肠道症状，白天少尿、夜尿增多，右上腹胀痛。

（2）体征：体循环淤血表现为肝颈静脉反流征、颈静脉充盈、肝大、水肿、胸腔积液和腹水，右心增大可见剑突下明显搏动、右室舒张早期奔马律。

3. 全心衰竭

同时具有左心衰竭和右心衰竭。

（二）辅助检查

1. X线检查

心脏扩大、肺淤血征。

2. 超声心动图

测量心腔大小、瓣膜结构与功能。收缩功能：射血分数（EF值）。舒张功能：E/A值。

3. 心电图检查

了解心肌缺血、心肌劳损、心室肥大、心律失常等。

4. 实验室检查

血常规、尿常规、肾功能、电解质、肝功能等。

5. 神经激素细胞因子检查

儿茶酚胺（CA）、肾素－血管紧张素－醛固酮（RAA）、脑钠肽（BNP）、细胞因子（TNF-α、IL-10、TGF-1β）。

6. 6 分钟步行试验

6 分钟步行距离评价患者的运动耐量和预后预测，6 分钟步行预测对步行 100 ～ 450 m/6 分钟的心衰患者有意义。

7. 有创性血流动力学监测

心衰时，心排血指数（CI）小于 2.5 L/（min·m²），肺小动脉楔压（PCWP）大于 12 mmHg。

（三）诊断与鉴别诊断

1. 诊断

基础心脏病诊断、病理解剖诊断、病理生理诊断、心功能分级。

（1）NYHA 心功能分级（1928 年，根据患者自觉活动能力分级）。

Ⅰ级：活动量不受限制。

Ⅱ级：体力活动轻度受限。

Ⅲ级：体力活动明显受限。

Ⅳ级：不能从事体力活动。

（2）ABCD 心功能分级（1994 年，根据心脏客观检查结果分级）。

A 级：无心血管病的客观依据。

B 级：有轻度心血管疾病证据。

C 级：有中度心血管疾病证据。

D 级：有严重心血管病表现。

2. 鉴别诊断

左心衰竭引起的呼吸困难与支气管哮喘、慢性阻塞性肺气肿相鉴别；右心衰竭引起的水肿与肾性水肿、心包积液、缩窄性心包炎、肝硬化相鉴别。

（四）治疗

1. 治疗原则

（1）治疗原则。①病因治疗：除去心力衰竭的始动机制。②调节心衰代偿机制：拮抗神经内分泌异常激活和调节细胞因子，逆转心室重塑。③缓解症状：减轻心脏负荷，增加心排血量。

（2）治疗目的主要是提高心衰患者运动耐量，改善生活质量，防止心肌损害进一步加重，降低死亡率。

2. 治疗方法

（1）病因治疗：

①基本病因治疗，治疗高血压、冠心病、心瓣膜病、先心病、扩张型心肌病等。

②除去诱发因素，包括呼吸道感染、心律失常、甲亢、贫血等。

（2）减轻心脏负荷：

①休息和镇静剂的应用。心衰加重时，限制体力和心理活动可以减轻心脏负荷；心衰改善时，鼓励患者适度活动。应予以心理治疗，适当应用镇静剂，保证患者充分休息。

②控制钠盐和水分摄入，每日摄入氯化钠 5 g 左右和水 1.5 L 以内。应用强效利尿剂时，限水、不严格限制钠盐摄入。

③利尿剂的应用，武都力 1 片，每日 1 次。氢氯噻嗪 25 ～ 50 mg，每日 1 次，呋塞米 20 ～ 80 mg，每日 1 次，同时需要补充氯化钾，根据尿量确定补充钾量。利尿剂强调间断用药。

④血管扩张剂的应用，可用硝酸盐和肼屈嗪，目前其已被血管紧张素转换酶抑制剂取代。

（3）增加心排血量。

洋地黄制剂：

①洋地黄类药物的选择，地高辛 0.125 ～ 0.250 mg/d；毛花苷丙 0.2 ～ 0.4 mg+5％葡萄糖注射液，稀释后缓慢静脉注射。

②应用洋地黄的适应证，主要适应证是心力衰竭，对冠心病、高血压心脏病、瓣膜病、先天性心脏病心衰较好，对代谢异常而发生的高排血量心衰欠佳。肺心病慎用。肥厚型心肌病禁用。

③洋地黄中毒表现。a. 最重要的反应是各类心律失常，心肌兴奋性过强：室早二联律、非阵发交界区性心动过速、房性期前收缩、心房颤动。传导系统的阻滞：房室传导阻滞。b. 胃肠道反应：恶心、呕吐。c. 中枢神经的症状：视物模糊、黄视、倦怠。d. 洋地黄血药浓度：治疗剂量为 1 ～ 2 mg/mL。

④洋地黄中毒的处理。立即停药；单发室性期前收缩、Ⅰ度房室传导阻滞停药后常自动消失；对快速性心律失常，低血钾者静脉补钾、补镁，血钾不低者用利多卡因或苯妥英钠；对传导阻滞及缓慢性心律失常，用阿托品 0.5 ～ 1.0 mg 静脉注射。

非洋地黄类正性肌力药：

①肾上腺能受体激动剂。a. 多巴胺：较小剂量 $[2 \, \mu g/(kg \cdot min)]$ 增加心肌收缩力，血管扩张、肾小动脉扩张、心率加快不明显。用法：多巴胺 40 ～ 60 mg+50 mL 生理盐水，微泵静脉注射，3 ～ 10 mL/h。b. 多巴酚丁胺：兴奋 β_1 受体增加心肌收缩力，血管扩张不明显，加快心率。用法为多巴酚丁胺 40 ～ 60 mg+50 mL 生理盐水微泵静脉注射，3 ～ 10 mL//h。

②磷酸二酯酶抑制剂。抑制磷酸二酯酶活性，cAMP 增加，Ca^{2+} 内流增加，心肌收缩力增加。用法：米力农 $0.5 \, \mu g/(kg \cdot min)$ 静脉滴注。

在慢性心衰加重时，短期静脉应用非洋地黄类正性肌力药物，改善心衰症状，度过危险期。

（4）神经激素拮抗剂的应用：

①血管紧张素转换酶（ACE）抑制剂：卡托普利 12.5～25.0 mg，每天 2 次，培哚普利 4 mg/d，贝那普利 10 mg/d，咪达普利 5 mg/d，福辛普利 10 mg/d。初次应用时剂量减半，注意低血压反应。

②β受体阻滞剂：当心衰相对稳定后，从小剂量开始，每隔 2～4 周增加剂量，到达靶剂量后维持。用法：卡维地洛 3.125 mg，每天 2 次，靶剂量为 25 mg，每天 2 次；比索洛尔 1.25 mg/d，靶剂量为 10 mg/d；美托洛尔 12.5～25.0 mg/d，靶剂量为 200 mg/d。β受体阻滞剂具有调节细胞因子的作用。

③抗醛固酮制剂：螺内酯 20 mg，每天 1～3 次。

（5）收缩性心力衰竭的治疗：应用 ACE 抑制剂；其他血管扩张剂，如硝酸盐、肼屈嗪等；地高辛；利尿剂同时补钾、补镁；抗凝剂；β受体阻滞剂；非洋地黄类正性肌力药。

（6）舒张性心力衰竭的治疗：应用β受体阻滞剂、钙通道阻滞剂、ACE 抑制剂、抗凝剂（心室内血栓形成者），尽量维持窦性心律，对肺淤血者，应用静脉扩张剂或利尿剂，对无收缩功能障碍者，禁用正性肌力药。

（7）不同心功能分级心力衰竭的治疗要点（中国慢性收缩性心力衰竭治疗建议）。

NYHA 心功能Ⅰ级：控制危险因素；ACE 抑制剂。

NYHA 心功能Ⅱ级：ACE 抑制剂；利尿剂；β受体阻滞剂；地高辛用或不用。

NYHA 心功能Ⅲ级：ACE 抑制剂；利尿剂；β受体阻滞剂；地高辛。

NYHA 心功能Ⅳ级：ACE 抑制剂；利尿剂；地高辛；醛固酮受体拮抗剂；病情稳定者，谨慎应用β受体阻滞剂。

（8）难治性心力衰竭。难治性心力衰竭是指经各种药物治疗心衰不见好转，甚至有进展者，并非指心脏情况到终末期不可逆转者。寻找和纠正潜在的难治性心力衰竭的原因：心肌衰竭，神经激素机制异常激活，去甲肾上腺素、血管紧张素Ⅱ、醛固酮水平增高，低钠血症，低钾低镁血症，甲状腺素和皮质醇水平降低，细胞因子（TNF-α）增高。

①调整心衰药物：强效利尿剂、血管扩张剂和正性肌力药联合应用。

②纠正低钠血症：血钠低于 130 mmol/L 者，饮食中补充钠盐；血钠低于 120 mmol/L 者，静脉补充氯化钠，可短期应用 10%氯化钠 50～80 mL/d 微泵静脉注射，3～10 mL/h，低钠血症纠正后停用。

③高度水肿的处理。可应用利尿合剂：5%糖盐水 50 mL＋呋塞米 60～200 mg＋多巴胺 40 mg，微泵静脉注射，3～10 mL/h。限制水分摄入，静脉液体入量小于 800 mL/d，尿量大于入量（800 mL 以上）。

④激素补充：甲状腺素降低者补充甲状腺素 20～40 mg/d；皮质醇降低者补充泼尼松 10 mg，每日 3 次，1～2 周，逐渐减量至停用。

二、急性心力衰竭

急性心力衰竭是指由急性心脏病变引起心排血量显著或急剧降低，导致组织器官灌注不足和急性淤血综合征。急性左心衰竭是由心脏解剖或功能的突发异常，使心排血量急剧降低和肺静脉突然升高引起的急性肺淤血综合征。

病因包括与冠心病有关的急性广泛前壁心肌梗死、乳头肌断裂、室间隔穿孔；感染性心内膜炎引起的瓣膜穿孔、腱索断裂，高血压心脏病血压急剧升高；原有心脏病基础上快速性心律失常，静脉输入液体过多、过快；等等。

（一）临床表现

1. 症状

患者突发严重呼吸困难、呼吸在 30～40 次/min、强迫坐位、面色灰白、发绀、大汗、烦躁、咳嗽、咳粉红色泡沫样痰、意识模糊。

2. 体征

血压一度升高然后降低，两肺布满湿性啰音和哮鸣音，心率快，心音低，奔马律。肺水肿不能及时纠正，导致心源性休克。

（二）诊断与鉴别诊断

1. 诊断

根据典型症状和体征诊断。

2. 鉴别诊断

与重度支气管哮喘相鉴别，与其他原因引起的休克相鉴别。

（三）治疗

1. 体位

患者取双腿下垂坐位。

2. 吸氧

50％酒精氧气滤瓶高流量鼻管给氧。

3. 吗啡

3～5 mg 静脉注射。

4. 快速利尿

呋塞米 20～40 mg 静脉注射。

5. 血管扩张剂

硝普钠 12.5～25.0 μg/min 静脉滴注；硝酸甘油 10 μg/min 静脉滴注；酚妥拉明 0.1 mg/min 静脉滴注，根据病情调整剂量。

6. 毛花苷丙

0.4 mg 毛花苷丙＋5％葡萄糖注射液 40 mL 静脉注射。

第二节　心律失常

心律失常是指心脏冲动的频率、节律、起源部位、传导速度或激动次序的异常。大致分为冲动形成异常和冲动传导异常两大类。

【窦性心律失常】

一、窦性心动过速

窦性心动过速的病因包括发热、甲亢、贫血、休克、心肌缺血、充血性心力衰竭、药物（如肾上腺素、阿托品等）等，亦可见于吸烟、饮茶或咖啡、饮酒、体力活动及情绪激动的健康人。

（一）临床表现

无症状或有心悸。

（二）辅助检查

（1）心电图。

（2）病因及诱因的相关检查，如血常规、甲免全套、超声心动图等。

（三）诊断与鉴别诊断

（1）成年人窦性心律的频率大于 100 次 /min。

（2）鉴别诊断：阵发性室上性心动过速。窦性心动过速通常逐渐开始和中止，频率大多在 100～150 次 /min，阵发性室上性心动过速常呈忽发忽止的特点，频率多高于150 次 /min。

（四）治疗

针对病因及诱因，尽可能除去可逆性因素，如纠正贫血、控制甲亢、治疗相关疾病（如心力衰竭）等。必要时选用 β 受体阻滞剂。

二、窦性心动过缓

病因包括心脏病（如窦房结病变、急性下壁心肌梗死、心肌病等）、其他疾病（如颅内疾患、严重缺氧、低温、甲状腺功能减退、阻塞性黄疸等）、药物（如拟胆碱药物、胺碘酮、β 受体阻滞剂、维拉帕米、地尔硫卓、洋地黄等），亦可见于健康的年轻人、运动员、睡眠状态。

（一）临床表现

无症状，或有头昏、类晕厥及晕厥。

（二）辅助检查

（1）心电图。

（2）动态心电图。

（3）对疑有窦房结疾病患者，行食管心电图或心腔内心电生理检查。

（三）诊断

成年人窦性心律的频率小于 60 次 /min。

（四）治疗

（1）无症状的窦性心动过缓无须治疗。

（2）必要时短期应用阿托品、异丙肾上腺素提高心率。

（3）严重窦缓、伴血流动力学紊乱、确诊为病态窦房结综合征者，安装起搏器。

三、窦性停搏

病因包括窦房结病变（窦房结变性与纤维化、缺血等）、急性心肌梗死、脑血管病变、迷走神经张力增高或颈动脉窦过敏、药物（如洋地黄类、乙酰胆碱等）。

（一）临床表现

黑矇、短暂意识障碍或晕厥、阿-斯综合征、死亡。

（二）辅助检查

（1）心电图。

（2）动态心电图。

（3）食管电生理检查或心内电生理检查。

（三）诊断

正常窦性节律后，忽然出现一个较长的无窦性 P 波的间歇期，长 P-P 间期与原窦性周期不成比例，常超过基本窦性周期的 1.5 倍，后者可与 Ⅱ 度窦房传导阻滞及窦性心律不齐相鉴别。

（四）治疗

参照"窦性心动过缓和病态窦房结综合征"。

四、窦房传导阻滞

（一）临床表现及辅助检查

与窦性停搏类似。

（二）诊断与鉴别诊断

1. Ⅰ度窦房传导阻滞

Ⅰ度窦房传导阻滞无法根据心电图确诊，Ⅲ度窦房传导阻滞与窦房停搏鉴别困难，特别是窦性心律不齐时。

2. Ⅱ度Ⅰ型，即文氏型窦房传导阻滞

P-P 间期进行性缩短，直至出现一个长 P-P 间期，该长 P-P 间期短于基本 P-P 间期的两倍。

3. Ⅱ度Ⅱ型窦房传导阻滞

长 P-P 间期为基本 P-P 间期的整数倍，窦房传导阻滞后可出现逸搏心律。

（三）治疗

参考"病态窦房结综合征"。

五、病态窦房结综合征

病态窦房结综合征是指由窦房结及其周围组织病变和功能减退产生一系列心律失常的综合表现。除了窦性心律失常外，常同时合并心房自律性异常，部分患者伴有房室结传导功能障碍。病因包括窦房结病变（如淀粉样变性、甲状腺功能减退、某些感染、窦房结纤维化与脂肪浸润、硬化与退行性病变、缺血等）、窦房结周围神经和心房肌的病变、药物（如抗心律失常药物）等。

（一）临床表现

（1）发作性头晕、黑矇、乏力、晕厥。

（2）心悸、胸闷等。

（3）阿 - 斯综合征、死亡。

（二）辅助检查

（1）心电图。

（2）动态心电图或长时间心电图记录。

（3）食管心电图或心内电生理检查，窦房结恢复时间与窦房传导时间测定。

（4）固有心率测定。

（三）诊断与鉴别诊断

1. 诊断

（1）心电图：

①非药物或特定生活环境所致的持续性自发性窦性心动过缓（50 次 /min 以下）。

②窦性停搏或窦房传导阻滞。

③窦房传导阻滞与房室传导阻滞并存。

④阵发性快而规则或不规则的房性心动过速与过缓的窦性或交界处性心律交替出现，即心动过缓 — 心动过速综合征。

⑤非药物引起的缓慢心室率的心房颤动（若为阵发，心房颤动发作前后有窦性心动过缓或Ⅰ度房室传导阻滞）。

（2）动态心动图：除了上述异常外，还可出现以下异常。

①24 小时总窦性心律的频率减少。

②24 小时窦性平均心律的频率减慢（低于 62 次 /min）。

③反复出现超过 2.0 秒的长间歇。

（3）食管电生理检查：

①窦房结恢复时间（SNRT）大于 1 530 毫秒。

②校正 SNRT（SNRTC）大于 525 毫秒。

③窦房传导时间（SACT）大于 160 毫秒。

④窦房结有效不应期（SNERP）大于 500 毫秒。

⑤心脏固有心率（IHR）小于 80 次 /min。

2. 鉴别诊断

药物和迷走神经功能亢进引起的暂时性窦房结功能障碍。

（四）治疗

（1）有症状的病态窦房结综合征患者安装起搏器。

（2）心动过缓 — 心动过速综合征的患者在安装起搏器的基础上，应用抗心律失常药物。

【房性心律失常】

一、房性期前收缩

病因包括各种器质性心脏病，亦可见于正常人在吸烟、饮酒、喝咖啡时发生。

（一）临床表现

心悸等。

（二）辅助检查

（1）心电图。

（2）动态心电图。

（3）超声心动图或胸部 X 线片了解有无心脏病。

（三）诊断

异位 P 波提前发生，与窦性 P 波形态略有不同，其后伴或不伴有 QRS 波群，代偿间歇多不完全。

（四）治疗

通常不需治疗，除去相关诱因，治疗基础心脏病，必要时应用 β 受体阻滞剂。

二、房性心动过速

（一）自律性房性心动过速

自律性房性心动过速可见于低钾伴洋地黄中毒、心肌梗死、慢性肺部疾患、各种代谢障碍、急性酒精中毒等。

1.临床表现

（1）持续间歇性心悸或持续性心悸。

（2）听诊心律规整，若房室传导比例发生变动，心律可不规整。

2.辅助检查

（1）心电图。

（2）食管电生理检查或心内电生理检查。

（3）血电解质浓度、地高辛血药浓度等。

3.诊断和鉴别诊断

（1）异位 P 波，形态与窦性者不同，心房频率通常为 150～200 次 /min，P 波之间存在等电位线。

（2）常伴有Ⅱ度Ⅰ型或Ⅱ度Ⅱ型房室传导阻滞。

（3）刺激迷走神经不能终止心动过速。

（4）心房程序刺激不能诱发心动过速。

（5）心动过速发作不依赖房内或房室结传导延缓。

（6）心房超速起搏不能终止发作。

4.治疗

（1）房性心动过速合并房室传导阻滞，心室率不快时，可不必治疗。

（2）若因洋地黄中毒引起，应停用洋地黄；若血钾不升高，补钾。首选氯化钾口服（半小时内口服 5 g，如仍未恢复窦性心律，2 小时后再服 2.5 g），或静脉滴注（氯化钾 2 g＋5% 葡萄糖 500 mL，2 小时内滴完）；若血钾高或不能补钾者，可选用利多卡因、β 受体阻滞剂。

（二）折返性房性心动过速

折返性房性心动过速见于器质性心脏病伴心房大、心肌病、低钾血症、洋地黄中毒、心脏手术后等。

1.临床表现

忽发忽止心动过速，可伴有血流动力学紊乱。

2.辅助检查

（1）心电图。

（2）食管电生理检查或心内电生理检查。

3.诊断和鉴别诊断

（1）心电图呈阵发性室上性心动过速特征，P′ 波与窦性形态不同，P′-R 间期通常延长。

（2）心房程序电刺激能够诱发与终止心动过速。

（3）心动过速开始前有房内传导延缓。

（4）心房激动顺序与窦性者不同。

（5）刺激迷走神经方法通常不能终止心动过速，但可产生房室传导阻滞。

4. 治疗

参照"阵发性室上性心动过速"。

三、心房扑动

心房扑动与各种心脏病引起的心房扩大或心房内压力升高有关，常见病因包括风湿性心脏病、高血压、冠心病、甲亢性心脏病、先天性心脏病、心包炎等，亦可见于酒精中毒等。

（一）临床表现

可有心悸、心绞痛或心力衰竭等。

（二）辅助检查

（1）心电图。

（2）基础心脏病检查。

（3）甲免全套等。

（三）诊断

心电图特点如下。

（1）P波消失，代之规则的锯齿状F波，F波频率在250～300次/min，F波之间等电位线消失。

（2）心室率规则或不规则，取决于房室传导比率是否恒定。

（3）QRS波群形态正常，若出现室内差异性传导或原有束支传导阻滞时，QRS波群形态异常。

（四）治疗

（1）针对病因进行治疗。

（2）首选同步心脏电复律，50 J。

（3）如电复律无效，或已应用大剂量洋地黄不适合电复律者，经食管或经心脏心房调搏。

（4）减慢心房扑动心室率，钙通道阻滞剂维拉帕米或地尔硫卓，β受体阻滞剂艾司洛尔、洋地黄等。用药后，心房扑动可转为心房颤动，停药后，部分可恢复窦律。

四、心房颤动

心房颤动常有器质性心脏病，如风湿性心脏病、高血压心脏病、甲亢性心脏病、肺心病等，任何引起心房扩大和压力增高的因素均可引起心房颤动。少数见于正常人、手术、运动、急性酒精中毒等。老年人心房颤动心室率缓慢应怀疑有病态窦房结综合征，心房颤动也可以是心动过缓 — 心动过速综合征的一部分。

（一）临床表现

（1）可有心悸、心绞痛、心力衰竭伴有血栓栓塞的症状和体征。

（2）体检心律不齐、心音强弱不等、脉搏短绌等。

（二）辅助检查

（1）心电图。

（2）基础心脏病检查。

（3）甲免全套、INR 等。

（三）诊断与鉴别诊断

（1）P 波消失，代之以小而不规则的 F 波，频率为 350～600 次/min。

（2）R-R 间距绝对不规则。

（3）QRS 波群形态正常，若合并室内差异性传导，QRS 波群变形。

（四）治疗

（1）治疗原发疾病，纠正可逆诱因和病因，如甲亢、肺栓塞、心包炎等。

（2）急性心房纤颤，初发心房颤动在 24～48 小时若伴有血流动力学紊乱，立即紧急电复律，可同时选用静注肝素抗凝；若血流动力学稳定，静脉注射洋地黄或 β 受体阻滞剂或非二氢吡啶类钙通道阻滞剂减慢心房颤动心室率。心力衰竭与低血压者忌用 β 受体阻滞剂与维拉帕米。预激综合征合并心房颤动时，禁用洋地黄、钙通道阻滞剂和 β 受体阻滞剂。甲亢合并心房颤动，不宜应用洋地黄和胺碘酮。若 24～48 小时没有自行转变为窦律，应用药物及电击复律，药物可选用胺碘酮。

（3）慢性心房颤动可分为阵发性、持续性及永久性三类。阵发性心房颤动常自行终止，急性发作处理同上。若发作频繁或症状明显，可选用普罗帕酮或胺碘酮，减少发作。持续性心房颤动可选用节律控制或室率控制两种策略。药物复律和电复律：复律前后选用华法林各 3～4 周抗凝，并选用药物维持窦性心律。III 类抗心律失常药物可供选用，胺碘酮疗效较好。药物控制心房颤动心室率，如洋地黄、β 受体阻滞剂和钙通道阻滞剂。在没有心力衰竭的情况下，β 受体阻滞剂和钙通道阻滞剂是控制心房颤动心室率的一线药物。若合并心力衰竭，则选用洋地黄，亦可选用地高辛联用 β 受体阻滞剂。控制心房颤动心室率的目标：静息心室率在 80 次/min 左右，中等量运动心室率在 90～115 次/min。慢性心房颤动经复律无效或无法维持窦性心律者，视为永久性心房颤动，选用药物减慢心房颤动心室率，如洋地黄、β 受体阻滞剂和钙通道阻滞剂。

（4）防治血栓栓塞。对采用室率控制策略的患者，慢性心房颤动者应选用华法林抗凝，注意监测 INR，以 INR 控制在 2～3 为宜。严密监测药物的副作用。对阵发性心房颤动，持续时间不超过 2 天者，可以不抗凝。

（5）其他治疗方法包括射频消融、外科手术等。

【房室交界区性心律失常】

一、房室交界区逸搏与逸搏心律

房室交界区逸搏与逸搏心律常与窦性心动过速或房室传导阻滞并存。其与迷走神经张力升高有关。

（一）临床表现

无症状或有心悸等。

（二）辅助检查

（1）心电图。

（2）基础心脏病检查。

（3）长程心电图。

（三）诊断与鉴别诊断

1. 交界区逸搏

心电图表现为在一个长间歇（大于正常 P-P 间期）后，出现一个 QRS 形态正常的波群，其前无窦性 P 波。若出现逆行 P 波，P-R 间期小于 0.12 秒或 R-P′ 间期小于 0.20 秒。

2. 交界区逸搏心律

由交界区逸搏连续发生形成的节律，正常下传的 QRS 波群，频率为 40 ～ 60 次 /min，可有逆行 P 波或房室分离，此时心室率超过心房率。

（四）治疗

通常不需治疗，若伴有严重窦缓或房室传导阻滞，可考虑安置起搏器。

二、非阵发性房室交界区性心动过速

非阵发性房室交界区性心动过速可见于急性下壁心肌梗死、心肌炎、急性风湿热等心脏病者，洋地黄中毒，心脏瓣膜置换术后，射频消融术后，亦可见于正常人。

（一）临床表现

无症状或有心悸等。

（二）辅助检查

（1）心电图。

（2）相关病因检查。

（三）诊断与鉴别诊断

（1）心动过速起始与终止呈渐变性，不同于阵发性室上性心动过速的突发突止。

（2）QRS 波群形态正常，频率在 70 ～ 150 次 /min。

（3）干扰性房室分离，心房由窦房结或异位节律点控制或房室交界区性激动逆传心房。

（四）治疗

（1）针对病因治疗，不需特殊处理。

（2）若为洋地黄中毒，停药，可补钾，选用 β 受体阻滞剂等。

三、房室交界区性折返性心动过速

（一）临床表现

（1）突发突止心动过速，可有心悸、头晕、黑矇、晕厥、心绞痛、心力衰竭与休克等。

（2）血压正常或降低，颈静脉搏动与第一心音相一致，第一心音强度恒定，心律绝对规则。

（3）大多无器质性心脏病。

（二）辅助检查

（1）心电图。

（2）食管电生理检查。

（3）心内电生理检查。

（4）有无心脏病的辅助检查，如 X 线片、超声心动图等。

（三）诊断与鉴别诊断

（1）QRS 频率为 150 ～ 250 次 /min，节律规则。

（2）QRS 波群形态与时限正常，若合并室内差异性传导或原有束支传导阻滞，则 QRS 波群形态异常。

（3）逆传 P 波常重叠于 QRS 波群之内或其终末部分。

（4）起始突然，常由一个房性期前收缩触发，其下传的 P-R 间期显著延长，随之诱发心动过速。

（5）心电生理检查：①心动过速能被心房期前收缩刺激和终止。②存在房室结双径路，两种 SR 间期相差超过 50 毫秒。

（四）治疗

1.急性发作期治疗

（1）若心功能及血压正常，可试用刺激迷走神经方法，如颈动脉窦按摩、瓦尔萨尔瓦动作、诱发恶心、面部浸入冰水等。

（2）药物终止首选腺苷静注，无效时，选用维拉帕米或地尔硫卓。若合并心力衰竭、低电压者，可应用去氧肾上腺素、甲氧明等。若无 β 受体阻滞剂禁忌证，可选用 β 受体阻滞剂；可选用普罗帕酮，注意不宜多种抗心律失常药物合用。

（3）食管心房调搏术。

（4）直流电复律，若伴有血流动力学紊乱及严重心绞痛、心力衰竭，立即电复律；药物治疗无效时，电复律；应用大剂量洋地黄者，不宜电复律。

2. 预防复发

（1）导管射频消融。

（2）若有心动过速性心肌病，选用 ACE 抑制剂、β 受体阻滞剂等。

（3）若患者不愿行射频消融，且发作频繁，可选用长效非二氢吡啶类钙通道阻滞剂、β 受体阻滞剂等。

四、预激综合征

预激综合征大多无心脏病。可见于先天性心脏病、三尖瓣下移畸形、二尖瓣脱垂、心肌病等。

（一）临床表现

（1）可无症状或心动过速伴血流动力学紊乱，如晕厥、休克、心力衰竭、猝死等。

（2）心动过速可表现为房室折返性心动过速，预激合并心房颤动、房扑等。

（二）辅助检查

（1）心电图检查，必要时查动态心电图。

（2）食管电生理检查。

（3）有关心脏病合并存在检查。

（三）诊断与鉴别诊断

1. 预激综合征心电图典型表现

窦性心律 P-R 间期小于 0.12 秒；QRS 波群起始部分粗钝（δ 波），QRS 波群大于 0.12 秒；继发性 ST-T 改变。

2. 房室折返性心动过速

顺向型房室折返性心动过速：QRS 波群形态时限正常，与房室结折返性心动过速相同。

逆向型房室折返性心动过速：心动过速时，QRS 波群增宽，畸形易与室性心动过速混淆，应注意鉴别。

3. 预激合并心房颤动、房扑

心房冲动沿旁路下传，心室率很快，可演变为心室颤动。

（四）治疗

1. 顺向型房室折返性心动过速

处理"同房室交界区性折返性心动过速"。

2. 逆向型房室折返性心动过速

禁用洋地黄和维拉帕米，选用 Ⅰ c 类和Ⅲ类抗心律失常药物，如普罗帕酮或胺碘酮等。

3. 预激合并心房颤动、房扑或室上性心动过速时

若出现心绞痛、心衰、晕厥、休克等，立即心脏电复律。

五、房室传导阻滞

房室传导阻滞的病因包括各种器质性心脏病（如冠心病、心脏瓣膜病、心肌炎、心肌病、先心病、心脏肿瘤等）、高血压、电解质紊乱、药物中毒、黏液性水肿等。列夫病与勒内格尔病为成年人孤立性慢性心脏传导阻滞最常见的原因。

（一）临床表现

（1）可无症状，或有心悸、乏力、头晕、心绞痛、心衰、阿－斯综合征等。

（2）正常人或运动员可表现Ⅰ度或Ⅱ度Ⅰ型房室传导阻滞，与迷走神经张力增高有关。

（二）辅助检查

（1）心电图。

（2）动态心电图。

（3）心电生理检查。

（4）基础心脏病病因及诱因的检查。

（三）诊断与鉴别诊断

1. Ⅰ度房室传导阻滞

每个窦性 P 波均有 QRS 波群，P-R 间期大于 0.20 秒。

2. Ⅱ度Ⅰ型房室传导阻滞

周期性出现 P-R 间期进行性延长，直至一个 P 波不能下传心室，即 P 波后无 QRS 波群，发生心室脱漏；R-P 间期进行性缩短，直至心室漏搏；发生心室脱漏的长 R-R 间期小于任两个短 R-R 间期之和。

3. Ⅱ度Ⅲ型房室传导阻滞

一系列规则出现的窦性 P 波后 P-R 间期相等；周期性出现 P 波一个或多个不能下传心室，出现心室脱漏。2∶1 房室传导阻滞时，Ⅰ型或Ⅱ型均有可能，需要动态观察。

4. Ⅲ度（完全性）房室传导阻滞

完全性房室分离，P-P 间期与 R-R 间期有各自规律性，P 波与 QRS 波群无关；若基本心律伴有房扑或心房颤动，则 F 波或 f 波与 QRS 波群无关；P 波频率较 QRS 波群频率为快，QRS 波群慢而规则，呈逸搏心律，可为房室交界区性逸搏，频率为 40 ～ 60 次 /min，亦可为室性逸搏，频率小于 40 次 /min；心电生理检查若能记录到希氏束波，有助于确定阻滞部位。

（四）治疗

（1）病因治疗。

（2）Ⅰ度与Ⅱ度房室传导阻滞，心室率不慢者，无须特殊处理。

（3）抗缓慢性心律失常药物治疗，Ⅱ度Ⅱ型或Ⅲ度房室传导阻滞，可酌情选用异丙肾上腺素、阿托品等。异丙肾上腺素不能用于急性心肌梗死合并Ⅱ度Ⅱ型或Ⅲ度房室传导阻滞者。

（4）人工起搏治疗，Ⅱ度Ⅱ型或Ⅲ度房室传导阻滞伴心室率过缓、血流动力学障碍，甚至晕厥者，及时安置起搏器（临时或永久）。

【室性心律失常】

一、室性期前收缩

室性期前收缩的病因包括各种心脏病（如心肌炎、心肌病、冠心病、心脏瓣膜病、二尖瓣膜脱垂、高血压心脏病等）、电解质紊乱、过量烟酒、药物、麻醉、手术等，亦可见于正常人、心室内假腱索等。

（一）临床表现

（1）可有心悸、脉搏脱漏等。

（2）听诊心律不齐。

（二）辅助检查

（1）心电图。

（2）动态心电图。

（3）病因及诱因检查。

（三）诊断

（1）提前出现宽大畸形的 QRS 波群，时限大于 0.12 秒。

（2）配对间期固定（若配对间期不等，可见于多源性室性期前收缩或室性并行心律）。

（3）完全性代偿间歇（插入性室性期前收缩例外）。

（4）室性期前收缩可分为单形性、多形性或多源性；二联律、三联律；成对、成串；等等。

（5）室性并行心律配对间期不等，相差超过 0.12 秒；长的两个异位搏动的间距是短的两个异位搏动的间距的整数倍；可有室性融合波。

（四）治疗

1.纠正一过性可逆诱因

如电解质紊乱、缺氧、药物中毒等。

2.无器质性心脏病

不必使用抗心律失常药物；减轻患者焦虑与不安；必要时可用 β 受体阻滞剂。

3.急性心肌梗死

出现频发、多源、配对、成串或 R 在 T 上室性期前收缩，并非引起致命性室性心律失常先兆，不主张使用利多卡因，除非引起血流动力学紊乱，否则不必急于处理。急性心肌梗死合并室性期前收缩，早期应用 β 受体阻滞剂。若合并心力衰竭，则不宜用 β 受体阻滞剂，着重改善血流动力学障碍。

4.慢性心脏病变

病因治疗：二尖瓣脱垂者，首选β受体阻滞剂；心肌梗死后患者频发室性期前收缩，有过晕厥史，可考虑植入型心律转复除颤器（ICD）或胺碘酮；β受体阻滞剂对室性期前收缩疗效不显著，但可降低心肌梗死后猝死率、再梗率和死亡率。

二、室性心动过速

室性心动过速的病因包括各种心脏病（如冠心病、心肌梗死、心肌病、心力衰竭、二尖瓣脱垂、心脏瓣膜病等）、遗传性病变（长 QT 间期综合征，布鲁加达综合征等）、电解质紊乱、代谢障碍、药物中毒等。极少数未发现病因，称为特发性室性心动过速。

（一）临床表现

（1）可无症状或出现血流动力学紊乱，如低血压、晕厥、阿 - 斯综合征等。

（2）第一心音强弱不等，可闻及大炮音，颈动脉搏动与第一心音不一致。

（二）辅助检查

（1）心电图。

（2）动态心电图。

（3）心电生理检查。

（4）病因及诱因检查。

（三）诊断与鉴别诊断

（1）3 个或 3 个以上的室性期前收缩连续出现。

（2）QRS 波群形态异常，时限大于 0.12 秒。室率通常为 100 ～ 250 次 /min，心律规则或略有不齐。

（3）房室分离，若心室搏动逆传心房，P 波与 QRS 波群有关，可出现 1 ∶ 1 或 2 ∶ 1 室房传导。

（4）可有心室夺获和室性融合波。

（5）室性心动过速可分为单形型和多形型、双向型、尖端扭转型等。

（6）QRS 波群形态在胸前导联具有同向性时，如主波全部向上或全部向下，支持室性心动过速。

（7）心电生理检查 H-V 间期有助于室上性心动过速与室性心动过速相鉴别。

（四）治疗

（1）诱因和病因治疗，纠正低钾、休克等。

（2）伴有血流动力学紊乱（休克、心绞痛、肺水肿、晕厥等），首选电复律。洋地黄中毒引起室性心动过速，不宜电复律。

（3）无器质性心脏病，非持续性室性心动过速，无症状或无血流动力学紊乱，处理原则同室性期前收缩。

（4）持续性室性心动过速，无论有无器质性心脏病，均选药物治疗等。

（5）急性期终止室性心动过速发作，选用胺碘酮或 Ⅰ 类抗心律失常药物。胺碘酮负荷量为 15 mg/min，10 分钟，然后 1 mg/min，6 小时，0.5 mg/min，18 小时。若室性心动过速不能终止，重复负荷量。利多卡因和普鲁卡因胺可试用。若药物无效，电复律或心内超速起搏。

（6）长期治疗，预防复发。

①有症状的非持续性室性心动过速，选用 β 受体阻滞剂。若不能耐受 β 受体阻滞剂，可用 Ⅰ c 类药物索他洛尔和胺碘酮。若患者有器质性心脏病，尤其是冠心病，不宜用 Ⅰ c 类药物，索他洛尔有引起尖端扭转型室性心动过速的可能。

②急性心肌梗死后非持续性室性心动过速伴左心功能不全，安置 ICD。

③持续性室性心动过速或心搏骤停复苏后患者，有器质性心脏病，首选 ICD，次选胺碘酮，禁选 Ⅰ 类抗心律失常药物。

④特发性室性心动过速选择射频消融术。

⑤针对缓慢性心律失常基础上出现的室性心动过速，可考虑安装起搏器，并合用抗心律失常药物。

三、尖端扭转型室性心动过速

尖端扭转型室性心动过速的病因包括先天性、电解质紊乱（如低钾）、抗心律失常药物（Ⅰ a、Ⅰ c、Ⅲ类）、吩噻嗪和三环类抗抑郁药、严重心动过缓等。

（一）临床表现

可有心悸、晕厥、猝死等。

（二）辅助检查

（1）心电图。

（2）动态心电图。

（3）诱因及病因检查。

（三）诊断与鉴别诊断

（1）发作时 QRS 波群的振幅与波群呈周期性改变，宛如围绕等电位线扭转，频率为 200～250 次 /min。

（2）可发生在窦性心动过缓或完全性传导阻滞的基础上。

（3）QT 间期通常大于 500 毫秒，U 波明显，T-U 波融合，有时这种异常仅出现在心动过速前一个心动周期。

（4）心动过速发作时具有长 - 短周期现象。

（5）晚发的室性期前收缩落到 T 波终末部分，可诱发心动过速。

（6）少见类型：短联律间期的尖端扭转型室性心动过速，其前无长间歇或心动过速，配对间期极短，易发展为室颤。

（7）无 QT 间期延长的多形性室性心动过速有时类似于尖端扭转型室性心动过速，但并非尖端扭转型，应予以鉴别。

（四）治疗

（1）纠正可逆性诱因及病因。

（2）首选硫酸镁静注（硫酸镁 2 g，稀释至 40 mL，缓慢注射，8 mg/min，静脉滴注）。

（3）缓慢心律失常时，临时选用异丙基肾上腺素或阿托品或起搏治疗。

（4）先天性长 QT 间期综合征者，可选用 β 受体阻滞剂，或左颈胸交感神经切断术、ICD 等。

四、室扑、室颤

室扑、室颤常见于冠心病及其他器质性心脏病，药物（如引起 QT 间期延长与尖端扭转型室性心动过速的药物等）、严重缺氧、缺血、休克、电击、手术、麻醉等，预激综合征合并心房颤动伴极快速的心室率，各种疾病临终前，不明原因室颤发生于婴儿、年轻人、运动员、无器质性心脏病者。

（一）临床表现

（1）意识丧失、抽搐、呼吸不规则或停顿，甚至死亡。

（2）心音消失，脉搏摸不到，血压测不出，瞳孔散大，对光反射消失，等等。

（二）辅助检查

（1）心电图。

（2）诱因及病因检查。

（三）诊断与鉴别诊断

心室扑动呈正弦波图形，波幅大而规则，频率为 150～300 次/min，不能区分 QRS 波群与 ST-T 波群，很快转为室颤。

心室颤动：P-QRS-T 波群完全消失，代之以形态、振幅和间期绝对不规则的小振幅波，频率为 250～500 次/min，持续时间较短，若不及时抢救，心电活动很快消失。

（四）治疗

立即进行心肺脑复苏，参见有关章节。电除颤；若无效，静注肾上腺素，再次电除颤；若无效，静注胺碘酮后电除颤等。

五、室内传导阻滞

右束支传导阻滞多见于肺动脉高压、风湿性心脏病、先心病、高血压心脏病、冠心病、肺心病、大面积肺梗死等，正常人亦可出现。左束支传导阻滞见于急性心肌梗死、心力衰竭、高血压心脏病、风湿性心脏病、急性感染、药物中毒、手术损伤等。原发性传导束退化症（勒内格尔病）、左室支架硬化症（列夫病）可出现室内传导阻滞等。

（一）临床表现

（1）双分支和不完全性三分支传导阻滞可无症状。

（2）完全性三分支传导阻滞类似完全性房室传导阻滞，心室频率慢，可有晕厥、阿－斯综合征等。

（二）辅助检查

（1）心电图。

（2）动态心电图。

（3）心电生理检查。

（4）病因检查。

（三）诊断与鉴别诊断

1. 右束支传导阻滞

QRS 时限大于等于 0.12 秒；V_1 导联呈 rsR 型，或 R 波宽大、有切迹，ST-T 波段与 QRS 主波方向相反；V_5、V_6 导联和 Ⅰ、aVL 导联 S 波增宽、粗钝。不完全性传导阻滞时，QRS 时限小于 0.12 秒，余同前。

2. 左束支传导阻滞

QRS 时限大于等于 0.12 秒；V_5、V_6 导联 R 波增宽，有切迹或粗钝，T 波与 QRS 波主波方向相反；V_1、V_2 导联呈 QS 型或 rS 型。不完全性左束支传导阻滞时，图形与上述相似，但 QRS 小于 0.12 秒。

3. 左前分支传导阻滞

额面平均 QRS 电轴左偏在 $-45° \sim -90°$；Ⅰ、aVL 导联呈 qR 型，Ⅱ、Ⅲ、aVF 导联呈 rS 型；QRS 时限小于 0.12 秒。

4. 左后分支传导阻滞

额面平均 QRS 电轴右偏在 $±120°$；Ⅰ、aVL 导联呈 RS 型，Ⅱ、Ⅲ、aVF 导联呈 qR 型；QRS 时限小于 0.12 秒。排除其他原因引起的电轴右偏，如右室肥大、侧壁心肌梗死等。

5. 双分支传导阻滞与三分支阻滞

室内传导系统中任何两分支同时发生阻滞，称为双分支传导阻滞，最常见的为右束支传导阻滞合并左前分支传导阻滞。三分支若同时发生阻滞，则表现为完全性房室传导阻滞，由于阻滞分支的数量、程度、是否间歇发作等不同情况组合，可有不同心电图改变。右束支传导阻滞与左束支传导阻滞交替出现时，双束支传导阻滞可成立。

（四）治疗

（1）慢性单侧束支传导阻滞，无症状，不需治疗。

（2）新出现完全性左束支传导阻滞，伴有胸闷、胸痛等，应怀疑急性心肌梗死，按急性心肌梗死处理。

（3）双分支与不完全性三分支阻滞，有可能进展为完全性房室阻滞，但何时发展为完全性房室阻滞难以预测，可追踪观察，必要时可考虑起搏器治疗。

（4）急性前壁心肌梗死发生双分支、三分支阻滞或慢性双分支、三分支阻滞伴有晕厥或阿－斯综合征，及早安装起搏器。

【快速性心律失常导管射频消融治疗】

快速性心律失常是心律失常中最为常见的一大类型，由于在其发生的当时心室率增快，并超过正常生理情况下静息时的窦性频率，因此这一大类心律失常被称为快速性心律失常，包括窦性心动过速、房性期前收缩、房性心动过速、心房扑动、心房颤动、房室结折返性心动过速、房室折返性心动过速、非阵发性房室交界性心动过速、室性期前收缩、室性心动过速、心室扑动与心室颤动等。

导管射频消融是指利用高频正弦交流电可以产生热效应的原理，将带有上述高频正弦电流的导管经外周血管导入心脏，并置于快速性心律失常发生的关键部位，释放高频电流，使局部产生热损伤，毁损心律失常的关键部位，从而达到根治心律失常的目的。高频正弦交流电的频率在 300 ～ 1 000 kHz；导管电极－心肌组织界面温度要求大于等于 50℃但又小于 100℃，这样既可保证局部心肌发生不可逆性损伤 —— 凝固性坏死，电极表面又不至于形成碳化。

目前，临床上应用导管射频消融治疗的心律失常类型有特发性窦性心动过速、某些类型房性心动过速、Ⅰ型房扑、局灶性心房颤动、预激并房扑心房颤动、房室结折返性心动过速、房室折返性心动过速、某些类型室性心动过速（特别是无器质性心脏病的特发性室性心动过速）等。最近，有人用射频消融治疗有症状的频发性室性期前收缩、器质性心脏病室性心动过速、某些室颤，取得了一定成果。

（一）临床表现

快速性心律失常的基本特征就是心室率增快。

1. 症状

心悸是这类患者的基本症状，患者自觉心跳增快，有时难以忍受，甚至出现黑矇和晕厥。持续性室性心动过速、心室扑动和心室颤动可立即引起血压低下、意识丧失、呼吸停止，甚至猝死。期前收缩时可有心跳脱漏感。

2. 体征

心率增快是基本特征。某些类型心律失常的心室律一定是整齐的，如房室结折返性心动过速、房室折返性心动过速等；而有些心律失常的心室律却一定是不整齐的，如心房颤动；窦性心动过速、房性心动过速、房扑、房室交界区加速性自主心律和室性心动过速的心室律一般是整齐的，但也可不齐。心室扑动与颤动时不能闻及心音，此时亦无大动脉搏动，不能测量血压。

（二）辅助检查

1. 心电图

心电图是诊断心律失常的基本手段和方法。绝大多数快速性心律失常可以通过心电图明确诊断。

2. 24 小时动态心电图

对于那些发作时间较短，来不及用心电图记录的心律失常，24 小时动态心电图不失为较好的诊断方法之一。

3. 食管心房调搏

对于发作时间较短，不能用心电图记录的心律失常，除了可以利用 24 小时动态心电图外，还可用此方法诱发折返机制引起的某些类型快速性心律失常。此外，还可用于快速性心律失常的分类诊断和鉴别诊断，并可用于终止快速性心律失常的发作。

4. 心内电生理检查

心内电生理检查是各种类型心律失常的终极诊断方法。基本方法是将四根电极导管分别置于高位右房、冠状静脉窦、希氏束记录部位、右室心尖部，同步记录基本窦性心律和心律失常时的腔内心电图，并予以测量和分析，观察心律失常时的心脏激动顺序。必要时给予程序和非程序刺激。

5. 胸部 X 线片、心脏超声

胸部 X 线片、心脏超声可以了解心脏的形态、结构和大小，并可了解心脏做功情况。胸片还可观察肺部情况。

6. 血尿常规、肝肾功能、凝血酶原时间（PT）与 APTT 等临床一般常规检查

X 射线对人体造血功能有一定影响，因此手术前应了解血常规情况，并应了解其他一般情况，包括有否出血倾向等。

（三）诊断与鉴别诊断

1. 特发性窦性心动过速（亦称为不适当性窦性心动过速）

（1）诊断标准。

①符合窦性心动过速的心电图诊断标准。a. P 波符合窦性心律特点：P 波在 I、II、aVF、$V_4 \sim V_6$ 导联直立，在 aVR 导联倒置。b. P 波频率大于 100 次 /min。

②心内电生理特征：心动过速的起源部位在右房界嵴上部，程序刺激不能诱发和终止心动过速，心房激动顺序为自上而下。

③排除引起窦性心动过速的器质性和非器质性疾病，如各种器质性心脏病、甲状腺功能亢进、发热、贫血、低血压等；排除其他情况，如饮酒、情绪激动、运动等。

（2）鉴别诊断：窦性心动过速、起源于右房上部的房性心动过速。

2. 房性心动过速

（1）诊断标准。

①心电图诊断标准：a.心房率增快，一般在 100～240 次/min，心房率大于等于心室率，房室阻滞或束支阻滞不影响心房频率。b.P 波电轴和形态与窦性 P 波明显不同，P-R 间期大于等于 120 毫秒，且随心房率上升而增加，PR＜RP，一般 QRS 波群不增宽。

②心内电生理特征：a.心房率多快于或等于心室率，心房激动顺序与窦性心律时不同。b.A-H 间期正常，但可随房速频率的增快而延长；H-V 间期正常固定；一般 AV＜VA，但若 A-H 间期明显延长，可致 AV≥VA。c.AV 呈 1∶1 传导，也可呈文氏阻滞，房室结以下阻滞时房速仍存在。

（2）鉴别诊断：房室结折返性心动过速、房室折返性心动过速、心房扑动与心房颤动、窦性心动过速。

3.心房扑动

（1）诊断标准。

①心电图诊断标准：a.正常心房活动的窦性 P 波消失，代之以 F 波，F 波呈锯齿状或波浪状，其大小、形态和间距一致，无等位线。b.F 波在Ⅱ、Ⅲ、aVF 导联明显，F 波频率在 240～430 次/min。c.房扑以 2∶1 下传多见，4∶1 下传少见，1∶1 下传罕见，2∶1 伴 3∶1 或 4∶1 下传可见，心室率规则或不规则；QRS 波群正常，伴差传或束支阻滞时增宽。

②心内电生理特征：a.A-A 间期小于等于 250 毫秒规则。b.希氏束电图（HBE）常呈 2∶1 AV 传导，也可呈不等比例 AV 传导。c.下传 A 波的 A-H 间期和 H-V 间期正常，未下传 A 波一般阻滞于房室结，其后无 H 波。典型房扑的折返激动是沿着三尖瓣环运动的。

（2）鉴别诊断：房性心动过速、心房颤动。

4.心房颤动

（1）诊断标准。

①心电图诊断标准：a.正常窦性 P 波消失，代之以 f 波，f 波大小不一、形态不规则、间距不等，频率在 350～600 次/min。b.心室律极不规则，R-R 间期绝对不等，心室率在 100～160 次/min，但也可大于 180 次/min。c.QRS 波群一般正常，当心房颤动合并旁路前传、束支阻滞、差异传导或室性期前收缩时，QRS 波群增宽。

②心内电生理特征：a.A 波大小不一、形态不规则，A-A 间距绝对不等。b.HBE 之 H 波在 V 波前规律出现，振幅和形态可因 A 波干扰而有所变化，H-V 间期恒定，V-V 间期绝对不等。

（2）鉴别诊断：室性心动过速、不等比例下传的房性心动过速和房扑。

5.房室结折返性心动过速

（1）诊断标准。

①心电图诊断标准：a.心率为 150～250 次/min，节律规则。b.QRS 波群正常，但发生室内差传或原有束支阻滞时，QRS 波群可增宽。c.P 波为逆行性（Ⅱ、Ⅲ、aVF 倒置），常埋藏于 QRS 波群内或位于终末部分，以致Ⅱ、Ⅲ、aVF 导联出现假 S 波或 V₁ 导联出

现假 r 波；P 波与 QRS 波群保持固定关系。

②心内电生理特征：a. 心动过速易被心房刺激诱发，HBE 显示 V 波前有 H 波，AV 紧靠，A 波在 V 波前或与 V 波融合或在 V 波之后，V-A 间期小于 A-V 间期，V-A 间期小于等于 70 毫秒。b. 冠状窦电图显示 A 波与 V 波紧靠，CSp、CSm、CSd 三者的 A 波和 V 波排列几乎呈一条垂线。c. 逆行 A 波在 HBE 领先于 CSp 和 HRA。d.VA 呈 1 : 1 或 2 : 1 传导。e. 心房 S_1、S_2 程序刺激时，可见 S_2R 间期跳跃式延长现象。

（2）鉴别诊断：房室折返性心动过速。

6. 房室折返性心动过速

（1）诊断标准。

①心电图诊断标准：a. 心动过速频率在 150 ～ 280 次 /min，节律规则。b.QRS 波群正常，但发生室内差传或原有束支阻滞时，QRS 波群可增宽。c. 逆行 P 波位于 QRS 波群终结后，落在 ST 段上或 T 波的起始部分，R-P 间期大于 70 毫秒，RP ＜ PR。

②心内电生理特征：a. 心动过速可被心室或心房程序刺激诱发或终止。b. 心动过速时呈正常 AV 传导顺序，即 A—H—V 顺序，HBE 的 V 波领先，AV 呈 1 : 1 固定关系，VA ＜ AV。c. 游离壁旁路呈现偏心型逆向心房激动顺序，间隔旁路呈现中心型逆向心房激动顺序。d. 距离旁路最近的标测电极的逆行 A 波领先，且 V-A 间期最短，但 A 波一定在 V 波之后。

（2）鉴别诊断：房室结折返性心动过速、房性心动过速，QRS 波群增宽时需与室性心动过速相鉴别。

7. 室性心动过速

（1）诊断标准。

①心电图诊断标准：a. 连续出现 3 个或以上室性期前收缩，QRS 波群宽大畸形，时限超过 0.12 秒，ST-T 波方向与 QRS 波群主波方向相反。b. 室性心动过速频率在 100 ～ 250 次 /min；心律规则，也可略为不规则。c. 心房独立活动，与 QRS 波群无固定关系，室率快于房率，形成室房分离；偶尔个别或全部心室激动逆传夺获心房。d. 心室夺获或室性融合波。

②心内电生理特征：a. 室性心动过速时，HBE 上 H-V 间期小于窦性心律时的 H-V 间期或为负值，而室上性心动过速的 H-V 间期应大于或等于窦性心律时的 H-V 间期。b. 室性心动过速发作期间，施行心房超速起搏，随着刺激频率的增加，如果能够夺获心室，QRS 波群的频率也应相应增加，且其形态应变为正常。c. 出现房室分离，V 波频率快于 P 波频率。

（2）鉴别诊断：QRS 波群增宽的各种室上性心动过速。

（四）治疗

1. 心内电生理检查

对于体表心电图证明适合导管射频消融治疗或者不能肯定是否适合的心律失常患者，

必须进行心内电生理检查，以进一步确定心律失常的具体类型、是否有射频消融指征、标测心律失常的起源和关键部位。

2. 导管射频消融

对于有指征患者，应行射频消融治疗。方法：心动过速时，心内膜电极粗标心律失常的关键部位，再经外周血管将大头消融导管送至上述标测位置，进行精细标测，确定靶点并放电，完全毁损局部致病心肌。

3. 缓慢性心律失常起搏治疗

缓慢性心律失常主要包括由窦房结功能障碍和（或）房室传导阻滞所致的心室率过缓性心律失常，常伴有全身器官供血不足的症状。

第三节 心搏骤停与心脏性猝死

心搏骤停是指心脏射血功能的突然终止，多由致命性心律失常所致（室性心动过速和室颤、严重缓慢性心律失常和心室停顿），较少见的原因为无脉性电活动，常是心脏性猝死的直接原因。心脏性猝死是指急性症状发作后 1 小时内发生的以意识骤然丧失为特征的、由心脏原因引起的自然死亡。绝大多数心脏性猝死发生在有器质性心脏病的患者，主要病因为冠心病、心肌病、长 QT 间期综合征、布鲁加达综合征等。

（一）临床表现

其临床经过可分为 4 个时期。

1. 前驱期

有些患者在猝死前数天至数月，可出现胸痛、气促、疲乏、心悸等非特异性症状。

2. 终末事件期

终末事件期是指心血管状态出现急剧变化到心搏骤停发生前的一段时间，自瞬间至持续 1 小时。典型的表现包括严重胸痛、急性呼吸困难、突发心悸或眩晕等。

3. 心搏骤停

脑血流量急剧减少，可导致意识突然丧失，伴有局部或全身性抽搐；呼吸断续，呈叹息样或短促痉挛性呼吸，随后呼吸停止；皮肤苍白或发绀，瞳孔散大；可出现二便失禁。

4. 生物学死亡

心搏骤停发生后，大部分患者将在 4～6 分钟开始发生不可逆的脑损害，随后经数分钟过渡到生物学死亡。

（二）辅助检查

由于发病急骤，只有在医院内发生时，才有可能在心肺复苏的同时行辅助检查，主要是心电图检查。辅助检查有助于明确室性心动过速/室颤，抑或严重缓慢性心律失常和心室停顿。

（三）诊断

主要诊断标准：突发意识丧失、大动脉（颈动脉和股动脉）搏动消失，尤其是心音消失。

（四）治疗

1. 紧急处理

抢救成功的关键是尽早进行心肺复苏和尽早进行复律治疗。顺序如下。

（1）识别心搏骤停：突发意识丧失、呼吸停止、面色苍白或发绀、大动脉搏动和心音消失。

（2）呼救：在实施心肺复苏（CPR）的同时，应设法通知急救医疗系统。

（3）初级心肺复苏，即基础生命活动支持，应立即进行。主要措施包括开通气道、人工呼吸和人工胸外按压，简称 ABC（airway、breathing、circulation）三部曲。

开放气道单人采用仰头抬颏法，双人以上采用托颏法，注意清除患者口中的异物和呕吐物。人工呼吸包括口对口或口对鼻呼吸，有条件可用面罩或简易呼吸器进行，应尽快争取气管插管和人工辅助通气。人工胸外按压时，患者应水平仰卧于坚实平面，头部低于心脏水平，下肢可抬高。按压部位为胸骨中下 1/3 交界处，抢救者一只手的掌根部放在胸骨的下半部，另一只手掌叠放其上，手掌根部横轴与胸骨长轴确保方向一致，手指离开胸部。按压时肘关节伸直，依靠肩部和背部的力量垂直向下按压，使胸骨压低 3～5 cm，随后突然松弛，按压和放松的时间大致相等，放松时双手不要离开胸壁，按压频率为 100 次/min，按压与呼吸比例为 30∶2。胸外按压前可尝试拳击复律。

（4）高级心肺复苏，即加强生命支持（advanced life support, ALS）。主要措施包括气管插管建立通气、电除颤转复心律、建立静脉通路并应用必要的药物维持已恢复的循环。

电复律的指征是室颤、有血流动力学障碍的室性心动过速和药物治疗无效的室性心动过速，应当尽早进行，采用逐渐递增的单向波 200 J、200～300 J、360 J 或重复用低能量双相波（小于等于 200 J）。

主要药物包括：对心室颤动采用肾上腺素 1 mg 静脉注射，必要时每 3～5 分钟重复；利多卡因 1.0～1.5 mg/kg 静脉注射，每 3～5 分钟重复，总剂量不超过 3 mg/kg；胺碘酮 150 mg 静脉注射（大于 10 分钟），随后 1 mg/min 维持。对缓慢性心律失常、心室停顿，采用肾上腺素 1 mg 静脉注射，必要时每 3～5 分钟重复及阿托品 1～2 mg 静脉注射，或异丙肾上腺素（15～20 μg/min）静脉滴注，若有条件，应争取施行临时性人工心脏起搏。心搏骤停或复苏时间过长者，应酌情纠酸治疗，如碳酸氢钠 1 mmol/kg 静滴。

2. 复苏后处理

（1）维持有效循环。

（2）维持呼吸。

（3）防治脑缺氧和脑水肿，即脑复苏，是心肺复苏最后成功的关键。主要包括：①降温；②脱水；③防治抽搐；④高压氧治疗；⑤促进早期脑血流灌注。

（4）防治急性肾衰竭。

（5）维持水、电解质和酸碱平衡，防治继发感染，尽早留置胃管，进行胃肠道营养。

3. 预防

（1）病因治疗，如治疗冠心病，包括血运重建经皮冠脉介入术（PCI）或冠状动脉旁路移植术（CABG）。

（2）药物治疗，如 β 受体阻滞剂、胺碘酮、ACEI。

（3）介入治疗，如植入型心律转复除颤器，已证实其有改善高危猝死患者预后的作用。

第四节　高血压

一、原发性高血压

高血压定义为收缩压大于等于 140 mmHg 和（或）舒张压大于等于 90 mmHg。高血压是以血压升高为主要表现的综合征，是多种心、脑血管疾病的重要病因和危险因素，影响心、脑、肾等重要脏器的结构与功能，最终导致这些器官的功能衰竭。

（一）血压分类和定义

血压分类和定义见表 3-1。

表 3-1　血压水平的定义和分类（2004 年《中国高血压防治指南》）

类别	收缩压 /mmHg	舒张压 /mmHg
正常血压	＜ 120	＜ 80
正常高值	120 ～ 139	80 ～ 89
高血压	≥ 140	≥ 90
1 级高血压（轻度）	140 ～ 159	90 ～ 99
2 级高血压（中度）	60 ～ 179	10 ～ 109
3 级高血压（重度）	≥ 180	≥ 110
单纯收缩期高血压	≥ 140	＜ 90

若患者的收缩压与舒张压分属不同级别，则以较高的分级为准。

单纯收缩期高血压也可按照收缩压水平分为 3 级。

将 120 ～ 139/80 ～ 89 mmHg 列为正常高值是根据我国流行病学数据分析的结果。血压处在此正常范围内者，应认真改善生活方式，及早预防，以免发展为高血压。

（二）临床表现

1. 症状

大多数起病缓慢，常见症状有头晕、头痛、疲劳、心悸等，在紧张或劳累后加重，不一定与血压水平有关，多数症状可自行缓解。也可出现视物模糊、鼻出血等症状。约1/5的患者无症状。

2. 体征

可有主动脉瓣区第二心音亢进、收缩期杂音或收缩早期喀喇音，少数患者在颈部或腹部可听到血管杂音。

3. 恶性或急进型高血压及并发症

如高血压危象、高血压脑病、脑血管病、心力衰竭、肾功能衰竭、主动脉夹层等。

（三）辅助检查

1. 常规检查

眼底、尿常规、血红蛋白和血细胞压积、空腹血糖、血电解质、血胆固醇、低密度脂蛋白胆固醇、高密度脂蛋白胆固醇、血甘油三酯、肾功能、血尿酸、心电图、心脏三位片和心脏超声心动图。

2. 特殊检查

24小时动态血压监测、颈动脉和股动脉超声、餐后血糖、高敏感性C反应蛋白、尿微量白蛋白、血皮质醇、血浆肾素活性、血管紧张素、血及尿醛固酮、血儿茶酚胺浓度、血抗血管受体抗体、24小时尿香草扁桃酸（VMA）、肾上腺超声或CT或MRI、肾脏超声、大动脉造影等。

（四）诊断和鉴别诊断

1. 高血压诊断

高血压诊断主要根据诊所测量的血压值，采用经核准的水银柱或电子血压计，测量安静休息坐位时上臂肱动脉部位血压。必要时测量平卧位和站立位血压。高血压的诊断必须以未服用降压药物情况下2次或2次以上非同日多次血压测定所得的平均值为依据。

2. 高血压患者心血管危险分层

高血压患者心血管危险分层见表3-2，即分为低危、中危、高危、极高危，分别表示10年内将发生心、脑血管事件的概率为小于15%、15%～20%、20%～30%、大于30%。具体分层标准根据血压水平、其他心血管危险因素、糖尿病、靶器官损害及并发症情况。用于分层的其他心血管危险因素：男性大于55岁、女性大于65岁、吸烟、血脂异常、早发心血管病家族史（一级亲属发病年龄小于50岁）、腹型肥胖（WC男性大于等于85 cm，女性大于等于80 cm）或肥胖（BMI ≥ 28 kg/m²）、C反应蛋白大于等于1 mg/dL。靶器官损害：左心室肥厚（心电图或超声心动图）、动脉壁增厚（颈动脉超声IMT ≥ 0.9 mm、超声或X线证实有动脉粥样硬化性斑块）、血清肌酐轻度升高（106～177 μmol/L）、微量白蛋白尿（30～300 mg/24 h）。并发症：脑血管病（缺血性卒中史、脑出血史、短暂性脑缺血发作史）、心脏疾病（心肌梗死、心绞痛、冠状动脉血运重建术后、心力衰竭）、肾脏疾病（糖尿病肾病、血清肌酐升高超过 177 μmol/L、微量蛋白尿大于 300 mg/24 h）、糖尿病、外周血管疾病、视网膜病变（出血或渗出、视盘水肿）。

表 3-2　高血压患者心血管危险分层标准

其他危险因素和病史	1 级高血压	2 级高血压	3 级高血压
无其他危险因素	低危	中危	高危
1～2 个危险因素	中危	中危	极高危
3 个以上危险因素，或靶器官损害	高危	高危	极高危
并存的临床情况	极高危	极高危	极高危

3. 高血压的鉴别诊断

高血压的鉴别诊断，即鉴别是原发性高血压还是继发性高血压。

（五）治疗

1. 治疗目标

主要目的是最大限度地降低心血管病的死亡和病残的总危险。要求医生在治疗高血压的同时，干预患者检查出来的所有可逆性危险因素（如吸烟、高脂血症或糖尿病），并适当处理患者同时存在的各种临床情况。收缩压、舒张压降为 140/90 mmHg 以下，老年患者的收缩压降为 150 mmHg 以下，有糖尿病或肾病的高血压患者降压目标为 130/80 mmHg 以下。

2. 治疗策略

检查患者及全面评估其总危险谱后，判断患者属低危、中危、高危或极高危。医生应为患者制定具体的全面治疗方案，监测患者的血压和各种危险因素。

（1）极高危与高危患者，无论经济条件如何，必须立即开始对高血压及并存的危险因素和临床情况进行药物治疗。

（2）中危患者，如果患者病情允许，先观察患者的血压及其他危险因素数周，进一步了解病情，然后决定是否开始药物治疗，或由临床医师决定何时开始药物治疗。

（3）低危患者，观察患者数月，然后决定是否开始药物治疗。

3. 改变生活方式（非药物治疗）

改变生活方式适用于所有高血压患者，包括使用降压药物治疗的患者。

（1）减轻体重，尽量将体重指数控制在 25 kg/m^2 以下。

（2）减少钠盐摄入，每人每日食盐量不超过 6 g。

（3）补充钙和钾盐，每人每日吃新鲜蔬菜 400～500 g，喝牛奶 500 mL，可以补充钾 1 000 mg 和钙 400 mg。

（4）减少脂肪摄入，膳食中脂肪量应控制在总热量的25%以下。

（5）限制饮酒，饮酒量每日不超过相当于50 g乙醇的量。

（6）增加运动，可根据年龄及身体状况选择慢跑或步行，一般每日适度运动，每次30～60分钟。

4. 药物治疗

（1）药物治疗原则，采用较小的有效剂量以获得可能的疗效而使不良反应最小，如效果不满意，可逐步增加剂量以获得最佳疗效；为了有效地防止靶器官损害，要求每天24小时内血压稳定于目标范围内，最好使用1天1次给药而有持续24小时作用的药物；为使降压效果增大而不增加不良反应，可以采用两种或多种降压药联合治疗，2级以上高血压为达到目标血压常需降压药联合治疗。

（2）常用降压药物归纳为6类，即利尿剂、β受体阻滞剂、钙通道阻滞剂、血管紧张素转换酶抑制剂、血管紧张素Ⅱ受体阻滞剂（ARB）、α受体阻滞剂。

5. 特殊人群的降压治疗

（1）脑血管病，可选择ARB、长效钙通道阻滞剂、ACEI、利尿剂等，注意从单种药物小剂量开始，再缓慢递增剂量或联合治疗。

（2）冠心病，稳定型心绞痛时首选β受体阻滞剂或长效钙通道阻滞剂；急性冠脉综合征时选用β受体阻滞剂和ACEI；心肌梗死后患者选用ACEI、β受体阻滞剂和醛固酮拮抗剂。

（3）心力衰竭，症状轻者用ACEI和β受体阻滞剂，注意从小剂量开始；症状重者可将ACEI、β受体阻滞剂、ARB和醛固酮拮抗剂与袢利尿剂合用。

（4）慢性肾病，ACEI、ARB有利于防止肾病进展，但要注意在低血容量或病情晚期（肌酐清除率小于30 mL/min或血肌酐大于265μ mol/L，即3.0 mg/dL）可能反而使肾功能恶化。血液透析患者仍需降压治疗。

（5）糖尿病，要求将血压降为130/80 mmHg以下，常需联合用药。小剂量噻嗪类利尿剂、ACEI、ARB和长效钙通道阻滞剂均对减少心血管事件有益；ACEI对1型糖尿病、ARB对2型糖尿病防止肾损害有益。

（6）老年人，老年界限为超过60岁。老年人降压治疗同样受益，应逐步降压。可选用利尿剂、长效钙通道阻滞剂、β受体阻滞剂、ACEI等降压药。80岁以上的高龄老人进行降压治疗是否同样得益，尚有待研究。

6. 顽固性高血压的治疗

约10%的高血压患者，尽管使用了3种以上合适剂量的降压药联合治疗，血压仍未能达到目标水平，称为顽固性高血压或难治性高血压。对顽固性高血压的处理，首先要寻找原因，然后针对具体原因进行治疗。常见原因如下。

（1）血压测量错误。

（2）降压治疗方案不合理，如在3种降压药的联合治疗方案中无利尿剂。

（3）药物干扰降压作用，非类固醇性抗炎药引起水钠潴留，增强对升压激素的血管收缩反应，能抵消除钙通道阻滞剂外的各种降压药的作用。拟交感胺类药物具有激动β肾上腺素能活性作用，如抑制食欲的减肥药，长期使用可升高血压或干扰降压作用。三环类抗抑郁制剂阻止交感神经末梢摄取利血平等降压药。环孢素刺激内皮素释放，增加肾血管阻力，减少水钠排泄。重组人红细胞生成素能直接作用于血管，升高周围血管阻力。口服避孕药和糖皮质激素也拮抗降压药的作用。

（4）容量超负荷，饮食钠摄入过多抵消降压药作用。肥胖、糖尿病、肾脏损害时通常有容量超负荷。

（5）对于继发性高血压，应特别注意排除无低血钾症的原发性醛固酮增多症患者、有肾动脉狭窄的老年患者、阻塞性睡眠呼吸暂停、过多饮酒、重度吸烟等。

二、高血压急症

高血压急症是指短时间内（数小时或数天）血压重度升高，收缩压大于 200 mmHg 或舒张压大于 130 mmHg，伴有心、脑、肾、大动脉及视网膜等重要器官组织的严重功能障碍或不可逆损害，包括高血压危象、高血压脑病、恶性高血压及高血压伴急性脑血管病、急性左心衰竭、急性主动脉夹层、肾功能衰竭等情况。

（一）临床表现

1.高血压危象

（1）在高血压病程中，由于紧张、疲劳、寒冷、突然停服降压药等诱因，周围血管阻力突然上升，血压明显升高，收缩压升高程度比舒张压显著，可在 200 mmHg 以上，心率明显增快，可大于 110 次 /min。

（2）自主神经功能失调的征象，如烦躁不安、口干、多汗、心悸、手足震颤、尿频及面色苍白等。

（3）靶器官急性损害的表现，冠脉痉挛时可出现心绞痛、心律失常或心力衰竭；脑部小动脉痉挛时出现短暂性脑局部缺血征象，表现为一过性感觉障碍，如感觉过敏、半身发麻、瘫痪失语，严重时可出现短暂的精神障碍，但一般无明显的意识障碍；肾小动脉强烈痉挛时可出现急性肾功能不全；当供应前庭和耳蜗内小动脉痉挛时，可产生类似内耳眩晕的症状；视网膜小动脉痉挛时，可发生视力障碍；肠系膜动脉痉挛时，可出现阵发性腹部绞痛。

（4）发病突然，历时短暂，但易复发。

2.高血压脑病

（1）以舒张压升高为主，血压常大于 120 mmHg，甚至在 140 ～ 180 mmHg。由于过高的血压突破了脑血流自动调节范围，脑组织血流灌注过多引起脑水肿。

（2）以脑水肿、颅内压增高和局限性脑实质性损害的征象为特点，表现为弥漫性剧烈头痛、呕吐，一般在 12 ～ 48 小时逐渐加重，继而出现神经症状，多数表现为烦躁不安，严重者可发生抽搐、昏迷。

（3）客观检查视神经盘水肿、渗出、出血，脑积液检查显示压力明显升高。

（4）经积极降压治疗，临床症状体征消失后一般不遗留任何脑部损害后遗症。

3. 恶性或急进型高血压

（1）多见于肾血管性高血压及大量吸烟患者，且年轻男性居多。本型在高血压患者中占 1%～5%。

（2）收缩压、舒张压均持续升高、少有波动，舒张压常持续不低于 130 mmHg。

（3）症状多而明显，且进行性加重。常表现为头痛、视物模糊、眼底出血、渗出和视盘水肿等。

（4）并发症多而严重，常于 1～2 年发生心、脑、肾损害和视网膜病变，出现脑卒中、心力衰竭、尿毒症和视力障碍（眼底Ⅲ级以上改变），其中肾损害尤为突出。

（二）治疗

1. 治疗原则

（1）迅速降低血压，静脉滴注给药，并及早开始口服降压药治疗。

（2）控制性降压，即开始 24 小时内将血压降低 20%～25%，48 小时内血压不低于 160/100 mmHg，在随后的 1～2 周，再将血压逐步降到正常水平。

（3）合理选择降压药，要求起效迅速，短时间内达到最大作用；作用持续时间短，停药后作用消失快；不良反应少；在降压过程中不影响心率、心排血量和脑血流量。硝普钠、硝酸甘油、乌拉地尔、尼卡地平和地尔硫卓注射液相对比较理想。

（4）避免使用的药物，利血平肌内注射的降压作用起效较慢，短时间内反复注射可导致难以预测的蓄积效应而发生严重低血压，还可引起明显嗜睡，干扰对意识状态的判断，不主张将其用于高血压急症。治疗开始时不宜使用强力利尿剂，除非有心力衰竭或体液潴留，因为多数高血压急症时交感神经系统和肾素－血管紧张素－醛固酮系统（RAAS）过度激活，外周血管阻力明显升高，患者体内循环血容量减少。

2. 降压药选择与应用

（1）硝普钠，25～50 mg 加入 250～500 mL 葡萄糖液或生理盐水中静滴，起始剂量为 10 μg/min，根据血压下降情况，每隔 5～10 分钟增加 5 μg/min，可逐渐增为 200～300 μg/min，静滴时间不宜超过 72 小时，因大剂量或长时间应用可能发生硫氰酸中毒；该药起效快，作用消失亦快，停止滴注后作用在 3～5 分钟即消失。由于该药溶液对光敏感，每次应用前须临时配制，静滴瓶须用银箔或黑布包裹。不良反应包括恶心、呕吐、肌肉颤动等。

（2）硝酸甘油，一般以 5～30 mg 加入 500 mL 葡萄糖液或生理盐水中静脉滴注，起始剂量为 5～10 μg/min，然后每 5～10 分钟增加 5～10 μg/min，直至增为 20～50 μg/min，停药后数分钟作用即消失；连续用 24～48 小时，尤适用于合并急性冠脉综合征和急性心力衰竭者。副作用有心动过速、面红、头痛、呕吐等。

（3）尼卡地平，静滴从 0.5 μg/（kg·min）开始，密切观察血压，逐步增加剂量，可用至 6 μg/（kg·min），主要用于高血压合并急性脑血管病时。不良反应有心动过速、面色潮红等。

（4）地尔硫卓，50 mg 加入 500 mL 葡萄糖液或生理盐水中以每小时 5～15 mg 静滴，根据血压调整滴速，主要用于急性冠脉综合征。不良反应有头痛、面色潮红等。

（5）拉贝洛尔（柳胺苄心定），同时阻滞 α 和 β 肾上腺素受体，其 β 受体阻滞作用无选择性，静注时其自身 α 和 β 阻滞作用强度为 1：6，适用于高血压伴心绞痛、心肌梗死、肾功能衰竭，亦适用于主动脉夹层分离，血压降低的同时不减少脑血流量，所以亦可用于脑卒中。用法：一般以 25～50 mg 加入 20～40 mL 葡萄糖液中静注，15 分钟后无效者可重复，也可以 0.5～2.0 mg/min 速度静滴，伴哮喘、心动过缓、房室传导阻滞者禁用。不良反应有头晕、直立性低血压、心脏传导阻滞等。

（6）乌拉地尔（亚宁定），为选择性 α_1 受体阻滞剂，通过阻滞血管突触后 α_1 受体和兴奋中枢 $5-HT_{1A}$ 受体而起降压作用，能抑制延髓心血管中枢的交感反馈调节，从而防止反射性心动过速，对阻力血管和容量血管均有扩张作用，故可用于伴肾功能不全者，也可用于伴脑卒中者。用法：一般以 25 mg 加入 20 mL 生理盐水中静注，5 分钟后无效者可重复，可继之以 50～100 mg 加入 100 mL 液体内静滴维持，速度为 0.4～2.0 mg/min，根据血压调整滴速。不良反应包括头昏、恶心、疲倦等。

3. 几种常见高血压急症的处理原则

（1）脑出血。脑出血急性期时血压明显升高多数是由于应激反应和颅内压增高，原则上不实施降压治疗，只有在血压极度升高时，即高于 200/130 mmHg，才考虑严密血压监测下进行降压治疗，血压控制目标不能低于 160/100 mmHg。

（2）脑梗死。脑梗死患者在数天内血压常自行下降，而且波动较大，一般不需要做高血压急症处理。

（3）急性冠脉综合征。血压升高增加心肌耗氧量，加重心肌缺血和扩大梗死面积，还可能提高溶栓治疗过程中脑出血发生率。可选用硝酸甘油或地尔硫卓静脉滴注或 β 受体阻滞剂和 ACEI 治疗。血压控制目标是疼痛消失，舒张压低于 100 mmHg。

（4）急性左心室衰竭。可选择硝普钠、硝酸甘油、乌拉地尔等药静脉滴注，需要时应静脉注射袢利尿剂。

三、继发性高血压

继发性高血压是高血压人群中具有特定病因的一组类别，常表现为中、重度高血压或难治性高血压，高血压靶器官损害突出，若不针对病因治疗，则临床预后不良。主要病因包括肾上腺性、肾实质性、肾血管性、大血管疾病、与内分泌疾病和激素相关的各种疾病、睡眠呼吸暂停。

（一）临床特征

1. 肾血管性高血压的临床特征

30 岁以前或 50 岁以后突然发生中、重度高血压；舒张压（DBP）＞ 120 mmHg 占 90%，DBP ＞ 140 mmHg 占 50%，SBP ＞ 200 mmHg 占 75%；部分病例脐周或背部可闻及血管杂音；有动脉粥样硬化者合并难治性高血压；有胁腹部外伤史或肾外伤后出现高血压；单侧小肾；用转换酶抑制剂后出现肌酐升高或用利尿剂出现严重低钾血症。

2. 肾实质性高血压的临床特征

常有慢性肾脏病史，发病年龄较轻，高血压、水肿、尿检异常，肾功能不全则可产生相关症状，多伴贫血、血肌酐水平升高等，诊断并不困难。

3. 原发性醛固酮增多症的临床特征

中、重度高血压常规治疗效果欠佳；高血压合并低钾血症，尤其是在使用袢利尿剂或噻嗪类利尿剂后；高血压患者伴有肌无力、嗜睡、周身不适、肌肉痉挛、多尿等低钾血症症状；螺内酯治疗有效。

过去的诊断标准：高血压、低钾血症、高醛固酮、低肾素。其发病率只占高血压人群的 1%，现在认识到大部分原发性醛固酮增多症患者无低钾血症，过去的诊断标准大大低估了本病的发病率。莫索（Mosso）报道，原发性醛固酮增多症伴有低钾血症的患者只占 16%，近年世界各地的流行病学研究表明，原发性醛固酮增多症占高血压人群的 5%～25%。

4. 嗜铬细胞瘤的临床特征

（1）心血管系统。①高血压：阵发性高血压型，血压骤升为 200 ～ 300/130 ～ 180 mmHg，伴剧烈头痛、面色苍白、大汗淋漓、心动过速、胸痛、心律失常、焦虑、恐惧感、恶心、呕吐、视物模糊，甚至急性左心衰竭或脑血管意外；发作终止时，面色潮红、全身发热、流涎、瞳孔缩小。持续性高血压型，常伴阵发性血压升高。②低血压、休克。③心脏：心动过速、心室颤动、左心肥厚、心脏扩大、心力衰竭。

（2）代谢紊乱。①高浓度儿茶酚胺。②交感神经系统兴奋、基础代谢率增高，发热、消瘦。③肝糖原分解及胰岛素分泌受抑制，血糖升高。④脂肪分解加速，血脂异常。⑤促使血钾进入细胞内和肾素－醛固酮－排钾，低钾血症。

（3）其他表现：便秘、肠坏死、排尿诱发血压增高。

（4）儿茶酚胺增多症，包括肾上腺嗜铬细胞瘤、肾上腺外的异位嗜铬细胞瘤及肾上腺髓质增生三类。其病理生理改变和临床特征都与儿茶酚胺分泌过多有关。肾上腺髓质增生的临床特征与嗜铬细胞瘤相似。

5. 库欣综合征的临床特征

库欣综合征具有典型的向心性肥胖、满月脸、水牛背、多血质外貌等特征，过夜皮质醇测定可较敏感确定皮质醇水平，诊断不难。

亚临床库欣综合征能自主分泌糖皮质激素而没有典型的库欣综合征；有激素分泌过多的表现：体重增加（并不表现为肥胖）、高血压等；发病率要比典型库欣综合征高。

6. 继发性高血压的体检要点

（1）测量四肢血压、脉搏、大动脉炎、周围血管病。

（2）血管杂音听诊：脐周—锁骨区—颈区，肾动脉狭窄、主动脉缩窄、大动脉炎。

（3）眼底检查：小动脉硬化、恶性高血压。

（二）辅助检查

1. 高血压常规检查

尿常规、血糖、血脂（TC、HDL-C、TG），血钾、肌酐、尿酸、心电图、眼底检查。

2. 高血压相关血管活性物质的检查

（1）血浆 CA：儿茶酚胺、肾上腺素、去甲肾上腺素。

（2）血浆 RAS：血浆肾素活性、血管紧张素 II、醛固酮。

（3）血浆皮质醇（0am、8am、4pm）。

（4）AGRA：血清抗 α_1- 受体抗体、抗 AT_1- 受体抗体。

3. 影像功能定位诊断

（1）CT 肾上腺断层扫描，观察肾上腺增生或肿瘤；观察肾上腺形态，测量肾上腺实质平扫和动态增强 CT 值变化特征，诊断肾上腺增生或肿瘤。

（2）CTA 显像，肾动脉及主动脉 CTA 显像，用于观察肾动脉狭窄及主动脉狭窄病变。

（3）^{131}I-MIBG 肾上腺 ECT 断层扫描，观察肾上腺或异位嗜铬细胞瘤、肾上腺髓质增生。

（三）诊断与鉴别诊断

肾上腺性高血压的诊断与定位诊断。

1. 原发性醛固酮增多症

血钾、24 小时尿钾、肾素及醛固酮测定并盐水负荷试验、肾上腺 CT 检查。生理盐水负荷试验：2 L 盐水静滴 4 小时，不能将醛固酮水平抑制在 280 μmol/L 以下为阳性。卡托普利抑制试验：口服卡托普利 25 mg，2 小时后不能将血醛固酮水平抑制在 240 μmol/L 以下为阳性。

2. 嗜铬细胞瘤 / 肾上腺髓质增生

血 3- 甲基肾上腺素或儿茶酚胺、24 小时尿 3- 甲氧基肾上腺素（MN）和 3- 甲氧基去甲肾上腺素（NMN）、肾上腺 CT 检查、^{131}I-MIBG-ECT、全身扫描和 ^{131}I-MIBG 肾上腺 ECT 断层扫描。

3. 库欣综合征

24 小时尿游离皮质醇、血皮质醇昼夜曲线（8am、4pm、0am）、肾上腺 CT 检查。

（四）治疗

（1）肾上腺腺瘤或肾上腺结节样增生，行后腹腔镜微创治疗。

（2）肾动脉狭窄行介入治疗。

（3）药物针对性降压治疗。

①肾上腺髓质增生的药物治疗：α受体阻滞剂、β受体阻滞剂、钙通道阻滞剂。定期随访，如果血压控制不佳，可行后腹腔镜微创治疗。

②肾动脉狭窄的药物治疗：钙通道阻滞剂、α受体阻滞剂、β受体阻滞剂。

四、主动脉夹层

主动脉夹层是主动脉内膜破裂，血液渗入主动脉壁中层，形成的夹层血肿并沿着主动脉壁延伸剥离的严重心血管急症。

（一）临床表现

1. 突发剧烈疼痛

（1）疼痛剧烈，难以忍受，常伴有血管迷走神经兴奋表现（大汗淋漓、恶心、呕吐和晕厥等）。

（2）初始疼痛部位与夹层分离起始部位有关，前胸部疼痛多发生于近端夹层，而肩胛间区疼痛多见于远端的夹层，颈部、咽部、颌或牙齿疼痛常提示夹层累及升主动脉或主动脉弓部。

（3）疼痛部位呈游走性，提示主动脉夹层的范围在扩大。

（4）疼痛常为持续性，若疼痛消失后又反复出现，应警惕夹层又继续扩展，并有向外破裂的危险。

2. 高血压

多数有高血压，常伴有休克外貌：焦虑不安、大汗淋漓、面色苍白、心率加速。

低血压，常是夹层分离导致心脏压塞、胸膜腔或腹膜腔破裂的结果。当夹层累及头臂血管时，则不能准确测定血压而出现假性低血压。

3. 夹层破裂或压迫症状

夹层血肿压迫周围软组织，波及主动脉大分支，或破入邻近器官引起相应器官、系统损害。

（1）心血管系统。

①主动脉瓣反流：可出现主动脉瓣区舒张期杂音及外周血管征，如脉压增宽或水冲脉等；急性严重的主动脉瓣关闭不全可出现心力衰竭。

②脉搏异常：近端夹层累及头臂血管，远端夹层累及左锁骨下动脉和股动脉，出现脉搏减弱或消失，或两侧强弱不等，四肢血压不对称。

③其他心血管受损表现：夹层累及冠状动脉时，出现心绞痛或心肌梗死；血肿压迫上腔静脉时，出现上腔静脉综合征；夹层血肿破裂到心包腔时，迅速引起心包积血，导

致急性心脏压塞而死亡。

（2）神经系统：夹层血肿累及无名动脉、颈总动脉、肋间动脉、椎动脉，可出现头昏、意识模糊、肢体麻木、偏瘫、截瘫及昏迷；压迫喉返神经，可出现声嘶；压迫颈交感神经节，可出现霍纳综合征等。

（3）消化系统：夹层累及腹主动脉及其分支，可出现剧烈腹痛、恶心、呕吐等类似急腹症的表现；夹层血肿压迫食管，可出现吞咽障碍，破入食管可引起大呕血；血肿压迫肠系膜上动脉，可致小肠缺血性坏死而发生便血。

（4）泌尿系统：夹层累及肾动脉，可有腰痛及血尿；肾脏急性缺血，可引起急性肾功能衰竭或肾性高血压等。

（5）呼吸系统：夹层血肿破入胸腔，可引起胸腔积血，出现胸痛、呼吸困难或咯血等，有时可伴有出血性休克。

（二）辅助检查

1. 实验室检查

常规的化验检查对主动脉夹层的诊断无特殊意义，只能用于排除其他诊断的可能性。

2. 心电图

主动脉夹层本身无特异性心电图改变。

（1）高血压者，可有左室肥大及劳损。

（2）冠状动脉受累时，可出现心肌缺血或心肌梗死的心电图改变。

（3）心包积血时，可出现急性心包炎的心电图改变。

3. 胸部 X 线平片

X 线平片应作为主动脉疾患的诊断常规。

（1）纵隔影增宽，主动脉增宽延长，主动脉外形不规则，有局部隆起。

（2）主动脉内膜可见钙化影，由此可准确测量主动脉壁的厚度为 10 mm 时，提示可能有夹层，若大于 10 mm，即可考虑为夹层。

（3）与发病前胸片比较，或发病后有一系列胸片追踪观察主动脉宽度，更具有意义。

4. 超声心动图及多普勒

二维超声心动图对诊断升主动脉夹层具有重要临床价值。

（1）对主动脉根部扩张、动脉内分离的内膜片摆动征、主动脉夹层形成的主动脉真假双腔征、主动脉夹层分型、破口定位、假腔中有无血栓、主动脉瓣反流及左室功能测定、心包积血、胸腔积血等非常可靠。

（2）对局限性主动脉夹层或降主动脉夹层诊断方面的应用受到限制，假阳性率也相对较高。

（3）经食管超声心动图检查（TEE），使胸主动脉的探查盲区缩小到最小范围，可观察夹层真假腔内血流情况、破口定位及附壁血栓等，诊断符合率可达 100%，但检查风险相对较高。

5. 计算机断层扫描（CT）和 CT 血管造影（CTA）

（1）CT 可见撕裂的内膜垂直片将主动脉夹层分为真、假两腔及血栓形成，对降主动脉夹层准确性高，但对主动脉升弓段夹层，由于动脉扭曲，可产生假阳性或假阴性。

（2）CTA 可显示主动脉夹层真、假两腔全貌和血栓形成，夹层与血管分支及其供应脏器关系，可直接用于介入或手术前状况评价。

6. 磁共振成像（MRI）

（1）横轴位、矢状位、冠状位及左前斜位等多方位、多参数成像，可直接显示主动脉夹层真、假腔，内膜撕裂的位置，以及病变与主动脉分支的关系。

（2）不能用于装有起搏器和带有人工关节、钢针等金属物的患者。

7. 数字减影血管造影（DSA）

（1）正确发现主动脉夹层的位置与范围，以及主动脉血流动力学和主要分支的灌注情况。

（2）对近端或马方综合征升主动脉夹层，静脉 DSA 有其局限性，对内膜撕裂等细微结构分辨力较差，可能被漏诊，而动脉注射的 DSA 能产生满意的效果。

8. 主动脉造影

（1）能证实内膜撕裂的入口和出口，明确主动脉分支受累情况，估测主动脉瓣关闭不全的严重程度等，对外科手术前评价有重要意义。

（2）缺点是有创性，特别是对极危重的急性患者，术中有一定危险性。

（三）诊断与鉴别诊断

1. 诊断

根据影像学显示主动脉受累的范围和程度，有三种主要的分型法进行诊断。

（1）德贝基（DeBakey）分型法：Ⅰ型，夹层起始升主动脉，并越过升主动脉弓而至降主动脉；Ⅱ型，夹层起始并局限于升主动脉；Ⅲ型，夹层起始于降主动脉左锁骨下动脉开口远端，并可延伸至膈下腹主动脉。

（2）戴利（Daily）和米勒（Miller）分型法：A 型，即所有的近端主动脉夹层，以及那些远端有夹层但逆向延伸累及弓部和升主动脉者（包括 DeBakey Ⅰ型和Ⅱ型）；B 型，即夹层仅在左锁骨下动脉开口远端以下的部位而未累及近端者。

（3）解剖学类型："近端"主动脉夹层（DeBakey Ⅰ型和Ⅱ型或 A 型）；"远端"主动脉夹层（DeBakey Ⅲ型或 B 型）。

2. 鉴别诊断

（1）缺血性胸痛：心绞痛、心肌梗死。

（2）高血压、高血压危象。

（3）消化道疾病：胆囊炎、胆石症、胰腺炎。

（4）泌尿道疾病：肾结石、肾绞痛。

（四）治疗

1. 早期急症治疗

内科药物治疗主要侧重两个方面：①降低收缩压。②降低左室射血速度，减轻疼痛，防止夹层继续撕裂。

（1）对所有高度怀疑主动脉夹层的患者，均应立即收入急症监护病房，监测血压、心率、尿量，必要时还需监测中心静脉压、肺小动脉楔嵌压和心排血量。

（2）及时把收缩压降为 100 ～ 110 mmHg 或降至能足够维持诸如心、脑、肾等重要器官灌注量的低水平。

（3）无论是否有收缩期高血压或疼痛，均应给予 β 受体阻滞剂，使心率控制在 60 ～ 75 次 /min，以降低动脉射血速度。

（4）静脉注射药物选择：

①硝普钠 50 ～ 100 mg 加入 5% 葡萄糖 500 mL，开始以 20 μg/min 速度滴注，根据血压反应调整剂量，最大剂量可达 800 μg/min，一般使用时间不超过 48 小时。

②柳胺苄心定注射液，初始剂量为 25 ～ 50 mg 加 10% 葡萄糖 20 mL，于 5 ～ 10 分钟缓慢推注，如降压效果不理想，可于 15 分钟后重复 1 次，总剂量不应超过 200 mg；可以 200 mg 加入 5% ～ 10% 葡萄糖注射液或生理盐水 250 mL，以 1 ～ 4 mg/min 的速度静脉滴注维持，直至取得较好疗效后停止滴注，而后可改用口服药物维持。

③乌拉地尔注射液，初始剂量为 12.5 ～ 25.0 mg 加入生理盐水或 5% ～ 10% 葡萄糖注射液 20 mL 内，5 ～ 10 分钟静脉注射，观察血压变化，5 ～ 10 分钟后，如有必要可重复注射 12.5 ～ 25.0 mg；或为维持疗效或平稳降压需要，可将亚宁定注射液溶解在生理盐水或葡萄糖液中以 100 ～ 400 μg/min 速度静脉滴注。病情稳定后可改为口服药物。

④佩尔注射液，以 0.5 ～ 6.0 μg/（kg·min）静脉滴注（浓度为 0.01% ～ 0.02%），视血压调节速度。

⑤地尔硫卓注射液，可 10 mg，1 分钟缓慢静注，或以 5 ～ 15 μg/（kg·min）速度静脉滴注，病情稳定后改为口服。

（5）口服药物选择：以兼备负性肌力作用和降压作用的药物为宜。

①降血压药物：β 受体阻滞剂、钙通道阻滞剂、α 受体阻滞剂、利尿剂、肾素血管紧张素转换酶抑制剂等降压药物单用或联合应用。

②减慢心率药物：β 受体阻滞剂、地尔硫卓。

2. 稳定期慢性夹层治疗

（1）长期的内科治疗，目的仍在于控制血压和降低射血速度，收缩压应控制在 130 mmHg 以下，所选用的药物以兼备负性肌力作用和降压作用的口服药物为宜。

（2）β 受体阻滞剂、钙通道阻滞剂、α 受体阻滞剂、利尿剂、肾素血管紧张素转换酶抑制剂等降压药物单用或联合应用。

3. 介入治疗

适应证：DeBakey 分类法Ⅲ型主动脉夹层。

4. 外科治疗

（1）适应证。①急性近端夹层。②急性远端夹层伴有下列并发症时：重要脏器的进行性损害；夹层破裂或濒于破裂（囊性动脉瘤的形成是破裂的征兆）；逆向扩展累及升主动脉；马方综合征。③对慢性夹层只在有进行性严重的主动脉瓣关闭不全或夹层继续扩大时，才进行手术。

（2）手术方式：①升主动脉人工血管和主动脉瓣置换术。②双侧腋动脉、股动脉搭桥转流术。

第五节　动脉粥样硬化和冠心病

一、动脉粥样硬化

动脉粥样硬化是指在动脉内膜积聚脂质粥样斑块，伴有纤维组织增生、钙盐沉积，使动脉壁增厚变硬、失去弹性和管腔缩小的动脉退行性病变。

（一）临床表现

1. 动脉粥样硬化的危险因素

（1）主要危险因素：年龄、性别、血脂异常、高血压、吸烟、糖尿病和糖耐量异常等。

（2）次要危险因素：肥胖、少活动、不良饮食方式、遗传因素、性格等。

（3）新的危险因素：血中同型半胱氨酸增高、胰岛素抵抗、血中纤维蛋白原或凝血因子增加、病毒感染等。

2. 动脉粥样硬化病变类型

动脉硬化时相继出现脂质点和条纹、粥样或纤维粥样斑块、复合病变三类变化。美国心脏病学会根据其病变发展的过程细分为 6 型，即脂质点、脂质条纹、斑块前期、粥样斑块、纤维粥样斑块、复合病变。

3. 以血管脏器受累的表现为主

（1）主动脉粥样硬化：多数无特异性症状。主要后果是形成主动脉瘤，可引起胸痛气急，或动脉瘤压迫邻近器官引起相应症状，或发生主动脉夹层。

（2）脑动脉粥样硬化：脑缺血可引起头痛、眩晕、晕厥或 TIA。脑血栓形成或脑栓塞时，会引起缺血性脑卒中。

（3）肾动脉粥样脉硬化：可引起难治性高血压、肾萎缩、慢性肾功能不全等。

（4）肠系膜动脉粥样硬化：可引起消化不良、便秘、腹痛、麻痹性肠梗阻等。

（5）四肢动脉粥样硬化：肢体麻木疼痛、间歇性跛行、脉搏消失、肢体坏疽等。

（6）冠状动脉粥样硬化：引起冠心病。

（二）辅助检查

1. 血脂检查

血脂检查主要表现为总胆固醇和低密度脂蛋白（LDL）胆固醇增高，HDL 胆固醇降低，甘油三酯升高。

2. X 线

X 线显示主动脉增宽、主动脉结突出伴有钙化影；选择性或数字减影法动脉造影显示相应的脏器血管狭窄或动脉瘤病变。

3. CT 或 MRI

CT 或 MRI 显示脑梗死和肾脏萎缩等病变。

4. 超声心动图

超声心动图可显示血管、心脏或肾脏的形态和功能。

（三）诊断与鉴别诊断

（1）动脉粥样硬化应与梅毒性主动脉炎及纵隔肿瘤等相鉴别。

（2）脑动脉粥样硬化应与其他原因引起的脑血管意外相鉴别。

（3）肾动脉粥样硬化应与肾结石等相鉴别。

（4）肠系膜动脉粥样硬化应与消化道疾病等相鉴别。

（5）肢体动脉粥样硬化应与其他外周血管病变等相鉴别。

（四）治疗

1. 健康的生活方式

合理饮食，低脂、低糖、低盐，多食蔬菜、水果，戒烟，做适当的体育活动，减轻体重，保持乐观，劳逸结合，等等。

2. 药物治疗

（1）扩张血管药物：硝酸酯类制剂、β 受体阻滞剂、钙通道阻滞剂等。

（2）调脂药物：他汀类、贝特类、烟酸类等。

（3）抗血小板药物：阿司匹林、氯吡格雷、血小板糖蛋白 II b/ III a 受体拮抗剂等。

（4）溶栓和抗凝药物：尿激酶、t-PA、肝素等。

3. 介入和外科手术治疗

经皮球囊血管成形术、经皮血管旋切术或旁路血管移植术等。

二、冠状动脉粥样硬化性心脏病（冠心病）

冠状动脉粥样硬化性心脏病是指冠状动脉粥样硬化使管腔狭窄或阻塞，或因冠状动脉功能性改变（痉挛）导致心肌缺血、缺氧或坏死而引起的心脏病，统称冠心病，亦称缺血性心脏病。

1.WHO 将冠心病分为 5 型

（1）无症状性心肌缺血：患者无症状，但静息、动态时或负荷试验心电图有 ST 段压低、T 波改变等心肌缺血的客观证据，或心肌灌注不足的核素心肌显像表现。

（2）心绞痛：有发作性胸骨后疼痛，由一过性心肌供血不足引起。

（3）心肌梗死：症状严重，由冠状动脉闭塞致心肌急性缺血性坏死所致。

（4）缺血性心肌病：表现为心脏扩大、心力衰竭和心律失常，由长期心肌缺血或坏死导致心肌纤维化而引起。与扩张型心肌病类似。

（5）猝死：因原发性心搏骤停而猝然死亡，多由缺血心肌局部发生电生理紊乱，引起严重室性心律失常所致。

2. 急性冠脉综合征（ACS）

ACS 的病理基础是粥样斑块不稳定、斑块破裂、血小板激活聚集（白色血栓）继续发展形成红色血栓，使血管不完全性或完全性阻塞。ACS 包括不稳定型心绞痛（UAP）、非 ST 段抬高心肌梗死（NSTEMI）、ST 段抬高心肌梗死（STEMI）。

【稳定型心绞痛】

稳定型心绞痛是指在冠脉狭窄的基础上，由于心脏负荷的增加，冠脉血流量不能满足心肌代谢的需要，引起心肌急剧的、暂时的缺血与缺氧的临床综合征。

（一）临床表现

在多数情况下，劳力诱发的心绞痛常在同一"心率×收缩压"的水平上发生，以发作性胸痛为主要症状。

1. 特点

（1）部位：在胸骨后中下段或心前区，手掌大小，可放射到左肩、左臂内侧或颈部。

（2）性质：压迫性、紧迫性或烧灼性，常伴有濒死的恐惧感。

（3）诱因：体力劳动、情绪激动、饱餐、寒冷时，均可诱发。

（4）持续时间：疼痛出现后逐渐加重，3～5 分钟可消失。

（5）缓解方式：停止诱发症状的活动后即可缓解，或含服硝酸甘油后数分钟内缓解。

2. 体征

平时一般无体征，发作时可有心率增快、血压升高、焦虑出汗；有时可有暂时性心尖区收缩期杂音等。

（二）辅助检查

1. 心电图

心电图是发现心肌缺血、诊断心绞痛最常用的方法。

（1）静息时心电图：多数是正常的，部分有陈旧性心肌梗死的改变或非特异性 ST-T 波改变。

（2）发作时心电图：绝大多数出现暂时性 ST 段下移大于等于 0.1 mV，发作缓解后即恢复；部分出现发作时一过性 T 波倒置或原有倒置 T 波直立（假性正常化）。

（3）心电图负荷试验：运动中出现心绞痛或 ST 段水平型下移或下斜型下移大于等于 0.1 mV 并持续 2 分钟为阳性标准。

（4）动态心电图：可出现与患者的活动和症状相对应的缺血性的 ST-T 改变的心电图，有助于帮助诊断。

2. 放射性核素检查

（1）发射计算机断层显像（ECT）：运动后心肌缺血区可显示灌注缺损。

（2）正电子发射断层显像（PET）：可评价心肌灌注、心肌代谢和心肌活力的状况。

3. 冠状动脉造影

冠状动脉造影可发现冠状动脉各分支血管狭窄性病变的程度和部位。

4. 其他

（1）多排探测器螺旋：多排螺旋计算机体层摄影（MDCT）和 CTA 也可成为无创性筛查手段。

（2）冠脉内血管超声显像：可发现冠脉壁内斑块部位和钙化病变等。

（三）诊断与鉴别诊断

1. 诊断

根据症状、体征、含服硝酸甘油后缓解，结合年龄、冠心病等危险因素、发作时心电图、冠脉造影结果等，即可做出诊断。

2. 鉴别诊断

应与心肌梗死、其他疾病引起的心绞痛、肋间神经痛、心脏神经症或消化系统疾病相鉴别。

（四）治疗

1. 发作时的治疗

（1）休息：发作时休息即可缓解症状。

（2）硝酸甘油：舌下含化溶解，数分钟可缓解症状。

（3）可考虑应用镇静药物。

2. 缓解期的治疗

（1）药物治疗。

① 阿司匹林：50 ～ 100 mg/d。

② β 受体阻滞剂：可减慢心率，降低血压，减少心肌耗氧而缓解心绞痛。美托洛尔

25 ～ 50 mg，每天 2 次；比索洛尔 2.5 ～ 5.0 mg，每天 1 次；卡维地洛 25 mg，每天 2 次。

③钙通道阻滞剂：硝苯地平缓释片 20 ～ 40 mg，每天 2 次；硝苯地平控释片 30 mg，每天 1 次；氨氯地平 5 ～ 10 mg，每天 1 次；地尔硫卓 30 ～ 60 mg，每天 3 次或其缓释片 90mg，每天 1 次。

④调节血脂药物：他汀类、贝特类、烟酸类等。

（2）介入治疗。

①稳定型心绞痛经治疗后仍有症状，狭窄的血管供应中到大面积处于危险的存活心肌的患者。

②有轻度心绞痛症状或无症状但心肌缺血客观证据明确，狭窄病变显著，病变血管供应中到大面积存活心肌者。

③介入治疗后复发管腔再狭窄者。

④冠脉搭桥术后复发心绞痛者。

（3）外科治疗。适应证：①左冠状动脉主干狭窄大于 50％。②左前降支和回旋支狭窄大于等于 70％。③冠状动脉 3 支病变伴左心室射血分数小于 50％。④稳定型心绞痛对内科治疗反应不佳，影响工作和生活。⑤有严重室性心律失常伴左主干病变。⑥介入治疗失败，仍有心绞痛或血流动力学异常。

【急性冠脉综合征】

急性冠脉综合征是代表冠状动脉粥样硬化病变程度不同的一组疾病，即粥样斑块破裂、冠脉痉挛引起非闭塞性或闭塞性血栓形成，导致严重心脏缺血事件，包括不稳定型心绞痛、非 ST 段抬高急性心肌梗死和 ST 段抬高急性心肌梗死。

（一）临床表现

1. 不稳定型心绞痛

不稳定型心绞痛是介于稳定型心绞痛和急性心肌梗死的一组临床心绞痛综合征，冠脉血管内以斑块破裂、形成非闭塞性白色血栓病理改变为主。

（1）初发劳力性心绞痛：病程在 2 个月内新发生的心绞痛。

（2）恶化劳力性心绞痛：病情突然加重，表现为胸痛发生次数增加，持续时间长，诱发心绞痛的活动阈值明显减低，加重一级至少达到 CCSC 分级Ⅲ级，硝酸甘油缓解效果差，病程在 2 个月内。

（3）静息心绞痛：病程在 1 个月内，心绞痛发生在休息或安静状态，发生时间相对较长，硝酸甘油效果差。

（4）梗死后心绞痛：AMI 发病 24 小时后至 1 个月发生的心绞痛。

（5）变异型心绞痛：休息或一般活动时发生的心绞痛，发作时的心电图显示 ST 段暂时性抬高。

2. 急性心肌梗死

（1）反应：从慢性稳定型心绞痛到 ST 段抬高的心肌梗死的一个连续病理过程，冠脉血管内斑块破裂，形成非闭塞性白色血栓或闭塞性红色血栓病理改变，表现为心内膜下坏死（无 Q 波形成）和心脏透壁性坏死（有 Q 波形成）。

（2）先兆：半数以上的患者有乏力、胸部不适前驱症状，以新发心绞痛或原有心绞痛加重为多见，部分患者症状不明显。

（3）疼痛：多有诱因，程度较重，持续时间较长，数小时或数天不缓解，硝酸甘油疗效差，伴有烦躁、大汗和恐惧感。

（4）全身症状：可有发热、心动过速、血压升高、白细胞数增加等。

（二）辅助检查

1. 心电图

（1）不稳定型心绞痛：患者绝大多数出现发作时暂时性 ST 段下移大于等于 0.1 mV，发作缓解后即恢复；部分出现发作时一过性 T 波倒置或原有倒置 T 波直立（假性正常化）。

（2）非 ST 段抬高心肌梗死：发作后 ST 段下移或 T 波倒置持续数小时或数天以上，并伴有 ST-T 逐渐恢复的动态改变，无 Q 波的形成。

（3）ST 段抬高心肌梗死：发作后 ST 段抬高弓背向上，或胸前导联 R 波递增不良或消失，出现病理性 Q 波，持续数小时或数天后逐渐 ST 段回落，T 波倒置呈"冠状 T 波"。部分患者发作后出现新发生的左束支阻滞或预激综合征图形。

2. 心肌标志物

（1）肌红蛋白：发病后 1 ~ 4 小时即可升高达到高峰，但特异性较低。

（2）肌酸激酶（CK）和肌酸激酶同工酶（CK-MB）：CK 在 AMI 发生后 4 ~ 8 小时超过正常范围，CK-MB 可在发病 4 小时内升高，在 2 ~ 3 天恢复正常，有较高特异性和敏感性。

（3）心脏特异性肌钙蛋白 T（cTnT）和肌钙蛋白 I（cTnI）：发病 3 小时后即可升高，cTnI 可持续升高 7 ~ 10 天，而 cTnT 则可持续升高为 10 ~ 14 天，具有高度的特异性和敏感性。

3. 心脏超声

心脏超声显示梗死区域室壁变薄、节段性运动消失或矛盾运动，测定心脏大小及功能，尚可观察到心脏破裂、腱索或乳头肌断裂和室间隔穿孔等。

4. ECT 和 PET

ECT 和 PET 可估计梗死面积、侧支循环血流量、受损心肌范围、心肌代谢和心肌活力等状况。

5. 冠状动脉造影

冠状动脉造影可发现冠状动脉各分支血管狭窄性病变的程度和部位。病变多为偏心性斑块，边缘不规整或有破溃，能否发现血栓形成取决于进行冠脉造影的时间；冠脉狭窄程度约半数为严重病变或多支病变，约 10% 的患者为正常结果。

（三）诊断与鉴别诊断

1. 诊断

（1）有缺血性胸痛的发作。

（2）心电图表现为 ST 段抬高或下移及 T 波倒置动态变化。

（3）同时伴有心肌标志物升高和降低。

2. 鉴别诊断

与急性心包炎、急性肺栓塞、急腹症、急性主动脉夹层等相鉴别。

（四）治疗

1. 监护和一般治疗

（1）对疑为急性冠脉综合征的患者，均应收入监护室，立即做 12 ～ 18 导联心电图和心肌标志物，嚼服阿司匹林 150 ～ 300 mg，建立静脉通道，并监测血压、心率、心律和心功能变化。

（2）休息：急性期卧床休息 1 周。

（3）吸氧：最初几日间断或持续吸氧。

（4）护理：不宜饱餐，保持大便通畅，床上四肢活动，逐渐过渡到床边活动，病情稳定后适当室内、室外活动。

（5）解除疼痛：

①硝酸甘油 0.3 ～ 0.6 mg，疼痛不缓解且血压稳定者静脉硝酸甘油 10 ～ 20 μg/min 持续滴注或微泵注射，若血压偏高，可逐渐加量（每 3 ～ 5 分钟增加 5 ～ 10 μg/min）至收缩压降低 10 ～ 20 mmHg（但仍高于 90 mmHg）、心率下降超过 10 次 /min 为止。

②吗啡 3 ～ 5 mg 缓慢静脉注射，5 ～ 10 分钟可重复应用，总量不超过 15 mg，也可选择皮下注射，每次 3 ～ 5 mg。

2. 不稳定型心绞痛和非 ST 段抬高心肌梗死

（1）危险分层。根据患者症状、体征、心电图及血流动力学指标进行危险分层。

①低危组：无合并症、血流动力学稳定、不伴有反复缺血发作。

②中危组：伴有持续胸痛或反复发作心绞痛。

③高危组：并发心源性休克、急性肺水肿或持续性低血压。

（2）抗血栓治疗。

①阿司匹林：一旦出现症状，立即首选阿司匹林 150 ～ 300 mg/d，3 天后改为 50 ～ 100 mg 维持治疗。介入治疗前 2 ～ 3 天即开始使用 150 ～ 300 mg/d，持续使用至介入支架置入 1 个月后，改为 100 mg/d 长期服用。

②氯吡格雷：对于阿司匹林过敏者，可给予氯吡格雷，首剂 300 mg，后改为 75 mg/d

维持治疗。拟行支架置入者，均应术前至少 6 小时在阿司匹林的基础上加用氯吡格雷，首剂 300 mg，后改为 75 mg/d 维持治疗至少 3 个月，但要经常检查血常规，一旦出现白细胞或血小板减少，应立即停药。

③血小板 GP Ⅱ b/ Ⅲ a 受体拮抗剂：对持续性缺血或有其他高危特征的患者准备行介入治疗或介入治疗术中发生慢血流或无再流现象，应考虑使用替罗非班 0.4 μg/（kg·min）静脉滴注 30 分钟，随后 0.1μg/（kg·min），静脉滴注 2～5 天；同时普通肝素 5 000 U，静脉注射，随后 1 000 U/h 静脉滴注。调整肝素剂量，使 APTT 控制在正常水平的 1.5～2.0 倍。

④抗凝血酶治疗：

a. 对中高危未用肝素治疗的患者，可静脉滴注普通肝素 5 000 U，再以 1 000 U/h 静滴 24～48 小时后，改为低分子量肝素皮下注射，每 12 小时 1 次，3～5 天。

b. 低分子量肝素有更多的优势，急性期也可首选低分子量肝素皮下注射 3～5 天。

c. 介入术中一般开始给予固定剂量的肝素 7 500～10 000 U，手术每延长 1 小时应补加肝素 2 000 U，保持激活全血凝固时间（ACT）大于等于 300 秒。介入术后继续 1 000 U/h 静滴 24～48 小时后，改为低分子量肝素皮下注射，每 12 小时 1 次，3～5 天。

（3）介入治疗：

①低危险度的患者可在病情稳定 48 小时后，择期行冠状动脉造影和介入治疗。

②对中、高危患者心绞痛反复发作、药物效果不佳，或伴有血流动力学异常者，应考虑紧急介入性治疗或 CABG 手术，合并心源性休克应先插入主动脉内球囊反搏（IABP），尽可能使血压稳定再行介入治疗。

3. ST 段抬高心肌梗死

（1）溶栓治疗。

①溶栓适应证：持续胸痛大于等于 30 分钟，含硝酸甘油不缓解；相邻两个或更多导联 ST 段抬高在肢体导联大于 0.1 mV、胸导大于 0.2 mV；发病不超过 6 小时；若发病后 6～12 小时，心电图 ST 段抬高明显伴有或不伴有严重胸痛者仍可溶栓；年龄小于 75 岁。

②溶栓禁忌证：a. 两周内有活动性出血（胃肠溃疡病、咯血），近期内脏手术和不能压迫的血管穿刺史、有创性心肺复苏和外伤史。b. 溶栓前经治疗的血压仍大于等于 180/110 mmHg。c. 高度怀疑主动脉夹层。d. 既往发生过出血性脑卒中，1 年内发生过缺血性脑卒中或脑血管事件。e. 有出血性视网膜病史。f. 各种血液病、出血性疾病或出血倾向。g. 严重的肝肾功能障碍或恶性肿瘤。

③溶栓步骤：即刻口服水溶性的阿司匹林 0.3 g，3～5 天后改为 50～100 mg 长期服用。溶栓前查血常规、血小板计数、出凝血时间、心肌标志物和 18 导联心电图。

④药物选择：

a. 尿激酶（UK）：150 万 U 加入 100 mL 5％葡萄糖液或生理盐水中，静脉滴注，30 分钟；12 小时后皮下注射低分子量肝素，每 1 小时 1 次。

b. 重组链激酶（rSK）：150 万 U 加入 100 mL 5％葡萄糖液或生理盐水中，静脉滴注，60 分钟；12 小时后皮下注射低分子量肝素，每 12 小时 1 次。

c. 重组组织型纤溶酶原激活物（rt-PA）：先给普通肝素 5 000 U 静脉滴注，同时给予下列一种方法。第一，国际习用法：15 mg，静脉注射，随后不超过 50 mg 在 30 分钟内静脉滴注，余下不超过 35 mg 在 60 分钟内静脉滴注，总量不超过 100 mg。第二，国内试用法：8 mg，静脉注射，42 mg 于 90 分钟内静脉滴注。总量为 50 mg。

rt-PA 用完后即应用普通肝素 700～1 000 U，静脉滴注，48 小时以后再改为皮下低分子量肝素，每 12 小时 1 次，3～5 天。

⑤监测项目。a. 症状和体征。b. 心电图：溶栓开始后 3 小时内每 0.5 小时复查 1 次心电图，并胸壁导联定点固定标记。c. 发病后 6 小时、8 小时、10 小时、12 小时、16 小时、20 小时查 CK、CK-MB。d. 用肝素者定期复查 PT、APTT。

⑥评价冠脉再通的指征。a. 直接指征。90 分钟冠造 TIMI 血流分级达 Ⅱ、Ⅲ级者表明血管再通。b. 间接指征。如在溶栓后 2 小时内有以下两条或以上（乙和丙组合不能判断再通），可临床考虑血管再通：

甲、胸痛突然减轻或消失。

乙、上抬的 ST 段迅速（30 分钟内）回降超过 50％，甚至回到等电位线。

丙、出现再灌注心律失常。

丁、CK 或 CK-MB 酶峰值分别提前至 16 小时和 14 小时以内。

⑦溶栓的并发症。a. 轻度、重度或危及生命的出血：皮肤黏膜出血、咯 / 呕血、颅内出血等。b. 再灌注性心律失常：部分可引起血流动力学异常、一过性低血压或过敏反应。

（2）介入治疗（PCI）。

①直接 PCI 适应证： ST 段抬高和新出现左束支阻滞；ST 段心肌梗死伴有心源性休克；适合再灌注治疗而有溶栓禁忌证者。应注意：发病 12 小时以上不宜行 PCI；不宜对非梗死相关的动脉行 PCI；要由有经验者施行 PCI 手术。

②补救性 PCI 适应证：溶栓后仍有明显胸痛、ST 段抬高无明显降低者。

③择期 PCI 适应证：溶栓成功者病情稳定 7～10 天的患者行冠造发现仍有残留狭窄病变，可行 PCI 治疗。

（3）β 受体阻滞剂：除变异型心绞痛外，未曾服用 β 受体阻滞剂或现服 β 受体阻滞剂剂量不足者，均应使用足量的 β 受体阻滞剂。

（4）钙通道阻滞剂：足量 β 受体阻滞剂使用后仍有症状者或不能耐受 β 受体阻滞剂者，可加用钙通道阻滞剂。

（5）血管紧张素转换酶抑制剂或 AT_1 受体拮抗剂：在无禁忌证的情况下，溶栓治疗后血压稳定即可开始使用 ACEI 或 ARB。从低剂量开始逐渐增加剂量至靶剂量。

（6）调脂药物：在 ACS 入院后 24 小时内测定血脂，早期使用他汀类调脂药物，以稳定斑块，并长期应用，使 LDL-C ＜ 2.6 mmol/L，减少急性心脏事件发生。

（7）治疗心律失常、休克和心力衰竭见相关内容。

（8）外科治疗适应证：

①左冠状动脉主干狭窄超过 50%。

②左前降支和回旋支狭窄超过 70%。

③冠状动脉 3 支病变伴左心室射血分数小于 50%。

④不稳定型心绞痛对内科治疗反应不佳，影响工作和生活。

⑤有严重室性心律失常伴左主干病变。

⑥介入治疗失败仍有心绞痛或血流动力学异常。

（9）康复期治疗：

①定期复查心电图、心动图、血常规、血脂、血糖及肝肾功能。

②门诊随诊，根据病情调整药物。

③指导患者饮食、戒烟、进行康复运动训练等，逐渐回归生活。

第六节　心肌疾病

一、病毒性心肌炎

病毒性心肌炎是指由嗜心肌病毒感染引起的以心肌非特异性间质性炎症为主要病变的心肌病，主要病原是柯萨奇 B 组 2～5 型和 A 组 9 型病毒，其次是艾柯病毒和腺病毒，还有风疹病毒、虫媒病毒、巨细胞病毒、脑心肌炎病毒、肝炎病毒、人类免疫缺陷病毒、传染性单核细胞增多症、流行性感冒病毒、流行性腮腺炎病毒、脊髓灰质炎病毒、鹦鹉热、合胞病毒、小 DNA 病毒等 30 余种病毒。

（一）临床表现

临床谱包括从心肌局灶炎症无症状到心肌弥漫性炎症所致的重症心肌炎。41%～88% 的患者有前驱病毒感染史。临床观察 1 个月，异常体征消失者属轻症；重症心肌炎病程约需 3 个月，大多数患者可完全恢复健康。

临床类型如下。

1. 亚临床型心肌炎

病毒感染后无自觉症状，常规检查心电图发现有 ST-T、室性期前收缩，数周之后，这些改变自行消失或遗留心律失常。

2. 轻症自限型心肌炎

病毒感染后 1～3 周可有轻度心前区不适、心悸，心电图可有 ST-T 改变、各种期前收缩，CK-MB 和 cTnT 或 cTnI 升高，但无心脏扩大、心力衰竭表现，经适当治疗 1 个月逐渐恢复。

3. 隐匿进展型心肌炎

病毒感染后有一过性心肌炎表现，数年后发现心脏逐渐扩大，表现为扩张型心肌病。

4. 急性重症心肌炎

病毒感染后 1～2 周出现胸痛、气短、心悸等症状，心动过速、室性奔马律、心力衰竭、心脏扩大等体征，甚至出现心源性休克。此型病情凶险，可在数日内死于泵衰竭或严重心律失常。

5. 猝死型心肌炎

死前无心脏病表现，常在活动中猝死，尸检证明有急性病毒性心肌炎。

（二）辅助检查

1. 血液生化检查

约半数病例的血沉增快。心肌损伤标志物检查：急性期或心肌炎活动期血清肌酸激酶同工酶（CK-MB）和血清 cTnT/cTnI 升高。谷丙转氨酶检查有助于发现肝脏损害。

2. 外周血病原学检查

应用间接酶联免疫吸附试验检测血清柯萨奇病毒免疫球蛋白 M（IgM）抗体，用于早期诊断。用反转录聚合酶链反应（RT-PCR）技术检测外周血肠病毒 RNA。肝炎病毒血清学检查也有临床价值。

3. 心电图

各种心律失常，有时伴有束支传导阻滞，表明病变广泛。多数传导阻滞为暂时性。约 1/3 的病例表现为 ST-T 改变。

4. X 线检查

约 1/4 的患者有不同程度的心脏扩大、搏动减弱。严重病例因左心功能不全可见肺淤血或肺水肿征象。

5. 超声心动图

病毒性心肌炎的超声心动图改变无特异性。心脏扩大、心室壁运动减弱取决于病毒累及心室损伤的程度和范围。

6. 同位素心肌显像

[111]In 单克隆抗肌球蛋白抗体心肌显像对心肌坏死检测敏感性较高（100%），但特异性较差（58%）。

7. 磁共振心肌显像

心肌对比增强区域取心肌活检证明，心肌组织存在活动性局灶心肌炎症（19/21 例），病灶多位于心室游离壁。

8. 心内膜心肌活检（EMB）

1984 年，美国得克萨斯州达拉斯会议制定了心肌炎组织学诊断标准：心肌间质炎性细胞浸润伴有心肌细胞坏死和（或）心肌细胞变性。应用 EMB 标本进行病毒基因探针原位杂交、原位 RT-PCR，有助于病因诊断。

（三）诊断与鉴别诊断

目前，病毒性心肌炎的临床诊断主要依靠患者的前驱感染、心脏表现、心肌损伤、病原结果等临床资料综合分析，排除其他疾病而做出诊断。通过 EMB 进行病毒基因检测及病理学检查，可以明确诊断。

（四）治疗

1. 一般治疗

尽早卧床休息，可以减轻心脏负荷。①有严重心律失常、心衰的患者，卧床休息 1 个月，半年内不参加体力活动。②无心脏形态功能改变者，休息半月，3 个月内不参加重体力活动。

2. 抗病毒治疗

①黄芪有抗病毒、调节免疫功能，对干扰素系统有激活作用。用法：黄芪注射液 20 g+5％葡萄糖注射液 250 mL，静脉滴注，每日 1 次，疗程为 2 周，然后改为口服黄芪治疗。在治疗初期常规应用青霉素 400 万～ 800 万 U/d 或克林霉素 1.2 g/d，静脉滴注 1 周。②干扰素 -α 仅能够阻断病毒复制和调节细胞免疫功能。用法：干扰素 -α 100 万～ 300 万 U，每日 1 次，肌内注射，2 周为 1 个疗程。

3. 保护心肌疗法

①维生素 C 具有保护心肌，使其不受自由基和脂质过氧化损伤的作用。用法：重症心肌炎患者，维生素 C 5 g+5％葡萄糖注射液 250 mL，静脉滴注，每日 1 次，疗程为 1～ 2 周。②辅酶 Q_{10} 参与氧化磷酸化及能量的生成过程，并有抗氧自由基及膜稳定作用。用法：辅酶 Q_{10} 片 10 mg 口服，每日 3 次，疗程为 1 个月。③曲美他嗪通过抑制游离脂肪酸 β 氧化，促进葡萄糖氧化，利用有限的氧，产生更多腺苷三磷酸（ATP），增加心脏收缩功能。用法：曲美他嗪 20 mg 口服，每日 3 次，疗程为 1 个月。

4. 免疫抑制剂治疗

在心肌炎早期，患者出现完全性房室传导阻滞、严重室性心律失常、心源性休克、心脏扩大伴心力衰竭等严重并发症，此时存在免疫介导心肌损害，可以短期应用糖皮质激素治疗。

5. 对症治疗

出现心力衰竭者，按常规心力衰竭治疗，但洋地黄用量偏小，贝那普利 5 ～ 10 mg 或培哚普利 2 ～ 4 mg 或咪达普利 5 ～ 10 mg 口服，每天 1 次。对于完全性房室传导阻滞者，使用临时体外起搏器，可短程应用地塞米松 10 mg 静滴，每日 1 次，3 ～ 7 天，不能恢复者安装永久心脏起搏器。根据心律失常情况，选择抗心律失常药治疗。

二、扩张型心肌病

扩张型心肌病的主要特征是左心室或双心室心腔扩大和收缩功能障碍，产生心力衰竭。

（一）临床表现

本病起病缓慢，可在任何年龄发病，但以 30 ～ 50 岁为多见，家族遗传性扩张型心肌病发病年龄更早。布兰登伯格（Brandenburg）将扩张型心肌病的病程分为 3 个阶段：①无症状期，体检可以正常，X 线检查心脏可以轻度增大，心电图有非特异性改变，超声心动图测量左室舒张末期内径为 5.0 ～ 6.5 cm，射血分数在 40%～ 50%。②有症状期，主要有极度疲劳、乏力、气促、心悸等症状，舒张早期奔马律，超声心动图测量左室舒张末期内径为 6.5 ～ 7.5 cm，射血分数在 20%～ 40%。③病情晚期，有肝大、水肿、腹水等充血性心力衰竭的表现，其病程长短不一，有的可相对稳定，反复心衰达数年至十余年，有的心衰进行性加重短期内死亡。多数患者合并有各种心律失常，部分患者发生血栓栓塞（18%）或猝死（30%）。主要体征为心脏扩大、奔马律、肺循环和体循环淤血征。

（二）辅助检查

1. 心电图

QRS 低电压，少数病例有病理性 Q 波、ST 段降低及 T 波倒置。心律失常以室性心律失常、心房颤动、房室传导阻滞及束支传导阻滞多见。

2.X 线检查

心影扩大，心胸比大于 0.5，肺淤血征。

3. 超声心动图

左心室扩大、室壁运动弥漫性减弱；左心室舒张期末内径大于 2.7 cm/m^2、舒张期末容积大于 80 mL/m^2，通常提示心室扩大；测定射血分数和左室内径缩短率，可反映心室收缩功能。室壁运动节段性异常需要与缺血性心肌病相鉴别。

4. 左心导管检查

左心导管检查可检测左室舒张末压和射血分数，心室和冠脉造影有助于其与冠心病鉴别。

5. 抗心肌抗体（AMA）检查

酶联免疫吸附试验（ELISA）检测抗 ADP/ATP 载体抗体、抗 β$_1$ 受体抗体、抗肌球蛋白重链抗体、抗 M$_2$ - 胆碱能受体抗体，对扩张型心肌病的诊断具有较高的特异性和敏感性。

（三）诊断与鉴别诊断

根据 1995 年 WHO/ISFC 关于心肌病的定义，对于以左心室或双心室扩大和心室收缩功能受损为特征的患者，可以诊断为扩张型心肌病。通过病史及辅助检查，若能够明确病因，应当注明病因诊断，如特发性、家族性 / 遗传性、病毒性 / 免疫性、酒精性 / 中毒性。家族性扩张型心肌病的诊断是建立在一个家系中有 2 个或 2 个以上患者，或在患者的一级亲属中有不明原因的 35 岁以下猝死者。冠状动脉造影有助于其与缺血性心肌病鉴别诊断。

（四）治疗

治疗目标：有效地控制心力衰竭和心律失常，缓解免疫介导的心肌损害，提高扩张型心肌病患者的生活质量和生存率。

1. 心力衰竭的治疗

血管紧张素转换酶抑制剂：培哚普利 2 ～ 4 mg/d、咪达普利 2.5 ～ 10.0 mg/d、贝那普利 5 ～ 10 mg/d。地高辛基本剂量为 0.125 mg/d。非洋地黄类正性肌力药，如多巴酚丁胺或米力农，在病情危重期间短期应用，改善患者症状，度过危重期。应用呋塞米间断利尿，同时补充钾、镁和适当的钠盐饮食。螺内酯 20 mg/d 可以防止心肌纤维化进程。

2. 心肌保护措施

主要通过干预免疫介导心肌损伤，保护心肌。美托洛尔从 6.25 mg，每日 2 次开始，逐渐增加到 12.5 ～ 100.0 mg，每日 2 次，适用于心率快、室性心律失常、抗 β_1 受体抗体阳性的患者。卡维地洛 6.25 mg，每日 1 次开始，逐渐增加 6.25 ～ 25.00 mg，每日 2 次，也有良好疗效。地尔硫卓 30 mg，每日 2 ～ 3 次，适用于该病的早期治疗，其主要药理机制是干预抗体介导心肌损害和保护心肌。

3. 中药黄芪

黄芪具有抗病毒、调节免疫作用。鉴于肠病毒 RNA 在扩张型心肌病患者心肌持续感染，可用黄芪治疗扩张型心肌病。

4. 改善心肌代谢

辅酶 Q_{10} 参与氧化磷酸化及能量的生成过程，并有抗氧自由基及膜稳定作用。用法：辅酶 Q_{10} 片 10 mg，每日 3 次。

5. 栓塞、猝死的防治

阿司匹林 75 ～ 100 mg/d，防止附壁血栓形成，预防栓塞；有附壁血栓形成者宜用华法林治疗。预防猝死主要是控制诱发室性心律失常的可逆性因素：①纠正心衰，降低室壁张力。②纠正低钾、低镁。③改善神经激素功能紊乱，选用血管紧张素转换酶抑制剂和美托洛尔。④避免药物因素，如洋地黄、利尿剂的毒副作用。⑤胺碘酮 20 mg/d，有效控制心律失常，对预防猝死有一定作用。

6. 外科治疗

同种原位心脏移植是治疗终末期扩张型心肌病的外科治疗方法，环孢霉素 A 等免疫抑制剂的应用明显降低了免疫排斥反应所导致的死亡率，提高了心脏移植的疗效。

三、肥厚型心肌病

肥厚型心肌病是以心肌非对称性肥厚、心室腔变小为特征，以左心室血液充盈受阻、舒张期顺应性下降为基本病态的心肌病。

（一）临床表现

半数以上的患者无明显症状。主要症状为心悸、胸痛、运动性呼吸困难、猝死。室性心律失常发生率为 50%，无症状性室性心动过速发生率为 19%～36%。33%的患者出现频发的一过性晕厥。严重心律失常是肥厚型心肌病患者猝死的主要原因。长期左室过度压力负荷，引起心力衰竭。

梗阻性肥厚型心肌病患者心尖区内侧或胸骨左缘中下段闻及喷射性收缩期杂音。

（二）辅助检查

1. 心电图

30%～50%的患者在 Ⅱ、Ⅲ、aVF 及 $V_{4～6}$ 导联上出现深而窄的 Q 波（小于 0.04 秒），相应导联 T 波直立，有助于与心肌梗死鉴别。$S_{v1}+R_{v5}$ 呈有意义的增大，提示左室前壁肥厚，$S_{v1}+R_{v5}$ 值逐年减少与心肌退行性变化有关。胸前导联 QRS 电压增高伴倒置 T 波逐年加深，反映心尖部室壁厚度变化。

2. 动态心电图

动态心电图有助于发现各种心律失常，约 50%的患者检查出室性心律失常，19%～36%检查出无症状性阵发性室性心动过速。

3. X 线检查

X 线检查可显示左心缘明显突出，肺淤血征。

4. 超声心动图

典型的超声心动图改变多见于梗阻型患者：①室间隔明显肥厚大于等于 1.5 cm，室间隔厚度与左室游离壁厚度之比大于 1.3。②二尖瓣前叶收缩期前移贴近室间隔。③左室流出道狭窄。④主动脉瓣收缩中期呈部分性关闭。

5. 磁共振心肌显像

磁共振心肌显像可以直观反映心室壁肥厚和室腔变窄，对于特殊部位心肌壁肥厚和对称性肥厚更具有诊断价值。

6. 心内膜心肌活检

心肌细胞畸形肥大、排列紊乱有助于诊断。

（三）诊断与鉴别诊断

根据患者的心脏杂音特点、劳力性胸痛和呼吸困难、晕厥等症状，结合典型的超声心动图改变和彩色多普勒测定左室流出道压力阶差，可以诊断肥厚型心肌病。

心尖肥厚型心肌病具有特征性的心电图改变：①左壁高电压伴左胸导联（$V_{4～6}$）ST 段压低。②以 V_3、V_4 导联为轴心的胸前导联 T 波倒置。二维超声心动图特征性改变是左室长轴切面可见心尖室间隔和左室后下壁明显肥厚，最厚处可在 20～30 mm，心尖部心室腔狭小。心室造影显示左室腔呈香蕉状、舌状或纺锤状，可以确诊。

由于 50%以上的肥厚型心肌病患者有家族史，对患者的血缘直系亲属进行心电图、超声心动图等检查，有助于肥厚型心肌病的早期发现。

左室对称性肥厚型心肌病需要与高血压心脏病、冠心病鉴别。

（四）治疗

治疗目标：减轻左室流出道梗阻，缓解症状，尽可能逆转心肌肥厚，改善左心室舒张功能，预防猝死，提高肥厚型心肌病患者的长期生存率。

1. β 受体阻滞剂

美托洛尔有逆转心肌肥厚作用，可望改善肥厚型心肌病预后，剂量为 25～100 mg/d。

2. 钙通道阻滞剂

长期应用钙通道阻滞剂治疗肥厚型心肌病具有良好疗效。剂量：维拉帕米 80～240 mg/d；地尔硫卓 90～270 mg/d。

3. 猝死的防治

反复晕厥、室性心动过速的肥厚型心肌病患者，可以长期口服钙通道阻滞剂和 β 受体阻滞剂。胺碘酮对防治肥厚型心肌病合并室性心律失常有效，剂量为 200 mg，每天 1 次。

4. 其他治疗

左室流出道压力阶差大于等于 50 mmHg，并且伴有明显症状，经内科治疗无效的患者，可进行室间隔化学消融治疗。

四、限制型心肌病

限制型心肌病以一侧或双侧心室充盈受限和舒张期容量降低为特征，收缩功能和室壁厚度正常或接近正常，可见间质纤维化。其病因为特发性、心肌淀粉样变性、心内膜病变伴或不伴嗜酸性粒细胞增多症。

（一）临床表现

限制型心肌病可分为左心室型、右心室型和混合型，以左心室型最常见。左心室型早期可出现左心功能不全表现，如易疲劳、呼吸困难、咳嗽及肺部湿性啰音等。右心室型及混合型则以右心功能不全为主，如颈静脉怒张、吸气时颈静脉压增高、肝大、腹水、下肢或全身水肿。心脏可闻及第三心音奔马律。当二尖瓣或三尖瓣受累时，可出现相应部位的收缩期反流性杂音，心房压力增高和心房扩大可导致心房颤动。血压常偏低，脉压小。可发生猝死。

（二）辅助检查

1. 心电图

部分患者可见 QRS 波群低电压、病理性 Q 波，束支传导阻滞、心房颤动和病态窦房结综合征等心律失常。

2. X 线胸片

心影正常或轻中度增大，可有肺淤血表现。

3. 超声心动图

心室壁增厚和重量增加，心室腔大致正常，心房扩大。多普勒心动图的典型表现是舒张期快速充盈随之突然终止。

4. 心导管检查

心房压力曲线出现右房压升高和快速的 Y 形下陷；左心充盈压高于右心充盈压；心室压力曲线上表现为舒张早期下降和中晚期高原波；肺动脉高压。

5. 心内膜心肌活检

右心室活检可证实嗜酸性粒细胞增多症患者的心内膜心肌损害。对心内膜弹力纤维增生症和原发性限制型心肌病的组织学诊断具有重要价值。

（三）诊断与鉴别诊断

限制型心肌病临床诊断比较困难。对于出现倦怠、乏力、劳力性呼吸困难、胸痛、腹水、水肿等症状，心室没有明显扩大而心房扩大的患者，应考虑本病。心内膜心肌活检有助于确定限制型心肌病属原发性或继发性。本病主要与缩窄性心包炎相鉴别。

（四）治疗

限制型心肌病缺乏特异性治疗方法，可试用地尔硫卓、β 受体阻滞剂、血管紧张素转换酶抑制剂。利尿剂能有效地降低心脏前负荷，改善症状。发生心房颤动者较常见，可选用胺碘酮转复和维持心律。对于严重的缓慢性心律失常患者，可植入永久性心脏起搏器。对严重的内膜心肌纤维化可行心内膜剥脱术，切除纤维性心内膜。伴有瓣膜反流者，可行人工瓣膜置换术。对于附壁血栓者，行血栓切除术。

五、右室心肌病

致心律失常性右室心肌病也称为右室心肌病，是一种右室心肌被纤维脂肪组织进行性替代的心肌病，30%的患者呈家族性发病，多为常染色体显性遗传。

（一）临床表现

1. 心律失常型

心律失常型以右心室折返性室性心动过速多见，以反复晕厥或猝死为首发征象。由于发生室性心律失常，患者可诉心悸、胸闷、头晕。少数病例有窦房结功能障碍、房室传导阻滞和室内传导阻滞等心律失常。

2. 右心衰竭型

右心衰竭型多见于右室病变广泛者。为颈静脉怒张，肝颈静脉回流征阳性，淤血性肝大，下垂性水肿和浆膜腔积液等体循环淤血征象。

3. 无症状型

少数患者没有症状，在常规 X 线检查时，发现右心室扩大。

本病主要体征为右心室增大，部分病例出现肺动脉瓣听诊区 S_2 固定性分裂、相对性三尖瓣关闭不全收缩期杂音、右室性 S_3。

（二）辅助检查

1. 心电图和动态心电图

大多数病例呈左束支传导阻滞型室性心动过速或频发室性期前收缩，部分病例表现为多形性室性心动过速、房性心律失常、病窦、房室传导阻滞。

2. 心脏影像学检查

超声心动图可发现右心室扩大、收缩活动减弱和局限性反常运动、室壁变薄、室壁瘤样膨出，可有附壁血栓形成。心脏磁共振显像可以提供右心室心外膜脂肪组织的证据，但特异性较低。右心室造影显示右心室腔扩大、右心室收缩减弱和局限性运动障碍。

3. 电生理检查

通过心内膜标测技术可以确定室性心动过速部位，也为药物选择或消融室性心动过速病灶提供了参数。

4. 心导管及心内膜活检

右心房、右心室压正常，右心衰时可增高。心内膜心肌活检可发现右室局部或全部心肌缺如或减少，被纤维或脂肪组织替代，偶有心肌细胞变形、少量单核细胞或炎性细胞浸润。

（三）诊断与鉴别诊断

典型病例根据右心室扩大、发作性室性心动过速呈左束支阻滞图形、胸前导联（$V_{1\sim4}$）T波倒置，ST段见小棘波，结合X线、超声心动图、心电生理检查可以确诊。对于不典型的病例，需要心内膜活检才能确诊。

（四）治疗

由于病因不明，尚无有效治疗方法。目前主要是针对右心衰竭进行治疗，室性心动过速选用胺碘酮治疗。对反复发生室性心动过速患者，行射频消融室性心动过速病灶、植入埋藏型心律转复除颤器、手术治疗或心脏移植。抗凝治疗有助于预防附壁血栓形成。

第四章 消化系统疾病

第一节 胃食管反流性疾病

胃食管反流性疾病是指胃内容物反流至食管引起了症状和（或）组织损伤。

一、临床表现

1. 典型症状

胃灼热、反酸。

2. 非典型症状

（1）胸痛、吞咽困难、慢性咳嗽、声音嘶哑、喉炎、哮喘、牙齿腐烂等。

（2）胃食管反流性疾病的临床表现范围很广，可出现多种症状或其中的任何一种。但症状的严重程度并不能准确地代表疾病的严重程度，且研究反流和症状之间的关系时发现，85%的反流（以食管内 pH 值降为 4 以下为标准）是无症状的。

二、辅助检查

1. 内镜检查

内镜可观察胃食管反流引起食管黏膜的大体（肉眼）变化。但无任何肉眼可见的食管损伤时，也可能存在胃食管反流性疾病。除外可能引起上述症状的其他疾病。

2. X 线钡餐检查

X 线有助于鉴别胃食管反流性疾病相关的梗阻性病变，如食管环或狭窄；也可对食管和胃的解剖，以及食管裂孔疝的大小和位置进行详细检查，还可在一定程度上研究食管的推进情况（运用吞钡）。

3. 24 小时食管 pH 值监测

24 小时食管 pH 值监测对于确定病理性胃食管反流很重要，可检测以下多种指标：反流的持续时间、反流次数、反流发生时的资料、症状-反流相关性、食管对反流酸的清除情况。

4. 食管测压

食管测压可测定食物下括约肌（LES）的压力、位置和长度，以及食管的蠕动类型。若需放置 pH 电极，可用食管测压法对 LES 进行定位。

5. 胃食管闪烁扫描

胃食管闪烁扫描为一种相对简便的非侵入性检查。患者进食放射性同位素（通常为锝）标记的液体或液－固混合试餐后，通过体外 γ 计数器监测试餐通过食管的情况。然而，此方法诊断胃食管反流性疾病的敏感性和特异性均有争议。

三、诊断与鉴别诊断

1. 依据

（1）有明显的反流症状。

（2）内镜下可能有反流性食管炎的表现。

（3）过多胃食管反流的客观证据。对有典型症状而内镜检查阴性者，用质子泵抑制剂做试验性治疗，如有明显效果，本病诊断一般可成立。

2. 需要鉴别的主要疾病

食管癌、消化性溃疡、非消化性食管炎、食管动力疾病、缺血性心脏病及胆道疾病等。

四、治疗与预防

胃食管反流性疾病的治疗目的是控制症状、治愈食管炎、减少复发及防止并发症。

1. 一般治疗

夜间睡眠将床头端抬高 $15 \sim 20$ cm，避免用降低食管下括约肌压力的食物和药物，应戒烟及禁酒，注意减少一切产生腹压增高的因素，如肥胖、便秘等。

2. 药物治疗

（1） H_2 受体拮抗剂：常用的有西咪替丁、雷尼替丁、法莫替丁等。

（2）促胃肠动力药：常用的有西沙必利、莫沙必利等。

（3）质子泵抑制剂：常用的有奥美拉唑、兰索拉唑、泮托拉唑、雷贝拉唑、埃索美拉唑等。质子泵抑制剂的疗效优于 H_2 受体拮抗剂或促胃肠动力药。药物治疗疗程为 $8 \sim 12$ 周，对停药后很快复发而症状持续者，以及有食管炎并发症者，需要长程维持治疗。

3. 抗反流手术治疗

抗反流手术指征：①严格内科治疗无效。②虽经内科治疗有效，但患者不能忍受长期服药。③经扩张治疗后仍反复发作的食管狭窄，特别是年轻人。④确证由反流引起的严重呼吸道疾病。

4. 并发症及处理

（1）食管狭窄：大部分狭窄可行内镜下食管扩张术治疗。扩张术后给予长程质子泵抑制剂维持治疗，可防止狭窄复发。

（2）巴雷特食管：巴雷特食管发生食管腺癌的危险性增高，尽管有各种清除巴雷特食管方法的报道，但均未获肯定，因此加强随访是目前预防巴雷特食管癌变的唯一方法。

第二节 贲门失弛缓症

贲门失弛缓症是指食管下括约肌在吞咽时不能充分松弛，食管平滑肌蠕动消失，而无任何食管器质性狭窄病变的一种疾病。

一、临床表现

本症的主要表现为吞咽困难、反流和胸痛，一般再现症状时间较久。

吞咽困难有以下五个特征：①开始进食时并不立即出现吞咽困难，随着进食量不断增加，由于食管排空障碍，症状明显起来。②不管进固体或流食都一样。③吞咽困难程度与食管扩张程度成反比，即食管越扩张，吞咽困难越轻。④食管排空主要靠重力，所以患者可采取各种方式，如站着进食或不停地走动、饮大量液体及用力吞咽、反复吞咽、深呼气后憋气等动作，主要是借此加大食管内压力，迫使食物排入胃内。⑤快速进餐、食用过冷或过热食物及情绪紧张等不良刺激，可使咽下困难加重。

二、辅助检查

1. X 线检查

X 线检查对贲门失弛缓症的诊断十分重要，食管造影显示食管下端明显狭窄，食管可呈梭形、鸟嘴形或漏斗形，狭窄的边缘十分光滑，狭窄上方明显扩张，胃泡内气体很少或不存在。

2. 胃镜检查

内窥镜对本病的诊断帮助很大，除了能观察到扩张的食管外，对鉴别诊断和以后正确制定治疗方案是不可缺少的。如果发现继发食管炎性改变，如黏膜发红、糜烂、溃疡及黏膜白斑或念珠菌性食管炎，应先行保守治疗，待炎症消退后再手术。

3. 食管测压检查

食管下括约肌失去正常时的波浪状，变为压力正常或升高的自基线向上不规则的间距不等的波形曲线。食管体部失去正常吞咽时出现的有节律的蠕动性收缩波。

三、诊断与鉴别诊断

1. 依据

①有典型的吞咽困难、胸痛及反流症状。②X 线有特征性的表现。③内镜排除有癌肿等其他疾病。

2. 需要鉴别的主要疾病

食管癌、反流性食管炎、弥漫性食管痉挛等。

四、治疗与预防

治疗目的是解除食管下括约肌的不松弛、不协调及痉挛性收缩产生的阻力，以利于食管的排空。

1. 内科治疗

治疗贲门失弛缓症的药物不多，较为有效的药只有亚硝酸盐和硝苯地平，其药理作用为降低食管下括约肌的压力，便于食管排空，但作用时间都短，而且对一部分患者效果不佳或无效。

2. 扩张术

食管扩张术治疗食管贲门失弛缓症早已被广泛应用，除并发有食管炎外，几乎都可施行此术。术日前夜禁食水和净化食管，术中用气压或水压进行扩张。食管扩张术比较安全，只有极少数发生穿孔及出血。

3. 食管肌层切开术

食管肌层切开术可有效地改善食管的排空。手术适应证：①重症失弛缓症、食管扩张及屈曲严重、扩张器置入有困难并有危险、无法行扩张术或扩张失败者。②长期保守疗法无效者。③经常有严重的吸入性肺部感染。④患者不能耐受或不愿行反复扩张疗法者。手术禁忌证：①有严重心肺功能不全。②并发晚期食管癌。

第三节　胃　炎

胃炎的定义可以来自症状、内镜和放射学下表现，或显微镜下改变，不同的人理解不同，内镜下和组织学胃炎较准确。严格说来，胃炎的诊断应基于胃黏膜炎症细胞增加，引起胃黏膜损伤却无炎症细胞增加的，被称为反应性胃病。

一、急性胃炎

（一）临床表现

临床起病急，上腹部疼痛或不适，部分表现为剧烈的腹部绞痛，还可有恶心、呕吐、厌食、腹胀，严重的可发生上消化道大出血。反应性胃病，特别是应激，常以出血为唯一表现；感染性胃炎多有腹泻、发热等症状；腐蚀性胃炎则腹部剧烈疼痛，以呕血、黑粪为突出表现。

（二）诊断与鉴别诊断

（1）根据病史和临床症状一般可做出诊断。但若伴有上消化道出血，尤其有酗酒或服水杨酸盐制剂等诱因时，应考虑急性糜烂性胃炎的可能。

（2）对以上腹痛为主者，应与急性胰腺炎、胆囊炎、胆石症、阑尾炎的早期等相鉴别；

上消化道出血需与消化性溃疡、胃癌、胃食管静脉曲张相鉴别；腹泻注意肠道感染性疾病。反应性胃病确诊有赖于 24 小时内急诊内镜检查。腐蚀性胃炎禁忌行内镜检查。

（三）治疗与预防

（1）严重者需卧床休息，停止吃对胃有刺激的饮食或药物，酌情短时禁食，或给予流质清淡饮食，多饮水，腹泻较重时可饮电解质液。

（2）对于消化道出血者，应补充血容量、改善微循环，酌量给予输液或输注新鲜全血。有条件的尽快行内镜下治疗（注射、电凝、激光）止血，常规使用抑酸剂。

（3）对于腹痛剧烈者，应给予解痉止痛剂，如阿托品、消旋山莨菪碱、山莨菪碱等；剧烈呕吐时可给予镇吐药物，如甲氧氯普胺、多潘立酮、莫沙必利等；有脱水时，可经静脉输液补充水及电解质；感染性胃炎选用抗生素。

（4）腐蚀性胃炎的早期，忌洗胃，以免发生穿孔，对吞服强酸者，尽快给予牛乳、鸡蛋清或植物油口服；对吞服强碱者，给予温水稀释的食醋口服，然后再服少量蛋清、牛乳或植物油。对于应用广谱抗生素、呼吸困难者，给予吸氧，必要时气管切开。有穿孔征象者，应及早手术。

（5）对多器官功能衰竭、脓毒血症、大面积烧伤、严重创伤等应激状态患者，应该预防给予药物，如组胺 H_2 受体拮抗剂（H_2RA）、质子泵抑制剂（PPI）。

二、慢性胃炎

（一）临床表现

（1）消化不良，如上腹痛、腹胀、早饱、嗳气、反酸、恶心、呕吐、胃灼热、厌食等。

（2）有饮食、精神等诱发因素。

（3）体征仅表现为上腹部轻压痛，严重者可有贫血、舌炎、周围神经病变、体重减轻等。

（4）胃窦胃炎，特别是糜烂性病灶，出现饥饿痛、胃灼热、反酸，进食后症状缓解；胃体胃炎，特别是胃体萎缩性胃炎，表现为腹胀、早饱、嗳气、厌食等。

（二）辅助检查

1. 内镜检查

内镜检查是确诊慢性胃炎的首选方法。内镜下诊断（Sydney 分类）：充血渗出性、平坦糜烂性、隆起糜烂性、萎缩性、出血性、反流性、粗大皱襞性。

2. 病理学检查

通过内镜活检可得到病理学诊断。

慢性炎症：根据炎症细胞浸润深度分级，轻度炎症仅累及 1/3 胃黏膜层，中度为 1/3 ～ 2/3，超过 2/3 为重度。

活动性病变：上皮内及固有膜内有中性粒细胞浸润被称为慢性活动性胃炎，个别细胞浸润为轻度，散在分布（易见）为中度，成堆积聚为重度。

萎缩：黏膜层变薄、腺体数量减少，固有膜内纤维组织、黏膜肌和淋巴滤泡增生。幽门腺萎缩是指固有腺体减少或出现肠化，胃底（体）萎缩是指胃底（体）腺假幽门腺化生、肠化或固有腺体减少。轻度是指腺体减少不超过原有腺体的 1/3；中度是指腺体减少为原腺体的 1/3 ～ 2/3，残存腺体不规则分布；重度是指腺体数目为原有腺体的 1/3 以下，黏膜结构紊乱明显。

肠化：胃黏膜上皮被肠型上皮细胞替代，包括吸收细胞、柱状细胞、杯状细胞及潘氏细胞。

不典型增生：细胞不典型、细胞分化异常、黏膜结构紊乱，有胃型和肠型两类。轻度不典型增生多可逆转，极少数发展成重度，重度不典型增生属良性病变，但被视为癌前病变，重度不典型增生发现后，应行黏膜切除、短期密切跟踪随访。

3. 幽门螺杆菌（HP）检测

见"消化性溃疡"。

4. 胃功能检测

胃功能检测包括：①胃酸分泌功能；②胃蛋白酶原浓度、血清胃蛋白酶原 I、II 浓度；③血清胃泌素浓度；④胃排空功能；⑤胃电图；⑥胃感觉功能。

（三）诊断与鉴别诊断

1. 慢性胃炎诊断的首选方法

内镜和胃黏膜活检组织学检查。

2. 完整诊断

①病因学诊断；②内镜诊断（内镜下 7 种诊断、病变的分布和范围）；③病理学诊断；④病理生理诊断，如泌酸功能、胃运动功能、幽门螺杆菌等。

3. 需鉴别的疾病

消化性溃疡、胃食管反流病、早期胃癌、胆囊炎、胆囊结石等。

（四）治疗与预防

1. 根除幽门螺杆菌

下列情况为治疗指征：①胃黏膜糜烂；②中、重度萎缩；③中、重度肠化；④不典型增生；⑤胃癌家族史；⑥伴糜烂性十二指肠球炎；⑦常规内科治疗无效。方案见"消化性溃疡"。

2. 抑制酸分泌

多数患者用制酸剂、抑酸剂治疗有效。轻症患者可用 H_2RA，重症多用 PPI，具体见"消化性溃疡"。

3. 保护胃黏膜

主要用硫糖铝、枸橼酸铋钾、铝碳酸镁。

4. 促胃动力

常用的药物有多潘立酮、甲氧氯普胺、莫沙必利。疗效不好时可用动力感觉调节剂 —— 替加色罗。

5. 精神心理调整

注意心理治疗，对精神过度紧张者，给予适当的抗焦虑药物治疗。

6. 其他

无症状或轻微症状患者可以不需任何治疗。患者保持良好的饮食规律和正常的生活节奏即可。萎缩性胃炎患者，胃酸分泌降低，应给予消化酶。胃体萎缩患者，6 ～ 12 个月随访 1 次，浅表炎症无须强调内镜检查。

第四节　消化性溃疡

消化性溃疡的形成和发展与胃液中胃酸和胃蛋白酶的消化作用有关。它发生在与胃酸接触的部位，即胃和十二指肠，也可发生于食管下段、胃空肠吻合口附近及梅克尔憩室。95％～ 99％的消化溃疡发生在胃或十二指肠，故又分别称为胃溃疡和十二指肠溃疡。胃溃疡和十二指肠溃疡在发病情况、发病机理、临床表现和治疗等方面存在若干不同点。

一、病因

目前认为消化性溃疡是一种多病因疾病。各种与发病有关的因素，如胃酸、胃蛋白酶、感染、遗传、体质、环境、饮食、生活习惯、神经精神因素等，通过不同途径或机制，导致上述侵袭作用增强和（或）防护机制减弱，均可促使溃疡发生。

1. 胃酸及胃蛋白酶的侵袭作用及影响因素

（1）胃酸及胃蛋白酶的侵袭作用，尤其是胃酸在溃疡形成中发挥主要作用。

（2）神经精神因素。持续、过度的精神紧张，劳累、情绪激动等神经精神因素常与十二指肠溃疡的发生和复发较密切。

（3）幽门螺杆菌是导致消化性溃疡的重要病原学因素。

2. 削弱黏膜的保护因素

（1）黏液－黏膜屏障的保护作用可被胃酸、乙醇、药物等破坏，为溃疡形成创造条件。

（2）黏膜的血运循环和上皮细胞更新发生障碍，在胃酸及胃蛋白酶的作用下就有可能形成溃疡。

（3）内生前列腺素合成障碍可能是参与溃疡形成的机理之一。

3. 其他因素

（1）与遗传因素可能有关。

（2）饮食、药物、吸烟和多种药物，如阿司匹林、吲哚美辛、利血平、肾上腺皮质激素等对胃黏膜及其屏障可以有损害作用。吸烟人群的消化性溃疡发病率显著高于不吸烟者。

（3）全身性疾病的影响，如肝硬化术后、肺气肿、类风湿性关节炎。

综上所述，胃酸及胃蛋白酶的侵袭作用增强和（或）胃黏膜防护机制的削弱是本病的根本环节。任何影响这二者平衡关系的因素，都可能是本病发病及复发的原因。

二、临床表现

1. 典型症状

慢性、周期性、节律性上腹痛；其他症状，如嗳气、反酸、胃灼热、恶心、呕吐、便秘等非特异性上消化道临床表现等。

2. 特殊类型溃疡的临床表现

（1）巨大溃疡：疼痛常严重而顽固，大出血及穿孔较常见，内科治疗无效者比例较高。

（2）球后溃疡：疼痛严重而顽固，夜间痛和放射痛多见，出血率高，易漏诊。

（3）幽门管溃疡：疼痛不典型，餐后疼痛和恶心、呕吐多见，易出现幽门梗阻，内科治疗效果差。

三、辅助检查

1. 内镜检查

内镜检查为首选的确诊检查方法，胃溃疡患者应常规进行活检，以排除癌变的可能性。

2. X 线钡餐检查

X 线钡餐检查适用于不能或不愿进行内镜检查的患者。

3. 胃液分析

胃液分析仅有辅助诊断价值。

4. 粪便隐血检查

粪便隐血检查用于可疑消化道出血和溃疡恶变的患者。

5. 幽门螺杆菌（HP）检查

HP 检查用于判别是否伴 HP 感染。

四、诊断与鉴别诊断

依据本病慢性病程、周期性发作及节律性上腹痛等典型表现，一般可做出初步临床诊断。但消化性溃疡的确定诊断，尤其是症状不典型者，需通过内镜或 X 线钡餐检查才能建立。

需要鉴别的主要疾病有功能性消化不良、慢性胃十二指肠炎、胃泌素瘤、胃癌、胃黏膜脱垂、胆囊炎及胆石症。

五、治疗与预防

消化性溃疡治疗的目标是消除症状、促进愈合、预防复发及防治并发症。

1. 一般治疗

轻症患者可在门诊治疗,症状较重或有并发症者需休息或住院治疗。应禁用损伤胃黏膜的非甾体抗炎药。精神紧张、情绪波动时,可用镇静药,但不宜长期服用。

2. 药物治疗

(1)减少损害因素的药物。

①抗酸剂:常用的抗酸剂有氢氧化铝凝胶、达喜、铝镁合剂、乐得胃等。

②胃酸分泌抑制剂:a. 组胺 H_2 受体拮抗剂,常用的有西咪替丁、雷尼替丁、法莫替丁等。b. 质子泵抑制剂,常用的有奥美拉唑、兰索拉唑、雷贝拉唑、泮托拉唑等。

(2)加强保护因素的药物。

①硫糖铝:对十二指肠溃疡和胃溃疡均有较好的疗效。

②三钾二枸橼络合铋:有保护膜覆盖溃疡面而促进其愈合和较强的抑制幽门螺杆菌的作用。

③替普瑞酮(商品名:施维舒),有增加胃黏液和促进溃疡愈合的作用。

(3)HP 根除治疗:应用于伴有幽门螺杆菌感染的消化性溃疡。

标准方案:PPI 标准治疗剂量(每天 2 次)+阿莫西林 1.0 g(每天 2 次)+克拉霉素 0.5 g(每天 2 次)。也可换服其他抗菌剂,如四环素、甲硝唑、替硝唑、呋喃唑酮等。可提高溃疡的治愈率,降低复发率。

(4)对症和辅助治疗:促动力药,如吗丁啉、莫沙必利等,适用于胃溃疡或消化性溃疡伴消化不良症状的患者。

3. 手术治疗

绝大多数消化性溃疡经内科治疗后可以愈合,因此决定是否手术应取慎重态度。一般手术指征为经过严格内科治疗不愈的顽固性溃疡,胃溃疡疑是恶变者或有严重并发症内科治疗不能奏效者。

4. 并发症及处理

(1)上消化道出血是消化性溃疡最常见的并发症,诊疗常规见"消化道出血"。

(2)幽门梗阻。十二指肠球部或幽门溃疡易发生幽门梗阻。治疗包括:①纠正失水、电解质紊乱及代谢性碱中毒;②胃管减压;③静脉注射抑酸剂,静脉注射阿莫西林。保守治疗经 1～2 周未见好转者,提示梗阻为器质性,应外科手术治疗。

(3)穿孔:急性穿孔是消化性溃疡严重的并发症之一,需与其他急腹症鉴别,确诊后常需紧急手术治疗。亚急性穿孔一般只引起局限性腹膜炎,经非手术疗法,可以痊愈。慢性穿透性溃疡疼痛剧烈、顽固且节律性消失,常放射致背部。内科治疗难以奏效,可考虑手术治疗。

（4）癌变：溃疡者发生癌变后，应尽快手术治疗。

5. 预防

注意培养稳定的精神情绪，锻炼身体，增强体质。养成良好的生活饮食习惯，节制烟酒，避免暴饮暴食及吃刺激性药物和食物，注意生活规律，劳逸结合，避免各种诱发因素。

第五节　功能性消化不良

功能性消化不良（FD）是指具有上腹痛，以及腹胀、早饱、嗳气、厌食、恶心、呕吐等上腹部不适症状，经各项检查排除器质性疾病的一组综合征，症状可持续存在或反复发作。

一、临床表现

1. 上腹痛

64%～85%的 FD 患者有上腹痛症状，是 FD 的常见症状之一。总体来看，上腹痛没有明确的规律性，50%的患者为餐前饥饿痛，40%进食后可缓解，但约40%的患者在进餐后 0.5～3.0 小时腹痛持续存在。需要注意的是，在罗马 Ⅱ 标准中着重提出 FD 上腹痛的部位应该位于腹部正中线及附近区域，左右侧肋下区域的疼痛不再被认为是 FD 的症状。

2. 上腹部不适

FD 上腹部不适包括腹胀、早饱、嗳气、厌食、恶心、呕吐等一系列症状，症状发生部位与腹痛相似，也是位于腹部正中线及附近区域，左右侧肋下区域的不适不再被认为是 FD 的症状。其中，恶心、呕吐症状在我国 FD 人群中发生率低于国外报道，呕吐物多为当餐食物，出现隔餐食物者极少见。需要注意的是，既往被列入 FD 腹部不适症状中的反酸、胃灼热症状，目前已归入胃食管反流病的症状中，因此不再被视为 FD 症状。

3. 其他消化系统表现

30%～50%的 FD 患者还可能有腹泻、便秘、大便不尽感等肠易激综合征（IBS）表现，部分患者有焦虑、恐惧、疑病等精神症状。

二、辅助检查

FD 没有特征性临床检查指标，临床检查的目的是排除引起消化不良症状的一些器质性疾病，主要检查内容包括：①胃镜检查，排除消化性溃疡、糜烂、食管炎、肿瘤等器质性病变。需要指出的是，胃镜检查发现有轻度花斑样充血者，只要没有胃黏膜糜烂，仍可诊断为 FD。②肝功能、B 超检查，排除肝胆胰疾病。③实验室检查，排除糖尿病、结缔组织病、甲状腺疾病、肾脏疾病及精神病。④无腹部手术史。当患者出现下列"报警"

症状时，应立即进行上述必要的检查：①年龄大于45岁近期出现症状。②贫血、呕血或黑便。③消瘦，体重下降大于等于3 kg。④黄疸。⑤发热。⑥吞咽困难。⑦腹部包块。⑧症状进行性加重。

三、诊断与鉴别诊断

FD的诊断目前采用的是罗马Ⅱ标准，即过去12个月内至少12周（连续或不连续）有上腹痛或上腹部不适症状，同时应排除：①引起消化不良的器质性疾病，包括胃镜检查正常、无肝胆胰疾病，常规生化检查排除糖尿病、结缔组织病、甲状腺功能异常、肾功能异常。②消化不良症状的发生和缓解与排便无关（非IBS所致）。分型：罗马Ⅱ标准中FD根据症状被分为溃疡型、动力不足型和非特异型3个亚型。溃疡型是指患者主要症状表现为上腹痛；动力不足型患者以上腹不适为主要症状，包括腹胀、早饱、嗳气、恶心等；非特异型则是指症状不符合前两型的患者。

FD应与慢性肝病、胆石症、慢性胰腺炎、胃肠器质性疾病、内分泌疾病、结缔组织病等相鉴别，可根据不同的临床表现，选择合理的检查方法，排除上述疾病。

四、治疗

FD治疗的目标是消除症状，不同患者对药物的反应不同，因此目前尚无常规的治疗方案，应遵循个体化和按需治疗原则。

1. 饮食治疗

应避免烟、酒、刺激性食物及油腻饮食，尽量避免服用非甾体消炎药。

2. 心理治疗

对于有抑郁、紧张、焦虑等精神因素者，可给予心理暗示治疗；对于过度紧张者，可给予阿米替林、多塞平、安定、百忧解等药物治疗，如治疗有效，且无不良反应，可坚持治疗3～4周，以后逐渐减量。

3. 抑酸剂治疗

对溃疡型患者，可选用H_2受体拮抗剂，如西咪替丁、雷尼替丁、法莫替丁等，疗程通常为4～6周。也可选用质子泵抑制剂，如奥美拉唑、兰索拉唑等，疗程为2～4周。

4. 胃黏膜保护剂

主要包括胶体铋、硫糖铝、替普瑞酮等，疗程为2～4周。

5. 促动力药物

目前可供选择的药物包括红霉素、甲氧氯普胺、多潘立酮、莫沙必利，以及一些中药制剂，如邦消安、四磨汤等。

6. 抗幽门螺杆菌治疗

由于幽门螺杆菌在FD发病中的作用还存在争论，抗幽门螺杆菌治疗对缓解FD症状的作用报道不一，因此目前并不提倡对FD患者进行抗幽门螺杆菌治疗。

第六节　慢性病毒性肝炎

慢性病毒性肝炎系由乙型肝炎病毒和丙型肝炎病毒等持续感染引起的肝脏慢性炎症坏死性疾病。

引起慢性病毒性肝炎常见的病毒有乙型肝炎病毒、丙型肝炎病毒和丁型肝炎病毒。

一、临床表现

轻型患者可无明显症状，仅在体检时发现肝大和肝功能异常。症状有乏力、全身不适、食欲减退、肝区不适或疼痛、腹胀等。体检发现面色晦暗、巩膜黄染、肝掌和蜘蛛痣。肝、脾肿大。严重时可有腹水、下肢水肿。

慢性乙型肝炎常有肝外损害的表现，如皮疹、关节炎、肾小球肾炎、结节性多动脉炎等。

二、辅助检查

1. 肝功能检查

了解肝脏功能损害的程度。

2. 免疫学检查

乙型肝炎患者，应检查乙肝二对半，HBV-DNA 定量或半定量；丙型肝炎患者应检查丙肝病毒的核糖核酸（HCV-RNA）和抗丙型肝炎病毒（HCV）；其他慢性肝炎患者应检查巨细胞病毒（CMV）、EB 病毒（EBV）和柯萨奇病毒。

3. B 超

了解肝脏形态、肿大程度和脾脏肿大的情况。

4. 肝穿刺活检

从组织学了解其炎症分级和肝纤维化的分期。

三、诊断与鉴别诊断

根据临床表现、肝功能、肝穿刺活检和病原学检查不难诊断。

本病应与急性病毒性肝炎、酒精性肝炎、自身免疫性肝炎、药物性肝损害和肝硬化相鉴别。

四、治疗与预防

1. 一般治疗

活动期住院，卧床休息，给予多种维生素，禁酒。

2. 抗病毒治疗

目的是抑制乙型肝炎病毒（HBV）和 HCV 复制，使肝病缓解，防止肝硬化和肝癌的发生。可用干扰素、核苷类药物等。

3. 护肝治疗

水飞蓟和多烯磷脂酰胆碱。

4. 接种乙肝疫苗

严格掌握输血及血制品应用指征。若医务人员被患者血液污染，应用高效价乙肝免疫球蛋白。

第七节　肝硬化

肝硬化是一种以肝组织弥漫性纤维化、假小叶和再生结节形成为特征的慢性肝病。临床上有很多系统受累，以肝功能损害和门静脉高压为主要表现，晚期常出现消化道出血、肝性脑病、继发性感染等严重并发症。

一、临床表现

目前，临床上仍将肝硬化分为肝功能代偿期和肝功能失代偿期，但两期界限尚不清楚。

1. 代偿期

乏力、食欲减退和恶心等，症状轻，缺乏特异性。肝功能正常或轻度异常。

2. 失代偿期

乏力和消化道症状更明显，如食欲缺乏、厌油和腹胀等；出血倾向和贫血、皮肤和巩膜黄染、慢性肝病面容、肝掌和蜘蛛痣；男性乳房发育，女性月经不调；脾大，腹壁静脉曲张，腹水，肝脏触及质地坚硬。

3. 并发症

上消化道出血、肝性脑病、感染、肝肾综合征、肝肺综合征、原发性肝癌和电解质紊乱。

二、辅助检查

1. 肝功能试验

代偿期的肝功能大多正常和轻度异常。失代偿期的则明显异常。

2. 腹水检查

腹水一般为漏出液，如并发自发性腹膜炎，则介于漏出液和渗出液。

3. 血常规

代偿期大多正常，失代偿期常有脾亢所致"三少"。

4. 影像学检查

B超、CT和MRI诊断肝硬化有价值。胃肠钡餐发现食管和胃底静脉曲张提示门静脉高压时的侧支循环存在。

5. 内镜检查

确定食管和胃底静脉曲张的部位和程度。并发消化道出血可判定出血部位和进行止血治疗。

6. 肝穿刺活组织检查

肝穿刺活组织检查为确诊肝硬化的方法。

三、诊断与鉴别诊断

根据病毒性肝炎或长期饮酒等病史、肝功能减退和门静脉高压症的临床表现，以及影像学检查等，可做出初步的临床诊断。肝活组织检查发现假小叶形成对肝硬化有确诊价值。

需要鉴别的重要疾病有慢性肝炎、原发性肝癌、结核性腹膜炎、缩窄性心包炎等。

四、治疗与预防

本病无特效治疗，关键在于早期诊断、针对病因和加强一般治疗，使病情缓解且延长代偿期；对失代偿期患者主要是对症治疗，改善肝功能及并发症的治疗。

1. 一般治疗

代偿期患者适当减少活动，失代偿期应以卧床休息为主。以高热量、高蛋白质和纤维丰富而易消化的食物为宜，禁酒及避免进食粗糙、坚硬的食物，禁用损害肝脏的药物。

2. 药物治疗

①维生素和消化酶。②水飞蓟。③秋水仙碱。④活血化瘀的中药。

3. 腹水的治疗

①限制钠、水的摄入。②利尿药。③放腹水加输白蛋白。④定期、少量、多次输新鲜血浆。⑤腹水浓缩液回输。⑥腹腔－颈静脉引流。⑦经颈静脉肝内门腔静脉分流术（TIPS）治疗。

4. 门静脉高压的治疗

门静脉高压的治疗以手术治疗为主，比如分流术、断流术和脾切除术。

5. 并发症治疗

①上消化道出血：诊疗常规见"消化道出血"。自发性腹膜炎：易发展为败血症，常迅速加重肝损害。早期、足量和联合应用抗菌药物，尽量根据细菌培养的药敏进行选用或调整抗菌药物。②肝性脑病：限制蛋白摄入，纠正低钾和碱中毒，减少肠道氨的吸收，促进体内氨的代谢等。③肝肾综合征：目前尚无有效治疗。控制消化道出血和感染等诱因，输液量应量出为入，适量应用利尿药物。

6. 肝移植

肝移植是晚期肝硬化的最佳治疗方法。

7. 预防

本病预防关键在于积极治疗原发病，慢性乙型肝炎和丙型肝炎若为病毒阳性，应尽可能抗病毒治疗；长期生活在血吸虫病疫区的患者，应定期检查和行病原治疗；慢性酒精性肝病患者，应戒酒；等等。

第八节　胰腺炎

一、急性胰腺炎

急性胰腺炎是一种以腹痛和血清胰酶水平升高为主要特征的胰腺的急性炎症。急性胰腺炎有轻、重两种类型。轻者常呈自限性，而重者易出现并发症，病情凶险，死亡率高。

急性胰腺炎的病理变化，一般分为水肿型和出血坏死型两型。两型代表着疾病的不同阶段。水肿型胰腺炎症状较轻，呈自限性经过；出血坏死型胰腺炎病情重、进展快、病死率高。但在临床上，在没有病理依据的情况下，有时不易将水肿型胰腺炎与出血坏死型胰腺炎截然区分开来。因此，往往依据临床表现及转归，将急性胰腺炎分为轻型急性胰腺炎和重症急性胰腺炎。

（一）临床表现

1. 典型临床表现

主要症状是急性发作的上腹痛，可向腰背部放射。严重疼痛持续存在，甚至范围扩大常提示胰腺坏死。伴恶心、呕吐时提示局部或者广泛的肠麻痹。体征主要为腹部压痛。

2. 重症急性胰腺炎表现

因伴有并发症，所以症状易变而且多样，除典型症状外还可能出现中度以上发热、心率加快、血压下降甚至休克、少尿、肠麻痹、腹胀、呼吸窘迫、意识障碍，以及水、电解质和酸碱平衡紊乱等。体征除腹部压痛外，常有腹肌紧张和反跳痛。少部分患者可见胁腹皮肤呈灰紫斑（格雷·特纳征）或脐周皮肤发绀（卡伦征）。

3. 并发症

全身并发症，如成人呼吸窘迫综合征（ARDS）、休克、急性肾功能衰竭、胰性脑病、心功能不全等；局部并发症可有胰腺脓肿、假性囊肿和胰腺坏死等。

（二）辅助检查

1. 实验室检查

血清酶，尤其是血淀粉酶，是最常用于急性胰腺炎诊断的实验室指标。其他指标，如白细胞计数、血CRP、血钙、血糖等，有利于判断病情的严重程度和预后。

2. 影像学检查

超声是临床常用的筛查手段；CT 被认为是临床上最可靠的影像学指标，甚至是"金标准"，对疾病的诊断、并发症的判断和胰腺炎严重程度的分级都有重要的意义。

对怀疑急性胰腺炎的患者，血清酶学为主要的筛查指标，检查阳性时高度怀疑急性胰腺炎。在发病初期 24～48 小时行 B 超检查，可以初步判断胰腺组织形态学变化。但因急性胰腺炎（AP）胃肠道积气的影响，超声对 AP 往往不能做出准确判断。一般将 CT 扫描作为诊断 AP 的标准影像学方法。推荐以下患者进行 CT 检查：①临床诊断重症急性胰腺炎（SAP）或经治疗 72 小时病情改善不明显者。②临床症状改善后，再次出现病情加重提示有并发症发生者。而初次 CT 提示 SAP 或者临床考虑出现并发症发生者，应在 7～10 天后复查增强 CT。

（三）诊断与鉴别诊断

1. 急性胰腺炎的诊断依据

①典型的临床症状：腹痛、恶心、呕吐。②血清酶学水平升高为正常值上限的 3 倍以上。③影像学有胰腺急性炎症的表现。

2. 重症急性胰腺炎的诊断

主要是在急性胰腺炎诊断的基础上出现下列情况之一：①全身并发症。②局部并发症。③ Ranson 评分 ≥ 3 分或者 APACHEII 评分 ≥ 8 分。④ CT 分级为 D、E 级。

3. 需要鉴别其他表现为急性腹痛的疾病

心肌梗死、胆系疾病、消化性溃疡穿孔、肠梗阻、高位阑尾炎及肠血管性疾病等。

（四）治疗与预防

1. 内科治疗

（1）一般对症支持治疗和监护、补液、补充能量、镇痛和营养支持。

（2）减轻炎症和保护胰腺。

①禁食及胃肠减压，需禁食 1～3 天，病情重者除延长禁食时间外，还需胃肠减压。

②抑制胰腺分泌，临床常用生长抑素及其类似物，如善宁（0.4～0.6 mg/d）、施他宁（6 mg/d）。H_2 受体拮抗剂或 PPI 有一定间接抑制胰腺分泌的作用。

③抑制胰酶活性，如抑肽酶、乌司他丁等制剂。

④改善胰腺微循环，可选用右旋糖酐、川芎嗪等药物。

（3）抗生素：早期给予广谱抗生素，可防止继发感染，缩短病程，减少并发症。推荐甲硝唑联合喹诺酮类药物为一线用药，疗效不佳时根据药敏改用其他广谱抗生素，疗程为 7～14 天，特殊情况下可延长应用。临床上无法用细菌感染来解释发热等表现时，应考虑到真菌感染的可能，可经验性应用抗真菌药物。

（4）其他：有血糖升高者，可给予小剂量胰岛素治疗。

2. 中医中药治疗

可采用清胰汤加减。清胰汤主要成分为柴胡、黄连、黄芩、木香、白芍、大黄粉（后下）、芒硝。

3. 内镜治疗

急性胆源性胰腺炎合并胆道梗阻，可行内镜逆行胰胆管造影（ERCP）及内镜下十二指肠乳头括约肌切开术（EST）治疗。

4. 外科治疗

急性胰腺炎内科治疗无效并出现以下情况者，可考虑手术治疗：①诊断不能肯定，且不能排除其他急腹症者。②伴有胆道梗阻，需要手术解除梗阻者。③并发胰腺脓肿或胰腺假性囊肿者。④腹膜炎经腹膜透析或抗生素治疗无好转者。

5. 并发症治疗

在急性胰腺炎疾病本身治疗的基础上，根据不同的并发症，采取相应的治疗措施。

6. 预防

急性胰腺炎预防的关键在于急性发作控制后尽可能地查明并消除病因，如戒酒、治疗胆石症等。

二、慢性胰腺炎

慢性胰腺炎（CP）是一种以胰腺外分泌组织纤维化为特征的，最终发生胰腺外分泌和内分泌功能毁损的慢性炎症病变。

慢性胰腺炎常分为3种类型。

1. 慢性钙化性胰腺炎

此型最常见，其特征为胰实质内散在的纤维化改变伴胰管内结石、蛋白栓形成及胰管的损伤。酒精中毒是该型胰腺炎的主要原因。

2. 慢性梗阻性胰腺炎

此型表现为胰管均一性梗阻伴有胰实质萎缩，最终为纤维组织所代替。引起该型胰腺炎的主要原因是胰管内肿瘤，少部分由胰管良性狭窄引起。

3. 慢性炎症性胰腺炎

此型的特征是纤维化，单核细胞的浸润和胰实质的萎缩，常发生于自身免疫性疾病，如原发性硬化性胆管炎等。

（一）临床表现

1. 腹痛

腹痛常见，占90%左右。多在上腹部，常放射至背部，并在进食和饮酒后加重。

2. 胰腺外分泌不足的表现

胰腺外分泌不足的表现包括脂肪泻和长期腹泻致患者营养不良及脂溶性维生素缺乏等。

3. 胰腺内分泌不足的表现

胰腺内分泌不足的表现主要是糖耐量异常和糖尿病。

4. 体征

上腹可有轻微压痛。少数患者因胰头显著纤维化或假性囊肿压迫胆总管，可出现持续或缓慢加深的梗阻性黄疸。

5. 并发症

并发症包括胰腺假性囊肿、胰瘘、胰性腹水、脾静脉血栓形成、假性动脉瘤、消化道出血及胰腺癌等。

（二）辅助检查

1. 胰腺外分泌功能试验

胰腺外分泌功能试验有多种，如胰泌素试验、伦德试验和胰功肽试验等。

2. 胰腺内分泌功能试验

胰腺内分泌功能试验异常者可出现血糖、尿糖升高，葡萄糖耐量试验异常。

3. 胰腺形态学检查

胰腺形态学检查有腹部平片、B 型超声、CT、ERCP 和超声内镜检查术（EUS）等。异常表现包括胰腺增大或者萎缩、胰腺结石及钙化、胰腺囊肿，以及胰管管腔的异常。

4. 病理学检查

特征是胰腺的纤维化，主要用于与胰腺癌的鉴别。

常规血液学检查无助于慢性胰腺炎的诊断。对有典型症状的患者，应尽可能做胰腺（或胰管）的影像学检查和外分泌功能检查，力求达到基本确诊水平。对疑似患者，应做影像学检查，影像学检查阴性的患者，有条件的单位可做病理检查。

（三）诊断与鉴别诊断

在排除胰腺癌的基础上，建议将下述 4 项作为 CP 的主要诊断依据：①典型的临床表现（腹痛、胰腺外分泌功能不全症状）。②病理学检查。③影像学上有 CP 的胰胆改变征象。④实验室检查有胰腺外分泌功能不全依据。①为诊断所必须；②阳性可确诊；①＋③可基本确诊；①＋④为疑似患者。

CP 应与急性复发性胰腺炎和胰腺及壶腹周围的肿瘤相鉴别。此外，胰源性腹泻尚需和小肠吸收不良综合征相鉴别。

（四）治疗与预防

1. 急性发作期

治疗同急性胰腺炎。

2. 慢性期

（1）饮食：宜清淡、低脂肪饮食，可用中链脂肪酸代替脂肪饮食，禁酒，避免饱餐。

（2）纠正胰酶不足：采用各种胰酶制剂作为替代疗法。对胃酸分泌量高者，可同时

服用 H_2 受体拮抗剂，其有增强胰酶的药理作用，胰源性腹泻明显者可补充钙片、脂溶性维生素（如维生素 K、维生素 A、维生素 D）。

（3）止痛：对于控制饮食和胰酶替代治疗无效的患者，可采用包括生长抑素、抑酸剂、止痛剂、内镜下胰管扩张和取石、腹腔神经丛封闭等措施在内的综合治疗。仍无效时，手术治疗可作为最后的治疗手段。

（4）并发症治疗：内科以对症治疗为主，无效时应进行手术治疗。

（5）内镜治疗：包括奥迪括约肌切开、内镜下胰管扩张、胰管切开取石，以及 EUS 下假性囊肿引流等。

（6）外科手术。手术适应证：①伴有剧烈顽固性疼痛经内科治疗无效者。②胰腺有假性囊肿或结石者。③伴有可手术治疗的胆道病变，如结石、胆管狭窄。④慢性胰腺炎引起难以消退的阻塞性黄疸者。⑤不能排除胰腺癌者。

3. 预防

慢性胰腺炎的预防主要是及早发现和消除危险因素，如戒酒和治疗胆石症等。

第九节　消化道出血

消化道出血是临床常见严重的症候。消化道是指从食管到肛门的管道，包括胃、十二指肠、空肠、回肠、盲肠、结肠及直肠。上消化道出血部位是指十二指肠悬韧带以上的食管、胃、十二指肠、上段空肠及胰管和胆管的出血。十二指肠悬韧带以下的肠道出血称为下消化道出血。

消化道出血可由消化道本身的炎症、机械性损伤、血管病变、肿瘤等因素引起，也可由邻近器官的病变和全身性疾病累及消化道所致。

一、临床表现

消化道出血的临床表现取决于出血病变的性质、部位、失血量与速度，与患者的年龄、心、肾功能等全身情况也有关系。

1. 出血方式

急性大量出血多数表现为呕血和黑便；慢性小量出血则以粪便隐血阳性为表现；出血部位在空肠十二指肠悬韧带以上时，临床表现为呕血或咖啡色胃内容物；黑粪或柏油样粪便表示出血部位在下胃肠道，但如十二指肠部位病变的出血速度过快时，在肠道停留时间短，粪便颜色会变成紫红色。右半结肠出血时，粪便颜色为鲜红色。在空肠、回肠及右半结肠病变引起小量渗血时，也可有黑粪。

2. 失血性周围循环衰竭

临床上可出现头昏、心悸、恶心、口渴、黑矇或晕厥；皮肤由于血管收缩和血液灌注不足而呈灰白、湿冷、体表静脉往往瘪陷。进一步可出现精神萎靡、烦躁不安，甚至反应迟钝、意识模糊。

3. 氮质血症

氮质血症由消化道出血后血液蛋白的分解产物通过肠道被吸收，失血性周围循环衰竭造成肾血流暂时性减少，肾小球滤过率和肾排泄功能降低引起。在纠正低血压、休克后，血中尿素氮可迅速降至正常。

4. 发热

多数患者在24小时内常出现低热。发热的原因可能是血容量减少、贫血、周围循环衰竭、血分解蛋白的吸收等因素导致体温调节中枢的功能障碍。

二、诊断与鉴别诊断

1. 上消化道大量出血的早期识别

若急性周围循环衰竭征象的出现先于呕血和黑粪，必须与脓毒症休克、过敏性休克、心源性休克或其他病因引起的出血性休克相鉴别。

上消化道出血引起的呕血和黑粪首先应与由鼻出血、拔牙或扁桃体切除而咽下血液所致者加以区别，也需与咯血相区别。此外，口服禽畜血液、骨炭、铋剂和某些中药也可引起粪便发黑，有时需与上消化道出血引起的黑粪相鉴别。

2. 正确评估消化道的出血量

正确评估消化道的出血量是指导救治的重要依据之一。出血后，患者症状的轻重与出血量有密切关系，可根据呕血量、便血量、临床症状、生命指征（BP、P、R）及辅助检查加以判断。

（1）大便隐血阳性说明消化道出血量大于5 mL，有黑便时出血量大于60 mL，上消化道出血量大于100 mL可有柏油便。胃内积血250 mL以上出现呕血。消化道出血1 000 mL以上出现血便而非黑便。

（2）消化道出血量小于血量的10%（成年人为500 mL以下），一般无临床症状和体征。出血量大于15%（成年人为600 mL以上），出现血压下降（1.33 kPa）、心率加快（可达100次/min），有心慌、头晕、口干、尿少（小于25 mL/h）。出血量大于30%（成年人为1 000 mL以上），血压下降可在2.67 kPa以上，心率为120次/min左右，出现四肢发凉、面色苍白、躁动不安、少尿（小于17 mL/h）等早期休克征。出血量大于40%（成年人为1 600 mL以上），血压降为10.6 kPa以下，心率为120次/min以上，出现严重休克、意识障碍、无尿（24小时尿量小于100 mL）。

（3）机体失血后，由于细胞内液和组织间液进入血管，加之输液等因素，血液开始稀释，一般血液稀释1/3约需2小时，稀释1/2需8小时左右，因此血红蛋白（Hb）下降。通常每失血300 mL，Hb下降10 g/L。

3. 出血的病因和部位的诊断

（1）病史与体征：消化性溃疡伴出血者80%～90%都有长期规律性上腹疼痛史，并在饮食不当、精神疲劳等诱因下并发出血，出血后疼痛减轻，急诊或早期胃内镜检查即可发现溃疡出血灶。呕出大量鲜红色血而有慢性肝病史，伴有肝功能失代偿和门静脉高压体征时，以食管静脉曲张破裂出血为最大可能。

（2）特殊诊断方法。

① X 线钡剂检查：仅适用于出血已停止和病情稳定的患者，其对急性消化道出血病因诊断的阳性率不高。

②内镜检查。

③血管造影：只要出血量每分钟大于 0.5 mL，即可明确出血部位。

④放射性核素显像。

⑤胶囊内镜：对反复内镜和 X 线钡餐检查原因仍不明者。

三、治疗与预防

1. 一般治疗

卧床休息，生命体征监测。

2. 补充血容量

当 Hb ＜ 9 g/dL，收缩压低于 12 kPa（90 mmHg）时，应立即输入足够量的全血。对肝硬化门静脉高压的患者，要提防因输血而增加门静脉压力激发再出血的可能性。要避免输血、输液量过多而引起急性肺水肿或诱发再次出血。

3. 上消化道大量出血的止血处理

（1）冰水洗胃：通过胃管以 10 ～ 14℃冰水反复灌洗胃腔，使其血管收缩、血流减少，并可使胃分泌和消化受到抑制。

（2）口服止血剂：血管收缩剂，如去甲肾上腺素 8 mg 加于冰盐水 150 mL 分次口服，可使出血的小动脉强烈收缩而止血。此法不主张老年人使用。

（3）抑制胃酸分泌和保护胃黏膜：H_2 受体拮抗剂和质子泵抑制剂在大量出血时可静脉注射。

（4）内镜止血。

（5）食管静脉曲张出血的非外科手术治疗。

①气囊压迫是一种有效的，但仅是暂时控制出血的非手术治疗方法。

②降低门静脉压力的药物治疗：可选用的药物有血管收缩剂和血管扩张剂。①血管升压素及其衍生物。②生长抑素及其衍生物，如奥曲肽（善得定，Sandostatin）。③血管扩张剂不主张在大量出血时用，而认为其与血管收缩剂合用或止血后预防再出血时用较好。

4. 下消化道大量出血的处理

基本措施是输血、输液、纠正血容量不足引起的休克。尽可能排除上消化道出血的可能，再针对下消化道出血的定位及病因诊断而做出相应治疗。内镜下止血治疗是下消化道出血的首选方法。

第五章 心血管系统疾病

第一节 急性心力衰竭

急性心力衰竭又称急性心功能不全，是由心脏做功不正常引起血流动力学改变而导致的心脏和神经内分泌系统的异常反应的临床综合征。机械性循环障碍引起的心力衰竭，称为机械性心力衰竭。心脏泵血功能障碍引起的心力衰竭，统称为泵衰竭。由各种原因引起的发病急骤、心排血量在短时间内急剧下降，甚至丧失排血功能引起的周围循环系统灌注不足，称为急性心力衰竭。

一、诊断

（一）症状

根据心脏排血功能减退程度、速度和持续时间的不同，以及代偿功能的差别，分为下列四种类型表现：昏厥型、心源性休克型、急性肺水肿型、心搏骤停型。

1. 昏厥型

昏厥型又称为心源性昏厥，以突发的短暂意识丧失为主。发作时间短暂，发作后意识立即恢复。并伴随面色苍白、出冷汗等自主神经功能障碍的症状。

2. 心源性休克型

早期见意识清醒、面色苍白、躁动、出冷汗、稍有气促；中期见意识淡漠、恍惚、皮肤湿冷、口唇四肢发绀；晚期见昏迷、发绀加重、四肢厥冷过肘膝、尿少，同时见颈静脉怒张等体循环淤血症状。

3. 急性肺水肿型

突发严重气急、呼吸困难伴窒息感，咳嗽，咳粉红色泡沫样痰（严重者由鼻、口涌出）。

4. 心搏骤停型

意识突然丧失（可伴全身抽搐）和大动脉搏动消失，并伴呼吸微弱或停止。

（二）体征

1. 昏厥型

意识丧失，数秒后可见四肢抽搐、呼吸暂停、发绀，称为阿－斯综合征。伴自主神经功能障碍症状，如出冷汗、面色苍白。心脏听诊可发现心律失常、心脏杂音等体征。

2. 心源性休克型

早期脉搏细尚有力，血压不稳定，有下降趋势，脉压小于 2.7 kPa（20 mmHg）；中期意识恍惚、淡漠，皮肤呈花斑纹样，厥冷，轻度发绀，呼吸深快，脉搏细弱，心音低钝，血压低，脉压小，尿量减少；晚期昏迷状态，发绀明显，四肢厥冷过肘、膝，脉搏细或不能触及，呼吸急促表浅，心音低钝，呈钟摆律、奔马律。严重持久不纠正时，合并消化道出血，甚至弥散性血管内凝血（DIC）。

3. 急性肺水肿型

端坐呼吸，呼吸频率快，30～40 次/min，严重发绀，大汗，早期肺底少量湿啰音，晚期两肺布满湿啰音，心脏杂音常被肺内啰音掩盖而不易听出，心尖部可闻及奔马律和哮鸣音。

4. 心搏骤停型

严重心功能不全的表现，昏迷伴全身抽搐，大动脉搏动消失，心音听不到，呼吸微弱或停止，全身发绀，瞳孔散大。

（三）检查

1. X 线检查

胸部 X 线检查对左心衰竭的诊断有一定帮助。除原有心脏病的心脏形态改变外，主要为肺部改变。

（1）间质性肺水肿：产生于肺泡性肺水肿之前，部分病例未出现明显临床症状时，已先出现下述一种或多种 X 线征象。

①肺间质淤血，肺透光度下降，可呈云雾状阴影。

②由于肺底间质水肿较重，肺底微血管受压而将血流较多地分布至肺尖，产生肺血流重新分配，使肺尖血管管径等于甚至大于肺底血管管径，肺尖纹理增多、变粗，尤显模糊不清。

③上部肺野内静脉淤血可致肺门阴影模糊、增大。

④肺叶间隙水肿可在两肺下野周围形成水平位的克利 B 线。

⑤上部肺野小叶间隙水肿形成直而无分支的细线，常指向肺门，即克利 A 线。

（2）肺泡性肺水肿：两侧肺门可见向肺野呈放射状分布的蝶状大片雾状阴影；小片状、粟粒状、大小不一结节状的边缘模糊阴影，可广泛分布两肺，可局限于一侧或某些部位，如肺底、外周或肺门处；重度肺水肿可见大片绒毛状阴影，常涉及肺野面积的50% 以上；也有表现为全肺野均匀模糊阴影者。

2. 动脉血气分析

左心衰竭引起不同程度的呼吸功能障碍，病情越重，动脉血氧分压（PaO_2）越低。动脉血氧饱和度低于 85% 时，可出现发绀。多数患者动脉二氧化碳分压（$PaCO_2$）中度降低，系 $PaCO_2$ 降低后引起的过度换气所致。老年、衰弱或意识模糊患者，$PaCO_2$ 可能升高，引起呼吸性酸中毒。酸中毒致心肌收缩力下降，且心电活动不稳定，易诱发心律失常，加重左心衰竭。如肺水肿引起 $PaCO_2$ 明显降低，可出现代谢性酸中毒。动脉血气分析对早期肺水肿诊断帮助不大，但据所得结论观察疗效则有一定意义。

3. 血流动力学监护

在左心衰竭的早期即行诊治，多可挽回患者生命。加强监护，尤其是血流动力学监护，对早期发现和指导治疗至关重要。

应用血流导向气囊导管在床边即可监测肺动脉压（PAP）、肺毛细血管楔嵌压（PCWP）和心排血量（CO）等，并推算出心排血指数（CI）、肺总血管阻力（TPR）和外周血管阻力（PVR）。其中，间接反映左房舒张末压（LAP）和左室舒张末压（LVEDP）的 PCWP 是监测左心功能的一个重要指标。在血浆胶体渗透压正常时，心源性肺充血和肺水肿是否出现取决于 PCWP 水平。当 PCWP 为 2.40 ～ 2.67 kPa（18 ～ 20 mmHg），出现肺充血；PCWP 为 2.80 ～ 3.33 kPa（21 ～ 25 mmHg），出现轻度至中度肺充血；PCWP 高于 4.0 kPa（30 mmHg），出现肺水肿。

肺循环中血浆胶体渗透压为是否发生肺水肿的另一重要因素，若与 PCWP 同时监测，则价值更大。即使 PCWP 在正常范围内，若其与血浆胶体渗透压之差小于 0.533 kPa（4 mmHg），也可出现肺水肿；若 PCWP 与血浆胶体渗透压均正常，出现肺水肿，则应考虑肺毛细管通透性增加。

左心衰竭患者的血流动力学变化先于临床和 X 线改变，PCWP 升高先于肺充血。根据血流动力学改变，参照 PCWP 和 CI 两项指标，可将左心室功能分为 4 种类型。

Ⅰ型：PCWP 和 CI 均正常，无肺充血和末梢灌注不足，予以镇静剂治疗。

Ⅱ型：PCWP ＞ 2.40 kPa（18 mmHg），CI 正常，仅有肺淤血，予以血管扩张剂加利尿剂治疗。

Ⅲ型：PCWP 正常，CI ＜ 2.2 L/（min·m^2）。仅有末梢灌注不足，予以输液治疗。

Ⅳ型：PCWP ＞ 2.40 kPa（18 mmHg），CI ＜ 2.2 L/（min·m^2），兼有肺淤血和末梢灌注不足，予以血管扩张剂加强心药（如儿茶酚胺）治疗。

4. 心电监护及心电图检查

心电监护及心电图检查可以发现心脏左、右房室肥大及各种心律失常改变。严重致命的心律失常，如室性心动过速、紊乱的室性心律、室颤、室性自律心律，甚至心室暂停、严重窦缓、Ⅲ度房室传导阻滞等，有助于诊断。

5. 血压及压力测量

（1）动脉血压下降：心源性休克时动脉血压下降是特点，收缩压小于 10.6 kPa（80 mmHg），一般均在 9.2 kPa（70 mmHg），脉压小于 2.7 kPa（20 mmHg）；高血压者血压较基础血压下降 20% 以上或降低 4 kPa（30 mmHg）。

（2）静脉压增高：常超过 1.4 kPa（14 cmH$_2$O）。

（3）左心室充盈压测定：左心室梗死时为 3.3 ～ 4.0 kPa（25 ～ 30 mmHg），心源性休克时为 5.3 ～ 6.0 kPa（40 ～ 45 mmHg）。

（4）左心室舒张末期压力：以肺楔压为代表，一般均超过 2.77 kPa（20 mmHg）。

（5）冠状动脉灌注压：平均小于 8 kPa（60 mmHg）。

（四）诊断要点

1. 病因诊断

急性心力衰竭无论以哪种表现为主，均存在原发原因或继发原因，足以使心排血量在短时间内急剧下降，甚至丧失排血功能。

2. 临床诊断

（1）胸部 X 线片见左心室阴影增大。

（2）无二尖瓣关闭不全的成年人，于左心室区听到第三心音或舒张期奔马律。

（3）主动脉瓣及二尖瓣无异常而左心室造影见左心室增大，心排血量低于 2.7 L/（min·m²）。

（4）虽无主动脉瓣及二尖瓣膜病变，也无左心室高度肥大，但仍有如下情况者：

①左心室舒张末期压力为 1.3 kPa（10 mmHg）以上，右心房压力或肺微血管压力在 1.6 kPa（12 mmHg）以上，心排血量低于 2.7 L/（min·m²）。

②机体耗氧量每增加 100 mL，心排血量增加不超过 800 mL，每搏排血量不增加。

③左心室容量扩大的同时，可见肺淤血及肺水肿。

（5）有主动脉狭窄或闭锁不全时，胸部 X 线检查左心室阴影迅速增大，使用洋地黄后改善。

（6）二尖瓣狭窄或闭锁不全，出现左心室舒张末期压升高，左心房压力或肺微血管压力增加，体循环量减少，有助于诊断由瓣膜疾病导致的心力衰竭。

（五）鉴别诊断

急性心力衰竭应与其他原因引起的昏厥、休克和肺水肿相鉴别。

1. 昏厥的鉴别诊断

昏厥发生时，心律、心率无严重过缓、过速、不齐或暂停，又不存在心脏病基础的，可排除心源性昏厥。可与以下常见昏厥相鉴别。

（1）血管抑制性昏厥。其特点如下。

①多发于体弱年轻女性。

②昏厥发作多有明显诱因，如疼痛、情绪紧张、恐惧、手术、出血、疲劳、空腹、失眠、妊娠、天气闷热等，昏厥前有短时的前驱症状。

③常在直立位、坐位时发生昏厥。

④昏厥时血压下降，心率减慢，面色苍白且持续至昏厥后期。

⑤症状消失较快，1～2 日康复，无明显后遗症。

（2）直立性低血压性昏厥。其特点是血压急剧下降，心率变化不大，昏厥持续时间较短，无明显前驱症状。常患其他疾病，如生理性障碍、降压药物使用及交感神经截除术后、全身性疾病，如脊髓炎、多发性神经炎、血紫质症、高位脊髓损害、脊髓麻醉、糖尿病性神经病变、脑动脉粥样硬化、急性传染病恢复期、慢性营养不良。往往是中枢神经系统原发病的临床症状之一。故要做相应检查，以鉴别诊断。

（3）颈动脉窦综合征。其特点如下。

①患者有昏厥或伴抽搐发作史。

②中年以上发病多见，各种压迫颈动脉窦的动作，如颈部突然转动、衣领过紧均是诱因。

③发作时脑电波出现高波幅慢波。

④临床上用普鲁卡因封闭颈动脉窦后发作减轻或消失，可支持本病诊断。

2. 心源性休克与其他类型休克的鉴别诊断

由心脏器质性病变和（或）原有慢性心力衰竭基础上的急性心力衰竭而引发心源性休克，患者的静脉压和心室舒张末压升高，与其他休克不同。而且，其他类型休克多有明确的各类病因，如出血、过敏、外科创伤及休克前的严重感染等，可相应鉴别。另外，即刻心电图及心电监护有致命性心律失常，可有助于诊断。

3. 急性心力衰竭肺水肿与其他原因所致肺水肿的鉴别诊断

（1）由刺激性气体吸入中毒引起的急性肺水肿，其特点如下。

①有刺激性气体吸入史。

②均有上呼吸道刺激症状，重者可引起喉头水肿、肺炎及突发肺水肿，出现明显呼吸困难。

③除呼吸道症状外，由于吸入毒物种类不同，可并发心、脑、肾、肝等器官损害。

（2）中枢神经系统疾病所致的肺水肿，有中枢神经系统原发病因存在，如颅脑创伤、脑炎、脑肿瘤、脑血管意外等。

（3）高原肺水肿是指一向生活在海拔 1 000 m 以下，进入高原前未经适应性锻炼的人，进入高原后，短则即刻发病，长则可在两年后发病，大多数在一个月之内发病，且多在冬季大风雪气候发病，也与劳累有关。前驱症状有头痛、头晕，继之出现气喘、咳嗽、胸痛、咳粉红色泡沫样痰、双肺湿啰音、发绀等急性肺水肿症状。依其特定的发病条件不难诊断。

二、治疗

治疗原则为急性心力衰竭发生后，首先根据病因做相应处理。紧急镇静，迅速降低心脏前后负荷。

（一）心源性昏厥发作的治疗

（1）昏厥发生于心脏排血受阻者，给予卧位或胸膝位休息、保暖和吸氧后，常可缓解。

（2）昏厥由于房室瓣口被血栓或肿瘤阻塞者，发作时改变患者体位，可使阻塞减轻或终止发作。

（3）由严重心律失常引起者，迅速控制心律失常。

（4）彻底治疗在于除去病因，如手术解除流出道梗阻、切除血栓或肿瘤、彻底控制心律失常。

（二）心源性休克的治疗

1. 常规监护和一般治疗

吸氧，保暖，密切监测血压、尿量、中心静脉压、肺楔压和心排血量的变化，随时调整治疗措施。

2. 补充血容量

根据血流动力学监测结果决定输液量，可以防止补充过多而引起心力衰竭，尤适于右心室心肌梗死并发的心源性休克。中心静脉压低于 10 kPa（98 cmH$_2$O），肺楔压在 1.6 kPa（12 mmHg）以下，心排血量低，提示血容量不足，可静脉滴注低分子右旋糖酐或 10% 葡萄糖液，输液过程中如中心静脉压增高，超过 20 cmH$_2$O，肺楔压高于 2.0 kPa（15 mmHg），即停止输液。

3. 血管收缩药的应用

当收缩压低于 10.7 kPa（80 mmHg），静脉输液后血压仍不上升，而肺楔压和心排血量正常时，可选用以下血管收缩药。

（1）多巴胺：10 ～ 30 mg，加入 5% 葡萄糖注射液 100 mL 中静脉滴注，也可和间羟胺同时滴注。

（2）间羟胺：10 ～ 30 mg，加入 5% 葡萄糖注射液 100 mL 中静脉滴注，紧急抢救时可以用 5 ～ 10 mg 肌内注射或静脉推注 1 次。

（3）多巴酚丁胺：20 ～ 25 mg，溶于 5% 葡萄糖注射液 100 mL 中，以 2.5 ～ 10.0 μg/（kg·min）的剂量静脉滴注，作用似多巴胺，但增加心排血量作用较强，增加心率的作用较轻，无明显扩张肾血管作用。

（4）去甲肾上腺素：作用与间羟胺相同，但较快、强而短。对长期服用利血平、胍乙啶的患者有效。上述药治疗无效时再选此药，以 0.5 ～ 1.0 mg 加入 5% 葡萄糖注射液 100 mL 中静脉滴注，渗出血管外时，易引起局部损伤、坏死。

4. 强心苷

可用毛花苷丙 0.4 mg 加入 50% 葡萄糖注射液 20 mL 中缓慢静脉推注，有心脏扩大时效果明显。

5. 肾上腺皮质激素

地塞米松每日 20 ～ 40 mg，分 4 次静脉注射，一般用 3 ～ 5 日即可。氢化可的松每日 200 ～ 600 mg，最大每日 1 000 mg，分 4 ～ 6 次静脉滴注。

6. 纠正酸中毒和电解质紊乱，避免脑缺血和保护肾功能

可选用 5% 碳酸氢钠、11.2% 乳酸钠或 3.63% 三羟甲基氨基甲烷静脉滴注，依血的酸碱度和二氧化碳结合力测定结果调节用量，并维持血钾、钠、氯正常。

7. 血管扩张药

上述药物无效时，即血压仍不升，而肺楔压增高、周围血管阻力增高时，患者面色苍白、四肢厥冷并有发绀，可用血管扩张药降低周围阻力和心脏后负荷。需要在血流动力学监测下谨慎使用。硝普钠（每分钟 15 ～ 400 µg 静脉滴注）、酚妥拉明（每分钟 0.1 mg 静脉滴注）、硝酸异山梨醇（2.5 ～ 10.0 mg 舌下含服）等。

8. 辅助循环和外科手术

当药物治疗无效，可采用主动脉内球囊反搏进行反搏治疗，或在反搏支持下行选择性冠状动脉造影。对病因是急性心肌梗死的，施行坏死心肌切除和主动脉 - 冠状动脉旁路移植术，可能挽救患者生命。

（三）急性肺水肿的治疗

1. 体位

使患者取坐位或半卧位，两腿下垂，使下肢回流血液减少。

2. 给氧

一般以鼻导管给氧或面罩给氧，以 40% 浓度氧吸入效果较好。另外，适当地加压给氧，不仅能纠正缺氧，同时可增加肺泡和胸腔内压力，减少液体渗入肺泡内和降低静脉回心血量，利于液体自血管内进入组织间隙，减少循环血量。但注意，肺泡压力过高，可影响右心室搏出量，此时应调整给氧压力，缩短加压给氧时间，延长间歇时间。

3. 镇静

吗啡 3 ～ 5 mg 静脉推注，可迅速扩张体静脉，减少回心血量，降低左房压，还能减轻烦躁不安和呼吸困难。还可选用地西泮 10 mg 肌内注射。

4. 硝酸甘油

当动脉收缩压高于 13.3 kPa（100 mmHg）以后应用，可迅速降低肺楔压或左房压，缓解症状。首剂 0.5 mg 舌下含服，5 分钟后复查血压，再给予 0.5 mg，5 分钟后再次测血压（收缩压降低为 12 kPa 以下时，应停药）。硝酸甘油静脉滴注时，起始剂量为每分钟 10 µg，在血压监测下，每 5 分钟增加 5 ～ 10 µg，使收缩压维持在 12 kPa 以上。

5. 酚妥拉明

每分钟 0.1 ～ 1.0 mg 静脉滴注，可迅速降压和减轻后负荷。注意有致心动过速作用，对前负荷作用弱。

6. 硝普钠

每分钟 15 ～ 20 µg 静脉滴注，在血压监测下每 5 分钟增加 5 ～ 10 µg，当收缩压降低至 13.3 kPa（100 mmHg）时，或症状缓解时，以有效剂量维持到病情稳定。以后逐渐减量、停药，防止反跳。此药可迅速、有效地减轻心脏前后负荷，降低血压，适用于高血压心脏病肺水肿。

7. 利尿剂

呋塞米 40 mg，静脉注射，给药 15 ～ 30 分钟尿量增加，可减少血容量，降低左房压。

8. 强心苷

1 周内未用过洋地黄者，毛花苷丙首剂 0.4 ～ 0.6 mg，稀释后缓慢静脉注射。正在服用地高辛者，毛花苷丙使用从小剂量开始。

9. 低血压的肺水肿治疗

先静脉注多巴胺 2 ～ 5 μg（kg·min），保持收缩压在 13.3 kPa（100 mmHg），再进行扩血管药物治疗。

10. 肾上腺皮质激素

地塞米松 5 ～ 10 mg 静脉推注。

11. 放血疗法

上述疗效不佳时，尤其在大量快速输液，或输血所致肺水肿者，有人主张静脉穿刺放血 250 mL，有一定疗效。

（四）心搏骤停的治疗

须紧急心肺复苏处理。

第二节 慢性心力衰竭

心力衰竭是指在有适量静脉血回流的情况下，由于心脏收缩和舒张功能障碍、心排血量不足以维持组织代谢需要的一种病理状态。临床上以心排血量不足、组织的血液灌注不足，以及肺循环和体循环淤血为特征，慢性心力衰竭是由器质性心脏病经过长期慢性心肌肥厚和扩张、心室重塑所致。慢性心力衰竭是各种心脏疾病的严重阶段，其发病率高，5 年生存率与恶性肿瘤相仿。

一、诊断

（一）症状

主要为左心衰竭，表现为肺部淤血和肺水肿、胸闷或呼吸困难、不能平卧、端坐呼吸，这时两肺满布干、湿啰音，咳白色或粉红色泡沫样痰。同时，伴心、脑、肾等器官缺血和（或）淤血的表现，如头晕或意识淡漠、极度疲乏、肾功能不全、少尿等。若在慢性左心衰竭的基础上发生右心衰竭，即全心衰竭，则呈静脉系统淤血和全身液体潴留的表现，如颈静脉怒张、肝大、腹水、胸腔积液、全身低垂部位水肿。

（二）体征

（1）患者常有活动后呼吸困难，重症者有发绀、收缩压下降、脉快、四肢发冷、多汗等。

（2）通常在患者双侧肺底部可听到湿啰音，有时可闻及哮鸣音及干啰音。

（3）右心衰竭的患者可出现颈静脉怒张或肝静脉反流阳性，以及淤血性肝大与压痛。胸腔积液通常为双侧，如为单侧，多累及右侧。合并有心源性肝硬化的，则可见有腹水，见于慢性右心衰竭或全心衰竭的晚期患者。

（4）呈对称性、凹陷性水肿，常见于身体下垂部位。可走动的患者，其心源性水肿最初常在傍晚时分出现于脚或踝部，经一夜休息后消失；卧床患者发生在骶部。晚期水肿加重并影响全身，可累及上肢、胸壁和腹壁，尤其是外阴部位。

（5）除基本的心脏病体征外，常发现心脏增大、奔马律、交替脉、相对性二尖瓣关闭不全的收缩期杂音。

（三）检查

1. 实验室检查

（1）肝功能：淤血性肝病时，可有血清球蛋白、转氨酶升高。

（2）血电解质测定：长期利尿治疗容易发生电解质紊乱，可见有低钾血症、低钠血症，这常是难治性心力衰竭的诱因。

2. 特殊检查

（1）二维超声及多普勒超声检查，可用于以下几方面：

①诊断心包、心肌或心脏瓣膜疾病。

②定量或定性房室内径、心脏几何图、室壁厚度、室壁运动、心包、瓣膜狭窄定量、关闭不全程度等，可测量左心室射血分数（LVEF）、左心室舒张末期容量（LVEDV）和收缩末期容量（LVESV）。

③区别舒张功能不全和收缩功能不全，LVEF ＜ 40% 为左心室收缩功能不全，LVEF还能鉴别收缩功能不全或其他原因引起的心力衰竭。

④ LVEF 及 LVESV 是判断收缩功能和预后最有价值的指标，左心室收缩末期容量指数（LVESVI=LVESV/ 表面面积）达 45 mL/m^2 的冠心病患者，其病死率增加 3 倍。

⑤为评价治疗效果提供客观指标。

（2）放射性核素与磁共振显像（MRI）检查：核素心血管造影可测定左、右心室收缩末期、舒张末期容积和射血分数。通过记录放射活性、时间曲线，可计算出左心室的最大充盈速率和充盈分数，以评估左心室舒张功能。核素心肌扫描可观察室壁运动有无异常和心肌灌注缺损，有助于病因诊断。由于 MRI 是一种三维成像技术，受心室几何形状的影响较小，因此能更精确地计算收缩末期、舒张末期容积、心搏量和射血分数。MRI三维直观成像可清晰分辨心肌心内膜边缘，故可定量测定左心室重量。MRI 对右心室心肌的分辨率也很高，也可提供右心室的上述参数，此外还可比较右心室和左心室的心脏搏出量，以测定二尖瓣和主动脉瓣的反流量，有助于判断基础疾病的严重程度。

（3）X 线胸片：心脏的外形和各房室的大小有助于原发心脏病的诊断。心胸比例可作为追踪观察心脏大小的指标，肺淤血的程度可判断左心衰竭的严重程度。肺间质水肿时，在两肺野下部肋膈角处可见到密集而短的水平线（克利B线）。当有肺泡性肺水肿时，肺门阴影呈蝴蝶状。X线胸片还可观察胸腔积液的发生、发展和消退的情况。

（4）心电图：可有左心室肥厚劳损、右心室增大、V_1导联P波终末负电势（ptfV_1）增大（每秒大于等于0.04 mm）等。

（5）运动耐量和运动峰耗氧量（VO_{2max}）测定：前者（最大持续时间、最大做功负荷）能在一定程度上反映心脏储备功能，后者是指心排血量能随机体代谢需要而增加的能力。但运动耐量更多地取决于外周循环的变化而非中心血流动力学变化，这是由于心力衰竭时外周血管收缩，因此心排血量的增加不一定伴有运动耐量的增加；运动耗氧量是动静脉血氧差和心排血量的乘积。在血红蛋白正常、无器质性肺部疾患时，动静脉血氧差恒定，因此运动峰耗氧量可反映运动时最大心排血量，是目前较好的能反映心脏储备功能的无创性指标，且可定量分级。VO_{2max}分级标准：A级，每分钟大于20 mL/kg；B级，每分钟在10～20 mL/kg；C级，每分钟在10～15 mL/kg；D级，每分钟小于10 mL/kg。

（6）创伤性血流动力学检查：应用漂浮导管和温度稀释法，可测定肺毛细血管楔嵌压（PCWP）和心排血量（CO）、心排血指数（CI）。在无二尖瓣狭窄、无肺血管病变时，PCWP可反映左心室舒张末期压力。

（四）诊断要点

（1）根据临床表现、呼吸困难和心源性水肿的特点，以及无创和（或）有创辅助检查及心功能的测定，一般不难做出诊断；临床诊断应包括心脏病的病因（基本病因和诱因）、病理解剖、生理、心律及心功能分级等诊断。

（2）NYHA心功能分级。

Ⅰ级：日常活动无心力衰竭症状。

Ⅱ级：日常活动出现心力衰竭症状（呼吸困难、乏力）。

Ⅲ级：低于日常活动出现心力衰竭症状。

Ⅳ级：在休息时出现心力衰竭症状。

（五）鉴别诊断

1. 左心衰竭的鉴别诊断

左心衰竭时以呼吸困难为主要表现，应与肺部疾病引起的呼吸困难相鉴别。虽然大多数呼吸困难的患者都有明显的心脏疾病或肺部疾病的临床证据，但部分患者心源性呼吸困难和肺源性呼吸困难的鉴别较为困难，慢性阻塞性肺部也会在夜间发生呼吸困难而憋醒，但常伴有咳痰，痰咳出后呼吸困难缓解，而左心衰竭者坐位时可减缓呼吸困难；有重度咳嗽和咳痰病史的呼吸困难常是肺源性呼吸困难。急性心源性哮喘与支气管哮喘发作有时鉴别较为困难，前者常见于有明显心脏病临床证据的患者，且发作时咳粉红色泡沫样痰，或者肺底部有水泡音，则进一步支持本病与支气管哮喘的鉴别；呼吸系统疾病和心血管疾病二者并存时，有慢性支气管炎或哮喘病史者发生左心衰竭常并发严重的支气管痉挛，并出现哮鸣音，对支气管扩张剂有效者支持肺源性呼吸困难的诊断，而强心、利尿及扩张血管药有效，则支持心力衰竭是呼吸困难的主要原因。呼吸困难的病因难以确定时，肺功能测定对诊断有帮助。此外，代谢性酸中毒、过度换气及心脏神经症等有时也可引起呼吸困难，应注意鉴别。

2.右心衰竭的鉴别诊断

右心衰竭和（或）全心衰竭引起的肝大、水肿、腹水及胸腔积液等应与缩窄性心包炎、肾源性水肿、门脉性肝硬化引起者相鉴别；仔细询问病史，结合相关体征及辅助检查以资鉴别。

二、治疗

（一）一般治疗

1.去除诱发因素

控制感染，治疗心律失常，特别是心房颤动伴有快速心室律，纠正贫血、电解质紊乱。

2.改善生活方式，降低新的心脏损害的危险性

戒烟、戒酒，肥胖患者应减轻体重，控制高血压、高血脂、糖尿病，饮食低脂和低盐。重度心力衰竭患者应限制摄入水量，应每日称体重以早期发现液体潴留；应鼓励心力衰竭患者做动态运动；重度心力衰竭患者可在床边小坐，其他病情程度不同的心力衰竭患者可每日多次步行，每次 3～5 分钟；心力衰竭稳定、心功能较好者，可在专业人员监护下进行限制性有氧运动，如步行每周 3～5 次，每次 20～30 分钟，但避免用力的长时间运动；在呼吸道疾病流行或冬春季节，可给予流感、肺炎球菌疫苗等，以预防感染。

（二）药物治疗

1.血管紧张素转换酶抑制剂（ACEI）

血管紧张素转换酶抑制剂是心力衰竭治疗的基石。全心衰竭患者，包括 NYHA Ⅰ级、无症状性心力衰竭，除非有禁忌证或不能耐受，均须应用 ACEI，而且须终身应用；治疗宜从小剂量开始，逐步递增至最大耐受量或靶剂量：依那普利 5～10 mg，每日 2 次，口服；或用培哚普利 4 mg，每日 1 次，口服；或用卡托普利 25～50 mg，每日 3 次，口服。不良反应有咳嗽、高钾血症、尿素氮增高、肌酐增高、蛋白尿、血管神经性水肿、血细胞减少等。注意，儿童、孕妇、哺乳期妇女及对本品过敏者禁止使用。用药前及使用过程中，应监测肾功能，肾功能不全、手术麻醉患者慎用。

2.利尿剂

利尿剂适用于所有有症状的心力衰竭患者，NYHA Ⅰ级、无症状心力衰竭患者不必应用，以免血容量降低致心排血量减少。通常从小剂量开始，如呋塞米 20 mg，每日 1 次，口服；或用氢氯噻嗪 25 mg，每日 1 次，口服，逐渐增加剂量直至尿量增加，体重每日减轻 0.5～1.0 kg；仅有轻度液体潴留，而肾功能正常的心力衰竭患者，可选用噻嗪类，尤其适用于伴有高血压的心力衰竭患者；有明显体液潴留，特别当伴有肾功能损害时，宜

选用袢利尿剂，如呋塞米，呋塞米的剂量与效应呈线性关系，故剂量不受限制。注意：利尿剂可引起低钾血症、低镁血症而诱发心律失常。

3. β受体阻滞剂

除非有禁忌证，所有 NYHA Ⅱ级、Ⅲ级病情稳定者均必须应用 β受体阻滞剂。临床上须从极小剂量开始，如美托洛尔每日 12.5 mg，口服；或用比索洛尔每日 1.25 mg，口服；或用卡维地洛 3.125 mg，每日 2 次，口服。每 2～4 周剂量加倍，达到最大耐用量或目标剂量后长期维持。β受体阻滞剂应用的禁忌证：支气管痉挛性疾病；心动过缓（心率小于 60 次 /min）；二度及以上房室传导阻滞（除非已安装起搏器）；有明显体液潴留，须大量利尿者。

4. 洋地黄

地高辛被推荐应用于发作性心力衰竭患者的临床状况，应与利尿剂、ACEI 和 β受体阻滞剂联合应用；对于已开始 ACEI 或 β受体阻滞剂治疗，但症状改善欠佳者，应及早使用地高辛，地高辛目前多采用自开始即用固定维持量的给药方法，即以每日 0.125～0.250 mg 为维持量；对于 70 岁以上或肾功能损害者，宜用小剂量地高辛 0.125 mg，每日 1 次或隔日 1 次，口服；为了控制心房颤动的心室率，可应用较大剂量地高辛，每日 0.375～0.500 mg，口服，但不宜作为窦性心律心力衰竭患者的治疗剂量，而且在同时应用 β受体阻滞剂的情况下一般并不需要；地高辛不能用于窦房结阻滞、二度或高度房室传导阻滞无永久起搏器保护的患者。地高辛的不良反应如下。

（1）心律失常（期前收缩、折返性心律失常和传导阻滞）。

（2）胃肠道症状（食欲缺乏、恶心和呕吐）。

（3）神经精神症状（视觉异常、定向力障碍、昏睡及精神错乱）。

目前，临床上不推荐地高辛用于无症状的左心室收缩功能障碍（NYHA Ⅰ级）的治疗，因为治疗这类患者的唯一理由是预防心力衰竭发展，然而尚无证据表明地高辛对这类患者有益。

5. 醛固酮受体拮抗剂

对近期或目前为 NYHA Ⅳ级心力衰竭患者，可考虑应用小剂量的螺内酯，每日 20 mg，口服，有关醛固酮拮抗剂在轻、中度心力衰竭的有效性和安全性，则尚待确定。

6. 血管紧张素Ⅱ受体阻滞剂（ARB）

对 ACEI 耐受良好或未用过 ACEI 者，不必应用 ARB 替代；但对低血压、肾功能恶化和高钾血症的作用，则 ARB 和 ACEI 相似。常用药物：氯沙坦 50 mg，每日 1 次，口服；或用缬沙坦 80 mg，每日 1 次，口服。

7. 环腺苷酸（cAMP）依赖性正性肌力药

cAMP 依赖性正性肌力药包括 β- 肾上腺素能激动剂（如多巴酚丁胺）、磷酸二酯酶抑制剂（如米力农），由于缺乏 cAMP 依赖性正性肌力药有效的证据，以及考虑到药物本身毒性，不主张对慢性心力衰竭患者长期、间歇地静脉滴注此类正性肌力药，对心脏移植前的终末期心力衰竭、心脏手术后心肌抑制所致的急性心力衰竭，以及难治性心力衰竭，可考虑短期支持应用 3 ～ 5 日。推荐剂量：多巴酚丁胺每分钟 2 ～ 5 µg/kg；或用米力农，50 µg/kg 负荷量，继以每分钟 0.375 ～ 0.750 µg/kg 维持。

（三）心力衰竭伴有心律失常治疗

无症状性、非持续性室性和室上性心律失常不主张用抗心律失常药物治疗。持续性室性心动过速、心室颤动、心脏猝死复苏、室上性心动过速伴快速心室率或血流动力学不稳定者，应予以治疗，治疗原则与非心力衰竭者相同。任何心力衰竭并发心律失常患者，均应注意寻找和去除各种可能引起心律失常的原因，如心力衰竭未控制、心肌缺血、低钾血症、低镁血症、各种正性肌力药和血管扩张药物的致心律失常作用。可用胺碘酮，常规剂量为 0.2 g，每日 3 次，口服 5 ～ 7 日；然后 0.2 g，每日 2 次，每周 5 日，口服，直至减量为 0.2 g，隔日 1 次，口服。

（四）起搏器同步化治疗

起搏器同步化治疗主要适用于药物效果不佳、QRS 波群时限大于 0.12 秒、EF 值小于等于 0.35、QRS 波群呈完全左束支传导阻滞或室内传导阻滞的扩张型心肌病患者。

（五）心脏移植

对严重的难治性心力衰竭患者，可考虑心脏移植，术后积极控制免疫排斥反应。

第三节　急性心肌梗死

急性心肌梗死（AMI）也称心肌急性缺血性坏死，原因是在冠状动脉病变的基础上，心肌发生严重而持久的急性缺血。具体原因分为冠状动脉粥样硬化病变的基础上继发血栓形成；非动脉粥样硬化所导致的心肌梗死可由感染性心内膜炎、血栓脱落、主动脉夹层、动脉炎等引起。发生心肌梗死时临床表现有剧烈持久的胸痛、组织坏死反应和心肌急性损伤、缺血和坏死的系列性心电图病变和血清酶学动态变化；严重的患者易发展为严重的心律失常、心源性休克和心力衰竭，甚至猝死。

一、诊断

（一）症状

症状随梗死的大小、部位、发展速度和原来心脏的功能情况等而轻重不同。

1.疼痛

疼痛是最先出现的症状，疼痛部位和性质与心绞痛相同，但常发生于安静或睡眠时，疼痛程度较重，范围较广，持续时间可长达数小时或数日，休息或含用硝酸甘油片多不能缓解，患者常烦躁不安、出汗、恐惧，有濒死之感。临床上 1/6 ～ 1/3 的患者疼痛的性质及部位不典型，如位于上腹部，常被误认为胃溃疡穿孔或急性胰腺炎等急腹症；位于下颌或颈部，常被误认为牙病或骨关节病；部分患者无疼痛，多为糖尿病患者或老年人，一开始即表现为休克或急性心力衰竭；少数患者在整个病程中都无疼痛或其他症状，而事后才发现患过心肌梗死。

2. 全身症状

全身症状主要是发热，伴有心动过速、白细胞计数增高和红细胞沉降率增快等，由坏死物质吸收引起。一般在疼痛发生后 24 ～ 48 小时出现，程度与梗死范围常呈正相关，体温一般在 38℃上下，很少超过 39℃，持续 1 周左右。

3. 胃肠道症状

约 1/3 有疼痛的患者在发病早期伴有恶心、呕吐和上腹胀痛，与迷走神经坏死、心肌刺激和心排血量降低、组织灌注不足等有关；肠胀气也不少见；重症者可发生呃逆（以下壁心肌梗死多见）。

4. 心律失常

心律失常见于 75% ～ 95% 的心肌梗死患者，多发生于起病后的 1 ～ 2 周，尤以 24 小时内最多见。各种心律失常中以室性心律失常为最多，尤其是室性期前收缩；如室性期前收缩频发（每分钟 5 次以上），成对出现，心电图上表现为多源性或落在前一心搏的易损期时，常预示即将发生室性心动过速或心室颤动。加速的心室自主心律时有发生，多数历时短暂，自行消失。各种程度的房室传导阻滞和束支传导阻滞也较多，严重者发生完全性房室传导阻滞。室上性心律失常则较少。

5. 充血性心力衰竭

急性心肌梗死患者 24% ～ 48% 存在不同程度的左心衰竭，严重者发生肺水肿，严重右心室梗死可有右心衰竭的临床表现。

6. 休克

急性心肌梗死中心源性休克的发生率为 4.6% ～ 16.1%，是由心肌梗死面积广泛、心排血量急剧下降所致。

7. 不典型的临床表现

急性心肌梗死可以不发生疼痛。无痛病例绝大多数有休克、重度心力衰竭或脑血管意外等并发症。急性心肌梗死可表现为猝死。极少数心肌梗死患者急性期无任何症状，因其他疾病就诊做心电图检查时而发现陈旧性心肌梗死改变。这类人可能对疼痛的敏感性低，在急性期症状模糊而未被察觉。

（二）体征

（1）心脏可有轻至中度增大，其中一部分与以往陈旧性心肌梗死或高血压有关。

（2）心率可增快或减慢，听诊时可闻及第四心音（房性或收缩期前奔马律）、第三心音（室性）奔马律，第一心音、第二心音多减轻。

（3）部分患者发病第 2～3 日可闻及心包摩擦音；乳头肌功能障碍引起二尖瓣关闭不全时，可闻及收缩期杂音。

（4）右心室梗死严重时，可出现颈静脉怒张。

（5）除发病极早期可有一过性血压升高外，几乎所有患者病程中均有血压降低。

（三）检查

1. 实验室检查

（1）白细胞计数：白细胞计数增高常与体温升高平行发展，出现于发病的 24～48 小时，持续数日，计数在（10～20）×10^9/L，中性粒细胞占 75%～90%，嗜酸性粒细胞常减少或消失。

（2）红细胞沉降率：红细胞沉降率增快，在病后 24～48 小时出现，持续 2～3 周，常为轻至中度增快。

（3）心肌坏死的生化指标。

①急性心肌梗死的血清酶学动态改变曲线为 CK、CK-MB、LDH1（LDH 同工酶）在胸痛后 4～6 小时开始升高，20～24 小时达到高峰，48～72 小时恢复正常；LDH 在胸痛后 8～12 小时开始升高，2～3 日达高峰，1～2 周恢复正常，其中 CK-MB 和 LDH1 特异性高。

② cTnT 或 cTnI 在临床事件发生后 24 日内超过正常（小于 0.01 ng/mL）上限，可持续 7～10 日。

（4）血和尿肌红蛋白测定：尿肌红蛋白排泄和血清肌红蛋白含量测定，也有助于诊断急性心肌梗死。尿肌红蛋白在梗死后 5～40 小时开始排泄，平均持续达 83 小时。血清肌红蛋白的升高出现时间较肌钙蛋白和 CK-MB 的出现时间均略早，高峰消失较快，多数 24 小时即恢复正常。

（5）其他：血清肌凝蛋白轻链或重链、血清游离脂肪酸、C 反应蛋白在急性心肌梗死后均增高，血清游离脂肪酸显著增高者易发生严重室性心律失常。此外，急性心肌梗死时，由于应激反应，血糖可升高，糖耐量可暂时降低，2～3 周后恢复正常。

2. 心电图检查

（1）特征性改变。

①有 Q 波心肌梗死为：a. 宽而深的 Q 波。b.ST 段呈弓背向上型抬高，与 T 波相连形成单相曲线。c.T 波倒置，常在梗死后期出现。

②无 Q 波心肌梗死为普遍性 ST 段压低大于等于 0.1 mV，但 aVR（有时还有 V_1）导联 ST 段抬高，或有对称性 T 波倒置。

（2）动态改变（有 Q 波心肌梗死者）。

①起病数小时内的超急性期，出现异常高大且两支不对称的 T 波。

②数小时后，ST 段明显弓背向上抬高与逐渐降低的直立 T 波连接，形成单相曲线；出现病理性 Q 波或 QS 波，R 波减低，为急性期改变。

③ ST 段抬高持续数日至 2 周左右，逐渐回到基线水平，T 波由低直、平坦、双向至倒置，为亚急性期改变。

④数周至数月后 T 波尖锐倒置，回复至正常，或遗留程度不等的 T 波尖锐倒置（以后可回复至正常），或 T 波低平改变（为慢性或陈旧性心肌梗死）。

病理性 Q 波也可为此期唯一的心电图改变。

3. 放射性核素检查

^{99m}Tc-MIBI 心肌灌注断层显像可为急性心肌梗死的定位与定量诊断提供证据，方法简便易行。

4. 超声心动图检查

根据超声心动图上所见的室壁运动异常，可对心肌缺血区做出判断。在评价有胸痛而无特征性心电图变化时，超声心动图有助于排除主动脉夹层，评估心脏整体和局部功能、乳头肌功能不全、室壁瘤和室间隔穿孔等。多巴酚丁胺负荷超声心动图检查还可用于评价心肌存活性。

（四）诊断要点

（1）有上述典型的临床表现、特征性的心电图改变及动态演变过程、实验室检查发现，诊断本病并不困难。

（2）老年患者，突然发生的严重心律失常、休克、心力衰竭而原因不明，或突然发生的较重而持久胸闷和胸痛者，都应考虑本病的可能。除应按急性心肌梗死处理外，短期内进行心电图和血清酶、肌钙蛋白测定等的动态观察，可以确定诊断。

（五）鉴别诊断

1. 心绞痛胸痛

心绞痛胸痛很少超过 15 分钟，一般不伴有低血压或休克，心电图如有变化，一般为 ST 段下移，T 波倒置，且常随胸痛缓解而恢复如前，无动态演变规律，变异型心绞痛患者可有 ST 段抬高，但时间短暂，无坏死性 Q 波，无血清酶学升高。

2. 急腹症

急腹症，如溃疡病穿孔、急性胰腺炎、急性胆囊炎等，患者多可查得相应的病史及客观体征，缺乏急性心肌梗死的心电图特征性改变和血清酶升高。

3. 急性肺动脉栓塞

突然发作胸痛、呼吸困难或有咯血、常伴有休克和右心室急剧增大、肺动脉瓣区搏动增强及第二心音亢进、三尖瓣区出现收缩期杂音等右心负荷加重的表现。心电图电轴右偏，出现 $SIQ_{III}T_{III}$，V_1 导联呈 rSr 及 T 波倒置。

4. 主动脉夹层动脉瘤

胸痛剧烈呈撕裂样，常放射至背、腰部及下肢，血压多不下降反而上升，两上肢血压有时出现明显差别，且常出现主动脉瓣关闭不全等，X 线及超声心动图检查可发现主动脉进行性加宽。

二、治疗

对 ST 段抬高的急性心肌梗死（AMI）诊疗的关键是应早发现、早住院，加强院前就地处理。治疗原则是尽快恢复心肌的血流灌注，到达医院后 30 分钟内开始溶栓或 90 分钟内开始冠状动脉介入治疗，以挽救濒死的心肌、防止梗死范围扩大、缩小心肌缺血范围，并保护心脏功能。同时，应及时处理严重心律失常、泵衰竭和各种并发症，防止猝死。

对非 ST 段抬高的急性心肌梗死的治疗，可以应用抗凝抗血小板的抗栓治疗，而不采用纤维蛋白溶解药物溶栓；是否进行 PCI 治疗，根据本地本医院条件和经验决定。

（一）ST 段抬高的急性心肌梗死

1. 一般治疗

（1）监测：持续心电、血压和血氧饱和度监测，及时发现和处理心律失常、血流动力学异常和低氧血症。

（2）卧床休息：可降低心肌耗氧量，减少心肌损害。对血流动力学稳定且无并发症的 AMI 患者，卧床休息 1～3 日，而对病情不稳定及高危患者，卧床时间应适当延长。

（3）建立静脉通道：保持给药途径畅通。

（4）镇痛：AMI 时剧烈胸痛使患者交感神经过度兴奋，产生心动过速、血压升高和心肌收缩功能增强，从而增加心肌耗氧量，并易诱发快速性室性心律失常，应迅速给予有效镇痛剂。可给哌替啶 50～100 mg 肌内注射或吗啡 3～5 mg 静脉推注，必要时 1～2 小时后重复 1 次，若有胸痛，每 4～6 小时可重复应用，注意该药可导致呼吸功能抑制，并有恶心、呕吐、低血压等不良反应，一旦出现呼吸抑制，可每隔 3 分钟静脉推注纳洛酮 0.4 mg（最多 3 次）以拮抗。

（5）吸氧：AMI 初发时，即使无并发症，也应给予鼻导管吸氧，以纠正因肺淤血和肺通气或血流比例失调所致的缺氧。在严重左心衰竭、肺水肿和有机械并发症的患者中，多伴有严重低氧血症，需要面罩加压给氧或气管插管机械通气给氧。

2. 再灌注治疗

对 ST 段抬高的 AMI，应该尽早进行心肌再灌注治疗。1 小时内溶栓治疗的开通率可在 80% 以上，随着时间的延长开通率不断降低，最佳时间是在发病后前 3 小时内，尤其对前壁心肌梗死、低血压（收缩压小于 100 mmHg）或心率增快（大于 100 次/min）的患者治疗意义更大。经皮介入治疗越早实施，挽救心肌越多，患者预后越好。

（1）溶栓治疗：AMI 溶栓治疗与安慰剂相比，可明显降低病死率，症状出现后越早进行溶栓治疗，降低病死率效果越明显，但对梗死后 6～12 小时仍有胸痛及 ST 段抬高的患者，溶栓治疗仍可获益。溶栓治疗获益的机制为挽救濒死心肌和预防心肌梗死后心室重塑溶。栓治疗的具体方法及其适应证、禁忌证，详见本节急性心肌梗死溶栓治疗的内容。

（2）药物治疗。

①硝酸酯类药物：AMI 患者使用硝酸酯类药物可轻度降低病死率。AMI 早期通常给予硝酸甘油静脉滴注 24～48 小时对 AMI 伴再发性心肌缺血、充血性心力衰竭或需处理的高血压患者更为适宜。a. 静脉滴注硝酸甘油应从低剂量（每分钟 10 μg）开始，可酌情逐渐增加剂量，每 5～10 分钟增加 5～10 μg，直至症状控制。b. 血压正常者动脉收缩压降低 10 mmHg 或高血压患者动脉收缩压降低 30 mmHg，为有效治疗剂量范围。c. 在静脉滴注过程中，如果出现心率明显加快或收缩压小于等于 90 mmHg，应减慢滴注速度或暂停使用。d. 静脉滴注硝酸甘油的最高剂量以不超过每分钟 200 μg 为宜，过高剂量可增加低血压的危险，对 AMI 患者是不利的。e. 硝酸甘油持续静脉滴注的时限为 24～48 小时，开始 24 小时一般不会产生耐药性，后 24 小时若硝酸甘油的疗效减弱或消失，可增加滴注剂量。因为中长效的硝酸酯类药物作用时间长，血流动力学不易纠正，所以中长效的硝酸酯不推荐在 AMI 时应用。

硝酸酯类药物的不良反应有头痛、反射性心动过速和低血压等。该药的禁忌证为 AMI 并发低血压（收缩压小于等于 90 mmHg）或心动过速（心率大于 100 次 /min），下壁伴右心室梗死时，即使无低血压，也应慎用。

②抗血小板治疗：冠状动脉内斑块破裂诱发局部血栓形成是导致 AMI 的主要原因。在急性血栓形成中，血小板活化起着十分重要的作用。抗血小板治疗已成为 AMI 的常规治疗，溶栓前即应使用。阿司匹林和氯吡格雷是目前临床上常用的抗血小板药物。a. 阿司匹林：阿司匹林通过抑制血小板内的环氧化酶，使血栓烷 A_2（血栓素 A_2）合成减少，达到抑制血小板聚集的作用。阿司匹林的上述抑制作用是不可逆的，由于每日均有新生的血小板产生，而当新生血小板占到整体的 10% 时，血小板功能即可恢复正常，所以阿司匹林需每日维持服用。阿司匹林口服的生物利用度为 70% 左右，1～2 小时血浆浓度达到高峰，半衰期随剂量增加而延长。AMI 急性期阿司匹林使用剂量应在每日 150～300 mg，首次服用时，应选择水溶性阿司匹林或肠溶阿司匹林嚼服，以达到迅速吸收的目的，3 日后改为小剂量每日 75～150 mg 维持。b. 氯吡格雷：氯吡格雷主要抑制 ADP 诱导的血小板聚集。口服后起效快，不良反应明显低于噻氯匹定，现已替代噻氯匹定。初始剂量为 300 mg，以后剂量以每日 75 mg 维持。

③抗凝治疗：凝血酶是使纤维蛋白原转变为纤维蛋白，并形成血栓的关键环节。因此，抑制凝血酶至关重要。抑制途径包括抑制凝血活酶（Ⅹa 因子）生成和直接灭活凝血酶（Ⅱa 因子）。显然，抑制上游 Ⅹa 比抑制下游 Ⅱa 对于预防血栓形成更有效。目前，在防治急性冠脉综合征中，经大型临床试验证实有效的为普通肝素和低分子量肝素。

a. 普通肝素：对于 ST 段抬高的 AMI，肝素作为溶栓治疗的辅助用药，而对于非 ST

段抬高的 AMI，肝素则作为常规的治疗用药。一般使用方法是先静脉推注 5 000 U 冲击量，继之以每小时 1 000 U 维持静脉滴注，每 4～6 小时测定 1 次 APTT 或 ACT，根据 APTT 或 ACT 调整肝素剂量，使 APTT 保持在 50～80 秒，静脉给药肝素一般使用时间为 48～72 小时，以后可改用皮下注射肝素钙 7 500 U，每 12 小时注射 1 次，治疗 2～3 日。如果存在体循环血栓形成的倾向，如左心室附壁血栓形成、心房颤动或有静脉血栓栓塞史的患者，静脉肝素治疗时间可适当延长或改口服抗凝药物。肝素作为 AMI 溶栓的辅助治疗，随溶栓制剂不同，用法也有不同。rt-PA 为选择性溶栓剂，半衰期短，对全身纤维蛋白原影响较小，血栓溶解后仍有再次血栓形成的可能，故需要充分抗凝治疗。尿激酶和链激酶均为非选择性溶栓剂，消耗因子 V 和Ⅷ，大量降解纤维蛋白原。因此，溶栓期间不需要继续充分抗凝治疗，溶栓后 6 小时开始测定 APTT 或 ACT，待 APTT 恢复到对照值 2 倍以内时（约 70 秒），开始给予皮下肝素治疗。对于就诊晚已失去溶栓治疗机会、临床未显示自发再通或经溶栓治疗临床判断未能再通的患者，肝素静脉滴注治疗是否有利并无充分证据；相反，对于大面积前壁心肌梗死的患者，有增加心脏破裂的倾向。此情况下以采用皮下注射肝素治疗较为稳妥。

b. 低分子量肝素：低分子量肝素为普通肝素的一个片段，平均分子量在 4 000～6 500，抗 X a 因子的作用是普通肝素的 2～4 倍，但抗Ⅱa 因子的作用弱于后者。由于倍增效应、预防血栓形成的效应，低分子量肝素优于普通肝素。大量随机临床试验研究 ESSENCE、TIMI-11B 和 FRAXIS 等证明，低分子量肝素在降低不稳定型心绞痛患者的心脏事件方面优于或者等于静脉滴注普通肝素。鉴于低分子量肝素应用方便、无须监测凝血时间、出血并发症低等优点，建议用低分子量肝素代替普通肝素。

④β受体阻滞剂：β受体阻滞剂通过减慢心率、降低血压和减弱心肌收缩力来减少心肌耗氧量，对改善缺血区的氧供需平衡、缩小心肌梗死面积、降低急性期病死率有肯定的疗效。在无禁忌证时，应及早足量应用。常用的β受体阻滞剂为美托洛尔、阿替洛尔，前者常用剂量为每次 25～100 mg，每日 2～3 次，后者为每次 6.25～50.00 mg，每日 2 次，用药时须严密观察，使用剂量必须个体化。在急症情况下，如前壁 AMI 伴有剧烈胸痛和高血压，β受体阻滞剂可静脉使用，美托洛尔静脉注射剂量为每次 5 mg，间隔 3～5 分钟可再给予 1～2 次，若血压和心率稳定，每次 50 mg，每日 4 次，口服，然后每次 75～100 mg，每日 2 次，维持治疗。β受体阻滞剂治疗的禁忌证：a. 病态窦房结综合征，窦性心律小于 50 次 /min。b. 休克，收缩压小于 90 mmHg。c. 中、重度左心衰竭（大于等于 KillipⅢ级）。d. Ⅱ、Ⅲ度房室传导阻滞或 P-R 间期大于 0.26 秒。e. 哮喘。f. 末梢循环灌注不良。相对禁忌证：a. 动脉收缩压小于 100 mmHg。b. 周围血管疾病。c. 胰岛素依赖性糖尿病。d. 心率小于 60 次 /min。

⑤ACEI：CCS-1（中国心脏研究－Ⅰ）研究已确定 AMI 早期使用 ACEI 能降低病死率，尤其是前 6 周的病死率降低最显著，而前壁心肌梗死伴有左心室功能不全的患者获益最大。在无禁忌证的情况下，溶栓治疗后血压稳定即可开始使用 ACEI。ACEI 使用

的剂量和时限，应视患者情况而定。一般来说，AMI 早期 ACEI 应从低剂量开始逐渐增加剂量。如初始给予卡托普利 6.25 mg 作为试验剂量，1 日内可加至 12.5 mg 或 25 mg，次日加为 12.5～25.0 mg，每日 3 次。长期应用可以防止心肌梗死后的心室重塑。

ACEI 的禁忌证：a.AMI 急性期动脉收缩压小于 90 mmHg。b. 临床出现严重肾衰竭（血肌酐大于 265 μmol/L）。c. 有双侧肾动脉狭窄病史者。d. 对 ACEI 过敏者。e. 妊娠、哺乳妇女等。

（二）非 ST 段抬高的急性心肌梗死

1. 药物治疗

除了溶栓治疗外，所有 ST 段抬高的 AMI 的药物治疗均适用于非 ST 段抬高的 AMI 的治疗。此外，非 ST 段抬高的 AMI 适用的治疗措施如下。

（1）血小板膜糖蛋白（GP）Ⅱb/Ⅲa 受体拮抗剂：当血小板被活化后，血小板膜 GP Ⅱb/Ⅲa 受体改变，其构型与纤维蛋白源二聚体的一端结合完成血小板聚集，所以 GP Ⅱb/Ⅲa 受体被认为是血小板聚集的最后共同途径。目前，临床使用的血小板 GP Ⅱb/Ⅲa 受体拮抗剂有以下 3 种：阿昔单抗、依替非巴肽和替罗非班。临床研究显示，以上 3 种药物的静脉制剂在接受介入治疗的急性冠状动脉综合征（ACS）患者中，均有肯定的疗效，在非介入治疗的 ACS 患者中，疗效不能肯定。口服制剂在治疗非 ST 段抬高的 ACS 患者中，疗效不优于阿司匹林。

（2）低分子量肝素：临床试验研究显示，在非 ST 段抬高的 ACS 患者中，使用低分子量肝素在降低心脏事件方面优于或等于静脉滴注肝素的疗效。由于其使用方便、不需监测凝血时间、不会产生普通肝素引起的血小板减少症，现已主张用低分子量肝素替代普通肝素治疗非 ST 段抬高的急性冠脉综合征患者。

（3）钙通道阻滞剂：在 AMI 治疗中不作为一线用药。临床试验研究显示，无论 Q 波还是非 Q 波心肌梗死的早期或晚期，即使合用 β 受体阻滞剂，给予速效硝苯地平也不能降低，甚至可增加再梗死发生率和病死率。因此，在 AMI 治疗中不宜使用钙通道阻滞剂。对于无左心衰竭的非 Q 波 AMI 患者，服用地尔硫卓可能降低再梗死发生率，有一定的临床益处。AMI 并发快速心房颤动（心室率大于 100 次 /min），且无严重左心功能障碍的患者，可静脉使用地尔硫卓，5 分钟内缓慢推注 10 mg，随之以 5～15 μg/（kg·min）维持静脉滴注，静脉滴注过程中需密切观察心率、血压的变化，如心率低于 55 次 /min，应减少剂量或停用，静脉滴注时间不宜超过 48 小时。AMI 后心绞痛频发、禁忌应用 β 受体阻滞剂的患者，应用此药可获益。

2. 介入治疗

对非 ST 段抬高的 AMI 紧急介入治疗是否优于保守治疗，现尚无充分证据。由于多支严重狭窄病变、陈旧性心肌梗死，以及合并高血压、糖尿病在非 ST 段抬高的 AMI 患者中更常见，紧急介入治疗的风险反而大于 ST 段抬高的 AMI 患者。因此，较为稳妥的策略是首先对非 ST 段抬高的患者进行危险性分层，低危险度的患者可择期行冠状动脉造影和介入治疗，对于中危险度和高危险度的患者，紧急介入治疗应为首选，而高危险度患者合并心源性休克时，应先插入主动脉内球囊反搏（IABP），尽可能使血压稳定后，再行介入治疗。

（三）急性心肌梗死溶栓治疗

1. 溶栓治疗的适应证

（1）两个或两个以上相邻导联 ST 段抬高（胸导联大于等于 0.2 mV、肢体导联大于等于 0.1 mV）或 AMI 病史伴新发生的左束支传导阻滞、起病时间小于 12 小时、年龄小于 75 岁（ACC/AHA 指南列为 I 类适应证）。

（2）对前壁心肌梗死、低血压（收缩压小于 100 mmHg）或心率增快（大于 100 次/min）的患者，治疗意义更大。

（3）对 ST 段抬高且年龄大于等于 75 岁这类患者，无论是否溶栓治疗，AMI 死亡的危险性均很大。研究表明，年龄大于等于 75 岁的患者溶栓治疗降低病死率的程度低于 75 岁以下患者，治疗益处相对降低，但是对年龄大于等于 75 岁的 AMI 患者，溶栓治疗每 1 000 例患者，仍可多挽救 10 人生命。因此，慎重权衡利弊后仍可考虑溶栓治疗（ACC/AHA 指南列为 II a 类适应证）。

（4）ST 段抬高的 AMI 发病时间在 12 ～ 24 小时者，溶栓治疗获益不大。但是，对于有进行性缺血性胸痛、广泛 ST 段抬高并经过选择的患者，仍可考虑溶栓治疗（ACC/AHA 指南列为 II b 类适应证）。

（5）对高危心肌梗死患者，就诊时收缩压大于 180 mmHg 和（或）舒张压大于 110 mmHg，由于此类患者颅内出血的危险性较大，应认真权衡溶栓治疗的益处与出血性脑卒中的危险性。先应镇痛、降压（如应用硝酸甘油静脉滴注、β 受体阻滞剂口服等），将血压降至 150/90 mmHg，再行溶栓治疗，降压是否能降低颅内出血的危险性，尚未得到证实。对此类患者，若有条件，应考虑直接 PTCA 或支架置入术（ACC/AHA 指南列为 II b 类适应证）。而对于虽有 ST 段抬高，但起病时间大于 24 小时，缺血性胸痛已消失者或仅有 ST 段压低者，不主张溶栓治疗（ACC/AHA 指南列为 III 类适应证）。

2. 溶栓治疗的禁忌证

（1）既往发生过出血性脑卒中、1 年内发生过缺血性脑卒中或脑血管事件、颅内肿瘤。

（2）近期（2 ～ 4 周）有活动性内脏出血（月经除外）。

（3）可疑主动脉夹层。

（4）入院时严重且未控制的高血压（大于 180/110 mmHg）或慢性严重高血压病史。

（5）目前正在使用治疗剂量的抗凝药（INR 为 2 ～ 3），已知的出血倾向。

（6）近期（2 ～ 4 周）有创伤史，包括头部创伤、创伤性心肺复苏或较长时间（大于 10 分钟）的心肺复苏。

（7）近期（3 周以内）接受外科大手术。

（8）近期（2 周以内）在不能压迫部位的大血管穿刺。

（9）曾使用链激酶（尤其 5 日～2 年使用者）或对其过敏的患者，不能重复使用链激酶。

（10）妊娠。

（11）活动性消化性溃疡。

3. 溶栓治疗的并发症

轻度出血是指皮肤、黏膜瘀斑，肉眼及显微镜下血尿，或小量咯血、呕血等（穿刺或注射部位少量瘀斑不作为并发症）；重度出血是指大量咯血或消化道大出血、腹膜后出血等引起失血性低血压或休克需要输血者；危及生命的出血包括颅内、蛛网膜下腔、纵隔内或心包出血。再灌注性心律失常是短暂的，尤其多见于溶栓治疗的结束阶段，应该注意监测，及时处理，并注意其对血流动力学的影响。一过性低血压及变态反应多见于应用链激酶或重组链激酶时。

4. 溶栓剂的使用方法

（1）尿激酶：我国应用最广的溶栓剂，根据我国的大量临床试验结果，目前建议剂量为 150 万单位于 30 分钟内静脉滴注，配合肝素钙皮下注射 7 500～10 000 U，每 12 小时 1 次，或低分子量肝素 4 000～5 000 U 腹部皮下注射，每日 2 次。

（2）链激酶或重组链激酶：根据国际上进行的大量临床试验及国内的研究，建议 150 万单位于 1 小时内静脉滴注，配合肝素钙皮下注射 7 500～10 000 U，每 12 小时 1 次，或低分子量肝素 4 000～5 000 U 腹部皮下注射，每日 2 次。

（3）重组组织型纤溶酶原激活剂（rt-PA）：国外较为普遍的用法为加速给药方案（GUSTO 方案）。首先静脉注射 15 mg，继之在 30 分钟内静脉滴注 0.75 mg/kg（不超过 50 mg），再在 60 分钟内静脉滴注 0.5 mg/kg（不超过 35 mg）。给药前静脉推注肝素 5 000 U，继之以每小时 1 000 U 的速率静脉滴注，以 APTT 结果调整肝素给药剂量，使 APTT 维持在 60～80 秒。鉴于东西方人群凝血活性可能存在差异，以及我国脑出血发生率高于西方人群，我国进行的 TUCC（中国 rt-PA 与尿激酶对比研究），临床试验应用 rt-PA 50 mg（8 mg 静脉注射，42 mg 在 90 分钟内静脉滴注，配合肝素静脉应用，方法同上）也取得了较好疗效。其 90 分钟冠状动脉造影通畅率明显高于尿激酶，脑出血发生率与尿激酶溶栓无显著差异。

第四节　稳定型心绞痛

稳定型心绞痛是指心绞痛反复发作的临床表现，持续 2 个月以上，而且心绞痛发作性质基本稳定。由劳累引起的心肌缺血，表现为阵发性的前胸压榨性疼痛和窒息样感觉，主要位于胸骨后，可放射至左肩或上臂等部位，持续时间为 1 ～ 5 分钟，休息或含服硝酸甘油后可迅速缓解冠状动脉供血不足，心肌氧的供需不平衡是心绞痛发作的病理生理基础。稳定型心绞痛多发生于 40 岁以上男性，劳累、情绪激动、受寒、阴雨天气、急性循环衰竭等，均为常见诱因，高血压、高脂血症、吸烟、饮酒、糖尿病、肥胖，均为心绞痛的高危因素。

一、诊断

（一）症状

稳定型劳力性心绞痛简称稳定型心绞痛，也称普通型心绞痛，是最常见的心绞痛。由心肌缺血缺氧引起的典型心绞痛发作，其临床表现在 1 ～ 3 个月相对稳定，即每日和每周疼痛发作次数大致相同，每次发作疼痛的性质和疼痛部位无改变，疼痛时限相仿（3 ～ 5 分钟），用硝酸甘油后也在相近时间内发生疗效。心绞痛发作时，患者表情焦虑，皮肤苍白、发冷或出汗。血压可略增高或降低，心率可正常、增快或减慢。

（二）体征

（1）可有血压升高、心率增快。

（2）皮肤黏膜可有发绀或苍白（须排除贫血）。

（3）胸廓对称，气管居中，肺部有时可闻及啰音。

（4）心脏听诊有第四心音、第三心音奔马律，心尖区可有收缩期杂音（二尖瓣乳头肌功能失调所致），第二心音有可逆分裂，还可有交替脉或心前区抬举性搏动等体征。

（三）检查

1. 实验室检查

（1）血象：一般无血红蛋白下降，严重贫血也会有心绞痛症状。

（2）血糖：测定空腹、餐后 2 小时血糖，部分患者有血糖升高。

（3）血脂：可见血脂升高。

（4）心肌酶谱：一般无异常变化。

2. 特殊检查

（1）心电图：发现心肌缺血、诊断心绞痛最常用的方法，其种类如下。

①稳定型心绞痛患者静息时心电图半数是正常的，最常见的心电图异常是 ST-T 改变。

②近 95% 的患者心绞痛发作时出现有相当特征的心电图改变，可出现暂时性心肌缺血引起的 ST 移位，在平时有 T 波持续倒置的患者，发作时可变为直立（所谓"假正常化"）。

③心电图负荷试验是对怀疑有冠心病的患者给心脏增加运动负荷，从而激发心肌缺血的心电图检查，心电图改变以 ST 段水平型或下斜型压低大于等于 0.1 mV（J 点后 60 ～ 80 毫秒）持续 2 分钟作为阳性标准。

④从连续记录的 24 小时心电图中发现心电图 ST-T 改变和各种心律失常,出现时间可与患者的活动和症状相对照。

(2)超声心动图:稳定型心绞痛患者静息时,超声心动图大多数无异常。与负荷心电图一样,负荷超声心动图可以帮助识别心肌缺血的范围和程度。根据各室壁的运动情况,可将负荷状态下室壁运动异常分为运动减弱、运动消失、矛盾运动及室壁瘤。

(3)放射性核素检查:^{201}Tl 心肌显像或兼做负荷试验,休息时 ^{201}Tl 显像所示灌注缺损主要见于心肌梗死后瘢痕部位;在冠状动脉供血不足部位的心肌灌注缺损仅见于运动后缺血区。

(4)冠状动脉造影:目前诊断冠心病最准确的方法,可以准确反映冠状动脉狭窄的程度和部位。

(5)血管内超声:从血管腔内显示血管的横截面,不仅能够提供血管腔的形态,而且能够显示血管壁的形态、结构和功能状态。

(四)诊断要点

(1)有上述典型的发作特点和体征,含服硝酸甘油后能缓解;存在上述冠心病易患因素。

(2)除外其他原因所致的心绞痛,结合发作时心电图检查特征,一般可建立诊断。

(3)发作时心电图检查可见以 R 波为主的导联中,ST 段压低,T 波低平或倒置;心电图无改变者可考虑做心电图负荷试验和 24 小时动态心电图,如心电图出现阳性变化或负荷试验阳性可做出诊断,诊断有困难者,行放射性核素和冠状动脉造影术确诊。

(五)鉴别诊断

1. 急性心肌梗死

疼痛部位与心绞痛相仿,但性质更剧烈,持续时间多超过 30 分钟,可长达数小时,常伴有心律失常、心力衰竭和(或)休克,含服硝酸甘油多不能缓解。心电图中面向梗死部位的导联 ST 段抬高,并有异常 Q 波。实验室检查显示白细胞计数增高、红细胞沉降率增快,心肌坏死标志物(肌红蛋白、cTnI 或 cTnT、CK-MB 等)增高。

2. 其他疾病引起的心绞痛

严重的主动脉瓣狭窄或关闭不全、风湿性冠状动脉炎、梅毒性主动脉炎引起冠状动脉口狭窄或闭塞、肥厚型心肌病、X 综合征等病均可引起心绞痛,要根据其他临床表现来进行鉴别。其中,X 综合征多见于女性,心电图负荷试验常阳性,但冠状动脉造影则阴性且无冠状动脉痉挛,预后良好,被认为是冠状动脉系统毛细血管功能不良所致。

3. 肋间神经痛及肋软骨炎

疼痛常累及 1 ~ 2 个肋间,但并不一定局限在胸前,为刺痛或灼痛,多为持续性而非发作性,咳嗽、用力呼吸和身体转动可使疼痛加剧,肋软骨处或沿神经行经处有压痛,手臂上举活动时局部有牵拉疼痛,故与心绞痛不同。

4. 心脏神经症

患者常诉胸痛，但为短暂（几秒钟）的刺痛或持久（几小时）的隐痛，患者常喜欢不时地吸一大口气或做叹息性呼吸。胸痛部位多在左胸乳房下心尖部附近，或经常变动症状多在疲劳之后出现，而不在疲劳的当时，做轻度体力活动反觉舒适，有时可耐受较重的体力活动而不发生胸痛或胸闷。含服硝酸甘油无效或在 10 多分钟后才见效，常伴有心悸、疲乏及其他神经衰弱的症状。

5. 不典型疼痛

本病还须与反流性食管炎等食管疾病、膈疝、消化性溃疡、肠道疾病、颈椎病等相鉴别。

二、治疗

治疗原则为改善冠脉供血，降低心肌耗氧，降脂、抗感染、抗凝、抗栓，稳定并逆转动脉粥样硬化斑块。

（一）一般治疗

发作时应立刻休息，一般患者在停止活动后，症状即可消除，平时应尽量避免各种确知的足以引起发作的因素。

（1）避免过度的体力活动、情绪激动、饱餐等，冬天注意保暖，平时避免烟酒，调整日常生活与工作量。

（2）减轻精神负担。

（3）保持适当的体力活动，以不发生疼痛为度。

（4）治疗高血压、糖尿病、贫血等疾病。

（二）药物治疗

1. 发作时的治疗

（1）立即停止活动，安静休息。

（2）药物治疗：硝酸甘油 0.3 ~ 0.6 mg 置于舌下含化，迅速为唾液吸收，1 ~ 2 分钟见效，长时间反复应用可产生耐受性，效力降低，停用 10 小时以上，即可恢复疗效。不良反应有头痛、头胀、面红、心悸等，偶有低血压。硝酸异山梨酯 5 ~ 10 mg 舌下含化，2 ~ 5 分钟见效，可持续 2 ~ 3 小时。也可用上述药物的气雾剂喷雾。同时，可考虑应用镇静剂。

2. 缓解期治疗

（1）抗血小板药物：阿司匹林可降低血液黏稠度，减少心绞痛发作次数，降低死亡和心肌梗死发生率，一般每日 75 ~ 150 mg；氯吡格雷每日 75 mg 单用或与阿司匹林合用。

（2）硝酸酯类制剂：硝酸异山梨酯 5 ~ 20 mg 口服，每日 3 次，服后半小时起作用，持续 3 ~ 5 小时；缓释剂可持续 12 小时，可用 20 mg，每日 2 ~ 3 次；5- 单硝酸异山梨酯等长效硝酸酯类药物，每次 20 ~ 40 mg，每日 2 次。硝酸甘油膏或贴片涂或贴在胸前或上臂皮肤而缓慢吸收，用于预防夜间心绞痛发作。要注意硝酸酯类药物的耐药性。

（3）β 受体阻滞剂：降低心率和血压，从而降低心肌耗氧，缓解心绞痛发作。注意与硝酸酯类合用有协同作用，只要无禁忌证，β 受体阻滞剂要坚持持续应用，不能停用，停用时要逐渐减量，以防反跳；哮喘患者禁用。常用口服制剂：美托洛尔 25 ～ 150 mg，每日 2 ～ 3 次，缓释片 100 ～ 200 mg，每日 1 次；阿替洛尔 12.5 ～ 50.0 mg，每日 1 ～ 2 次；比索洛尔 2.5 ～ 10.0 mg，每日 1 次。兼用有 α 受体阻滞作用的卡维地洛 25 mg，每日 2 次。

（4）钙通道阻滞剂：扩张冠状动脉，解除冠状动脉痉挛；抑制心肌收缩力，减少心肌耗氧；扩张周围血管，降低动脉压，减轻心脏负荷，是治疗变异型心绞痛的首选药物。常用制剂有硝苯地平缓释片（10 ～ 20 mg，每日 2 次）、硝苯地平控释片（30 ～ 60 mg，每日 1 次）、地尔硫卓（30 ～ 120 mg，每日 3 次）、维拉帕米（40 ～ 80 mg，每日 3 次）或缓释剂 240 ～ 480 mg，每日 1 次。

（5）中医中药：复方丹参制剂、通心络、脑心通、速效救心丸等，均可在冠心病患者与其他西药合并使用，缓解心绞痛。

（三）介入治疗

临床观察显示，经球囊导管心肌血运重建术与内科保守疗法相比，前者能使稳定型心绞痛患者的生活质量提高（活动耐量提高），但是心肌梗死的发生率和病死率无显著差异；随着心血管新技术的出现，尤其是新型药物涂层支架及新型抗血小板药物的应用，介入治疗不仅可以改善患者的生活质量，而且可以明显降低心肌梗死的发生率和病死率。

（四）外科治疗

外科治疗主要是行冠状动脉旁路移植术，手术适应证如下。

（1）冠状动脉多支病变，尤其并发糖尿病患者。

（2）冠状动脉左主干病变。

（3）适合行介入治疗的患者。

（4）心肌梗死伴有室壁瘤，须进行室壁瘤切除的患者。

（5）狭窄远端管腔要通畅，血管供应区有存活心肌。

第五节　不稳定型心绞痛

不稳定型心绞痛（UAP）是指介于稳定型心绞痛和急性心肌梗死（AMI）之间的一组临床综合征，包括如下亚型。

（1）初发劳力性心绞痛：2 个月内新发生的心绞痛（无心绞痛或有心绞痛病史，但在近半年内未发作过心绞痛）。

（2）恶化劳力性心绞痛：病情突然加重，表现为胸痛发作次数增加，持续时间延长，诱发心绞痛的活动阈值明显减低，硝酸甘油缓解症状的作用减弱，病程在 2 个月以内。

（3）静息心绞痛：心绞痛发生在休息或安静状态，发作持续时间相对较长，含硝酸甘油效果欠佳，病程在 1 个月以内。

（4）梗死后心绞痛：急性心肌梗死发病 24 小时后至 1 个月发生的心绞痛。

（5）变异型心绞痛：休息或一般活动时发生的心绞痛，发作时心电图显示 ST 段暂时性抬高。

不稳定型心绞痛是由动脉粥样硬化斑块破裂或糜烂并发血栓形成、血管收缩、微血管栓塞所导致的急性或亚急性心肌供氧减少所致。

一、诊断

（一）症状

不稳定型心绞痛患者中约有 20% 可发生心肌坏死而无 ST 段抬高，即非 ST 段抬高性心肌梗死，二者的分界只能通过血液心肌肌钙蛋白和心肌酶学分析来判断，原有稳定的阻塞性冠状动脉病变者在下列情况时可诱发不稳定型心绞痛：贫血、感染、甲状腺功能亢进或心律失常等。有人将之称为继发性不稳定型心绞痛。

下列线索有助于不稳定型心绞痛的诊断。

（1）诱发心绞痛的体力活动阈值突然或持久地降低。

（2）心绞痛发作频率、严重程度和持续时间增加，以及出现静息性或夜间心绞痛。

（3）胸痛放射至附近的或新的部位。

（4）发作时伴有新的相关特征，如出汗、恶心、呕吐、心悸或呼吸困难。

（5）原来能使稳定型心绞痛缓解的常规休息或舌下含服硝酸甘油的方法，只能暂时或不完全性地缓解症状。

（二）体征

（1）心脏听诊可闻及第三心音或第四心音，以及二尖瓣反流引起一过性的收缩期杂音。

（2）合并有心功能不全或血流动力学不稳定状态时，可有相应的肺部啰音、心率加快、血压下降等阳性体征。

（三）检查

1. 实验室检查

（1）血象：一般无血红蛋白下降，严重贫血者也会引起心绞痛症状。

（2）血糖：测定空腹、餐后 2 小时血糖，部分患者可有血糖升高。

（3）血脂：部分患者有血脂升高。

（4）心肌酶谱：无异常发现。

2. 特殊检查

（1）心电图。

①不稳定型心绞痛患者静息时心电图半数是正常的，最常见的心电图异常是 ST-T 改变。

②近 95% 的患者心绞痛发作时出现明显有相当特征的心电图改变，可出现暂时性心肌缺血引起的 ST-T 改变，在平时有 T 波持续倒置的患者，发作时可变为直立（所谓的"假正常化"）。

③从连续记录的 24 小时心电图中发现心电图 ST-T 改变和各种心律失常，出现时间可与患者的活动和症状相对照。

（2）超声心动图：不稳定型心绞痛患者静息超声心动图大多数无异常。与负荷心电图一样，负荷超声心动图可以帮助识别心肌缺血的范围和程度。根据各室壁的运动情况，可将负荷状态下室壁运动异常分为运动减弱、运动消失、矛盾运动及室壁瘤。

（3）运动负荷试验。

①对于低危险组的不稳定型心绞痛患者，病情稳定 1 周以上可考虑行运动试验检查，若诱发心肌缺血的运动量超过 Bruce Ⅲ 级，可采用内科保守治疗；若低于上述的活动量即诱发心绞痛，则须做冠状动脉造影检查，以决定是否行介入治疗或外科手术治疗。

②对于中危险组和高危险组的患者，在急性期的 1 周内应避免做负荷试验，病情稳定后可考虑行运动试验。如果已有心电图的缺血证据，病情稳定者也可直接行冠状动脉造影检查。

（4）冠状动脉造影：在冠心病的诊断和治疗基础上，冠状动脉造影是最重要的检查手段，中危险组和高危险组的不稳定型心绞痛患者，若条件允许，应做冠状动脉造影检查，目的是明确病变情况及指导治疗。不稳定型心绞痛患者具有以下情况时，为冠状动脉造影的适应证：

①近期心绞痛反复发作，胸痛持续时间较长，药物治疗效果不满意者，可考虑行冠状动脉造影，以决定是否行急诊介入治疗或急诊冠状动脉旁路移植术（CABG）。

②原有劳力性心绞痛近期突然出现休息时频繁发作者。

③近期活动耐量明显减低，特别是低于 Bruce Ⅱ 级或 4METs 者。

④梗死后心绞痛。

⑤原有陈旧性心肌梗死，近期出现非梗死区缺血所致的劳力性心绞痛。

⑥严重心律失常、左心室射血分数小于 40% 或充血性心力衰竭。

（四）诊断要点

（1）原有的稳定型心绞痛性质改变，即心绞痛频繁发作，程度严重和持续时间延长。

（2）休息时心绞痛发作。

（3）最近 1 个月内新近发生的、轻微体力活动也可诱发的心绞痛。

符合三项中的一项或一项以上，并伴有心电图 ST-T 改变者，可建立诊断。如果既往有稳定型心绞痛、心肌梗死、冠状动脉造影异常和运动试验阳性等病史，即便心电图无 ST-T 改变，但具有典型不稳定型心绞痛症状，也可确立诊断。心绞痛发生于心肌梗死后 2 周内者，则称为梗死后不稳定型心绞痛。

（五）鉴别诊断

1. 心脏神经症

患者诉胸痛，但多为短暂（几秒钟）的刺痛或较持久（几小时）的隐痛，喜欢不时地深吸一大口气或做叹气样呼吸，含服硝酸甘油无效或 10 多分钟才见效。

2. 稳定型心绞痛

与不稳定型心绞痛不同，稳定型心绞痛患者含服硝酸酸甘油后能缓解，发作时心电图检查可见以 R 波为主的导联中，ST 段压低，T 波低平或倒置。

3. 急性心肌梗死

疼痛更为剧烈，持续时间可达数小时，常伴有休克、心律失常及心力衰竭，并有发热的表现，含服硝酸甘油多不能使之缓解；心电图中梗死区的导联 ST 段抬高，并有异常 Q 波，实验室检查有心肌酶谱增高。

4. 肋间神经痛

常累及 1～2 个肋间，常为刺痛或灼痛，多为持续性，咳嗽、用力呼吸和身体转动可使疼痛加剧，沿神经行径处有疼痛，手臂上举时局部有牵拉疼痛。

5. 肺炎、气胸、胸膜炎等呼吸系统疾病

这些患者可有胸痛，但常伴有呼吸道感染症状，如咳嗽、咳痰，疼痛与呼吸有关，持续时间长，也可有畏寒、发热等表现。

6. 胃肠道疾病

消化性溃疡、慢性胆囊炎等，其疼痛与进食、饮酒等有关，而与体力活动无关，调节饮食和服药可缓解疼痛，X 线、B 超检查有助于诊断。

二、治疗

（一）一般治疗

不稳定型心绞痛急性期须卧床休息 1～3 日、吸氧、持续心电监护。对于低危险组患者留院观察期间未再发生心绞痛，心电图也无缺血改变，无左心衰竭的临床证据，留院观察 12～24 小时未发现有 CK-MB 升高，心肌 cTnT 或 cTnI 正常者，可留院观察 24～48 小时后出院；对于中危险组或高危险组的患者，特别是 cTnT 或 cTnI 升高者，住院时间相对延长，并应强化内科治疗。

（二）药物治疗

1. 缓解疼痛

口服或舌下给予硝酸酯见"稳定型心绞痛"，静脉滴注硝酸甘油或硝酸异山梨酯，从每分钟 10 μg 开始，每 3 ～ 5 分钟增加 10 μg，直至症状缓解或出现血压下降。如效果不佳，可用非二氢吡啶类钙通道阻滞剂，如地尔硫䓬，静脉滴注 1 ～ 5 μg/（kg·min），常能控制发作。无禁忌证时，β 受体阻滞剂用至最大耐受剂量，应能够控制发作。

2. 抗血小板治疗

阿司匹林仍为抗血小板治疗的首选药物。急性期阿司匹林使用的剂量为每日 150 ～ 300 mg，口服，可起到快速抑制血小板聚集的作用，3 日后可改为小剂量口服，每日 50 ～ 150 mg 维持治疗；对阿司匹林存在变态反应的患者，可采用噻氯匹定或氯吡格雷替代治疗，使用时应注意定时检查血象，一旦出现明显白细胞计数或血小板计数降低，应立即停药。

3. 抗凝血酶治疗

静脉肝素治疗一般用于中危险组和高危险组的患者，国内临床常采用先静脉推注 5 000 U 肝素，然后以每小时 1 000 U 维持静脉滴注，调整肝素剂量使激活的部分凝血活酶时间（APTT）延长至对照的 1.5 ～ 2.0 倍（无条件时，可监测全血凝固时间或激活的全血凝固时间），静脉肝素治疗 2 ～ 5 日为宜，后可改为肝素 7 500 U，每 12 小时 1 次，皮下注射，治疗 1 ～ 2 日。目前已有证据表明，低分子量肝素降低不稳定型心绞痛有更优或至少相同的疗效；由于低分子量肝素不需血凝监测、停药无反跳、使用方便，故可采用低分子量肝素替代普通肝素。

4. 硝酸酯类药物

使用此类药物的主要目的是控制心绞痛的发作，心绞痛发作时，应口含硝酸甘油，初次含服硝酸甘油的患者以先含 1 片为宜，对于已有含服经验的患者，心绞痛症状严重时也可 2 片 1 次含服。心绞痛发作时，若含服 1 片无效，可在 3 ～ 5 分钟追加 1 片含服；若连续含服硝酸甘油 3 ～ 4 片仍不能控制疼痛症状，须应用强镇痛剂以缓解疼痛，并随即采用硝酸甘油或硝酸异山梨酯静脉滴注，硝酸甘油剂量以每分钟 5 μg 开始，以后每 5 ～ 10 分钟增加 5 μg，直至症状缓解，最高剂量一般不超过每分钟 100 μg，患者一旦出现头痛或血压降低（收缩压低于 90 mmHg），应迅速减少静脉滴注剂量；硝酸甘油或硝酸异山梨酯维持静脉滴注的剂量以每分钟 10 ～ 30 μg 为宜；对于中危险组和高危险组的患者，硝酸甘油持续静脉滴注 24 ～ 48 小时即可，以免产生耐药性而降低疗效。目前，常用的口服硝酸酯类药物为硝酸异山梨酯（消心痛）和 5- 单硝酸异山梨酯。

（1）硝酸异山梨酯作用的持续时间为 4 ～ 5 小时，故以每日 3 次口服给药为妥。

（2）对劳力性心绞痛患者，应集中在白天给药，5- 单硝酸异山梨酯可采用每日 2 次给药。

（3）白天和夜间或清晨均有心绞痛发作者，硝酸异山梨酯可采用每 6 小时给药 1 次，但宜短期治疗，以避免耐药性。

（4）对于频繁发作的不稳定型心绞痛患者，口服硝酸异山梨酯短效药物的疗效常优于服用 5- 单硝类的长效药物，硝酸异山梨酯的使用剂量可从每次 10 mg 开始，症状控制不满意时，可逐渐加大剂量，但一般不超过每次 40 mg，只要患者心绞痛发作时口含硝酸甘油有效，就应是增加硝酸异山梨酯剂量的指征。

（5）若患者反复口含硝酸甘油不能缓解症状，常提示患者有极为严重的冠状动脉阻塞性病变，此时即使加大硝酸异山梨酯剂量，也不一定能取得良好效果。

5. β 受体阻滞剂

此类药物对不稳定型心绞痛患者控制心绞痛症状，以及改善患者近、远期预后，均有好处。因此，除非有肺水肿、未稳定的左心衰竭、支气管哮喘、低血压（收缩压小于等于 90 mmHg）、严重窦性心动过缓或 Ⅱ、Ⅲ度房室传导阻滞等禁忌证，一般都主张常规服用 β 受体阻滞剂。选择 β 受体阻滞剂药物时，应首选具有心脏选择性的药物，如阿替洛尔、美托洛尔和比索洛尔等。除少数症状严重者可采用静脉推注 β 受体阻滞剂外，一般主张口服给药，使用剂量应个体化，并根据患者症状、心率及血压情况调整剂量，如用阿替洛尔 12.5 ～ 25.0 mg，每日 2 次，口服；或用美托洛尔 25 ～ 50 mg，每日 2 ～ 3 次，口服；或用比索洛尔 5 ～ 10 mg，每日 1 次，口服，不伴有劳力性心绞痛的变异型心绞痛不主张使用。

6. 钙通道阻滞剂

服用此类药物是以控制心肌缺血发作为主要目的的。

（1）硝苯地平：对缓解冠状动脉痉挛有独到的效果，故为变异型心绞痛的首选用药，用法如下。①硝苯地平 10 ～ 20 mg，每日 1 次，口服。②若仍不能有效控制变异型心绞痛的发作，还可与地尔硫卓合用，以产生更强的解除冠状动脉痉挛的作用，病情稳定后可改为缓释和控释制剂。③短效二氢吡啶类药物也可用于治疗不稳定型心绞痛伴有高血压患者，但应与 β 受体阻滞剂合用，该类药物的不良反应是加重左心功能不全，造成低血压和反射性心率加快，所以使用时须注意了解左心功能情况。

（2）地尔硫卓：有减慢患者心率、降低心肌收缩力的作用，故地尔硫卓较硝苯地平更常用于控制心绞痛发作，用法如下。①地尔硫卓 30 ～ 60 mg，每日 3 ～ 4 次，口服。②该药可与硝酸酯类药物合用，也可与 β 受体阻滞剂合用，但与后者合用时，须密切注意患者心率和心功能变化，对已有窦性心动过缓和左心功能不全的患者，应禁用此类药物。③对于一些心绞痛反复发作、静脉滴注硝酸甘油不能控制的患者，也可试用地尔硫卓静脉滴注，使用方法为 5 ～ 15 mg/（kg·min），可持续静脉滴注 24 ～ 48 小时，静脉滴注过程中须密切观察患者心率、血压的变化。④静息心率小于 50 次 /min 者，应减少地尔硫卓剂量或停用地尔硫卓。

（3）维拉帕米：一般不与 β 受体阻滞剂配伍，维拉帕米多用于心绞痛合并支气管哮喘不能使用 β 受体阻滞剂的患者。总之，对于严重不稳定型心绞痛患者，常须联合应用硝酸酯类、β 受体阻滞剂、钙通道阻滞剂。

7. 降脂治疗

常用的为羟甲基戊二酰辅酶 A 还原酶抑制剂（HMG-CoA 还原酶抑制剂，简称他汀类）。如用辛伐他汀（舒降之）20 ～ 40 mg，每日 1 次，口服；或用普伐他汀（普拉固）10～40 mg，每日 1 次，口服；或用氟伐他汀（来适可）20～40 mg，每日 1 次。此类药物不宜与 β 类或烟酸类等药物合用，治疗过程中应注意肝功能及肌酸激酶的检测。

8.伴随疾病的控制与治疗

如有高血压、糖尿病等，应予以相应治疗。

（三）不稳定型心绞痛的介入治疗和外科手术治疗

高危险组患者如果存在以下情况之一，应考虑行紧急介入治疗或冠状动脉架桥术。

（1）虽经内科加强治疗，但心绞痛仍反复发作。

（2）心绞痛发作时间明显，延长超过 1 小时，药物治疗不能有效缓解缺血发作。

（3）心绞痛发作时伴有血流动力学不稳定，如出现低血压、急性左心功能不全或伴有严重心律失常等。

不稳定型心绞痛的紧急介入治疗的风险一般高于择期介入治疗，故在决定之前应仔细权衡利弊，紧急介入治疗的主要目标是以迅速开通病变的血管。恢复其远端血流为原则，对于多支病变的患者，可以不必一次完成全部的血管重建，如果患者冠状动脉造影显示为左冠状动脉主干病变或弥散性狭窄病变不适宜介入治疗时，则应选择急诊冠状动脉旁路移植术（CABG）。对于血流动力学不稳定的患者，最好同时应用主动脉内球囊反搏，力求稳定高危患者的血流动力学状态。除以上少数不稳定型心绞痛患者外，大多数不稳定型心绞痛患者的介入治疗宜放在病情稳定至少 48 小时后进行。

第六章　内分泌系统代谢疾病

第一节　腺垂体功能减退症

腺垂体功能减退症是由不同病因引起腺垂体全部或大部受损，导致一种或多种垂体激素分泌不足所致的临床综合征。成年人腺垂体功能减退症又称为西蒙病，生育期妇女因产后腺垂体缺血性坏死所致者，称为希恩综合征，儿童期发生腺垂体功能减退，因生长发育障碍而形成垂体性矮小症。

一、病因与发病机制

由垂体本身病变引起的腺垂体功能减退症，称为原发性腺垂体功能减退症；由下丘脑以上神经病变或垂体门脉系统障碍引起的，称为继发性腺垂体功能减退症。

（一）垂体、下丘脑附近肿瘤

垂体瘤为引起本症的最常见原因，常压迫正常腺垂体；颅咽管瘤、脑膜瘤、下丘脑或视交叉附近的胶质瘤、错构瘤、松果体瘤或垂体卒中等也可压迫垂体；转移癌、淋巴瘤、白血病、组织细胞增多症引起的本病少见。

（二）腺垂体缺血性坏死

腺垂体缺血性坏死常发生于产后大出血（胎盘滞留、前置胎盘）、产褥感染、羊水栓塞或感染性休克等，引起垂体血管痉挛或弥散性血管内凝血，因垂体门脉系统缺血而导致垂体坏死。腺垂体血液供应主要来自垂体柄的门静脉，妊娠期腺垂体生理性肥大，增生肥大的垂体受蝶鞍骨性限制，在急性缺血肿胀时极易损伤，加之垂体门脉血管无交叉重叠，缺血时不易建立侧支循环。神经垂体的血流供应不依赖门脉系统，故产后出血一般不伴有神经垂体坏死。糖尿病血管病变使垂体供血障碍，也可导致垂体缺血性坏死。

（三）手术、创伤或放射性损伤

垂体瘤摘除、放疗或鼻咽癌等颅底及颈部放疗，均可引起本症。颅底骨折、垂体柄挫伤可阻断神经与门脉系统的联系而导致腺垂体及神经垂体功能减退。

（四）感染

各种波及中枢神经系统的感染均可引起下丘脑-垂体损伤而导致功能减退。

（五）遗传性（先天性）腺垂体功能减退

在腺垂体的胚胎发育中，同源框转录因子突变导致一种或多种垂体分泌的激素异常。

PIA 基因显性突变引起生长激素（GH）、催乳素（PRL）、促甲状腺激素（TSH）缺乏，PROP1 基因突变的患者伴有 GH、TSH、PRL、促黄体素（LH）和促卵泡素（FSH）缺乏。POUF1 基因的突变可致严重的腺垂体功能减退，并有垂体的形态异常。

（六）其他

空泡蝶鞍、动脉硬化可引起垂体梗死，颞动脉炎、海绵窦血栓常导致垂体缺血，糖尿病性血管病变引起缺血坏死等。长期大剂量糖皮质激素治疗也可抑制相应垂体激素的分泌，突然停药可出现单一性垂体激素分泌不足的表现。

二、病理

病理随病因而异。由产后大出血、休克等引起者，腺垂体呈大片缺血性坏死，严重者仅腺垂体的后上方、柄部、中部与神经垂体无累及，垂体动脉有血栓形成。久病者垂体明显缩小，大部分为纤维组织，仅留少许较大嗜酸性粒细胞和少量嗜碱性粒细胞。靶腺如性腺、甲状腺、肾上腺皮质呈不同程度的萎缩。内脏普遍缩小，心脏呈褐色变性，生殖器官显著萎缩。

三、临床表现

本症的临床表现取决于各种垂体激素减退的速度及相应靶腺萎缩的程度。腺垂体组织毁坏在 50% 以上时，出现临床症状；破坏至 75% 时，症状明显；在 95% 以上时，症状通常较严重。一般促性腺激素及催乳素受累最早出现且较严重；其次为促甲状腺激素；促肾上腺皮质激素（ACTH）缺乏，较少见。

（一）典型表现

1.促性腺激素和催乳素分泌不足

产后无乳，乳腺萎缩，长期闭经与不育为本症的特征。腋毛、阴毛脱落，甚至完全脱落。男性胡须稀少，伴阳痿。性欲减退或消失，如发生在青春期前可有第二性征发育不全。女性生殖器萎缩，宫体缩小，会阴部和阴部黏膜萎缩，常伴阴道炎。男性睾丸松软缩小，肌力减退。

2.促甲状腺激素分泌不足

促甲状腺激素分泌不足属继发性甲状腺功能减退，但临床表现较原发性者轻，患者常诉畏寒，皮肤干燥而粗糙，较苍白、少光泽、少弹性、少汗等。毛发干燥脱落，眉梢稀疏。较重病例可有食欲缺乏、便秘、精神抑郁、表情淡漠、记忆力减退、行动迟缓等。有时伴精神失常而有幻觉、妄想、木僵或躁狂等。

3.促肾上腺皮质激素分泌不足

患者常有极度疲乏，体力软弱。有时食欲缺乏、恶心、呕吐、体重减轻、脉搏细弱、血压低。重症病例有低血糖症发作，对外源性胰岛素的敏感性增加。肤色变浅，为促肾上腺皮质激素 - 促脂素（ACTH-βLPH）中促黑细胞激素（MSH）减少所致，故与原发性肾上腺皮质功能减退症的皮肤色素沉着相反。

4.生长激素（GH）不足

成年人一般无特殊症状，儿童可引起生长障碍。

5.垂体内或其附近肿瘤压迫症状

最常见者为头痛及视神经交叉受损，引起偏盲，甚至失明等，有时有颅压增高症状。垂体瘤或垂体柄受损，门静脉阻断时，由于多巴胺作用减弱，催乳素（PRL）分泌增多，女性呈乳溢、闭经与不育，男性阳痿。

（二）临床分型

按临床主要表现分为下列 4 种类型。

（1）混合型：最常见，表现多个靶腺功能减退的症状。

（2）性功能减退型：比较常见。

（3）继发性黏液性水肿型：较少见，以甲状腺功能减退为主要表现。

（4）阵发性低血糖型：少见但严重，以肾上腺皮质激素及生长激素缺乏所致低血糖症的发作为主要表现。

（三）并发症

有继发性肾上腺皮质功能减退和本病的混合型病例，可发生下列并发症。

1.感染

常表现为肺部、泌尿道和生殖系统的细菌性感染，有时也可伴有真菌及其他微生物感染。

2.垂体危象及昏迷

各种应激，如感染、腹泻、呕吐、失水、饥饿、受寒、中暑、手术、外伤、麻醉、酗酒及各种镇静安眠药、降血糖等药物作用下，常可诱发垂体危象及昏迷。可表现为高热（体温高于 40℃）、低温（体温低于 30℃）、低血糖、循环衰竭、水中毒等。出现精神失常、谵妄、高热、低温、恶心、呕吐、低血糖、昏厥、昏迷等症状。

四、辅助检查

可疑患者需进行下丘脑、垂体与靶腺激素测定，兴奋试验将有助于了解相应靶腺激素的储备及反应性，可明确病变部位（下丘脑或垂体）。

（一）下丘脑－垂体－性腺轴功能检查

女性主要测定血 FSH、LH 及雌二醇；男性测定血 FSH、LH 和睾酮。促黄体素释放激素（LHRH）兴奋试验可协助定位诊断，如静脉注射 LHRH 100～200 μg 后于 0 分钟、30 分钟、45 分钟、60 分钟抽血测 FSH、LH，正常多在 30～45 分钟出现高峰。如 FSH、LH 升高，但反应较弱或延迟提示病变在下丘脑；如无反应，提示为腺垂体功能减退。

（二）下丘脑－垂体－甲状腺轴功能检查

三碘甲状腺原氨酸（T$_3$）、甲状腺素（T$_4$）、游离三碘甲状腺原氨酸（FT$_3$）、游离甲状腺素（FT$_4$）、TSH 均低于正常。疑为下丘脑病变所致时，需做促甲状腺激素释放素（TRH）兴奋试验。

（三）下丘脑－垂体－肾上腺皮质轴功能检查

24 小时尿 17- 羟皮质类固醇、游离类固醇及血皮质醇均低于正常，血 ACTH 可降低。促肾上腺皮质激素释放激素（CRH）兴奋试验有助于确定病变部位，垂体分泌 ACTH 功能正常者，静脉注射 CRH 1 μg/kg 后，15 分钟 ACTH 可达到高峰，ACTH 分泌功能减退患者的反应减退或无反应。

（四）下丘脑－垂体－生长激素轴功能检查

80% ～ 100% 的患者 GH 储备降低，故此项检查对于轻型、部分性腺垂体功能减退者的诊断意义较大。但正常人 GH 的分泌呈脉冲式，有昼夜节律，且受年龄、饥饿、运动等因素的影响，故一次性测定血清 GH 水平，并不能反映 GH 的储备能力。必要时可做 24 小时尿 GH 测定（优于一次性血清 GH 测定）。生长激素释放激素（GHRH）兴奋试验可进一步明确病变部位。

（五）其他检查

促甲状腺激素分泌不足时，心电图示心动过缓，低电压，心肌损害，T 波平坦、倒置等表现。垂体肿瘤病例，影像学检查可有阳性发现：蝶鞍扩大、床突被侵蚀与钙化点等影像改变。

五、诊断与鉴别诊断

本病诊断须根据病史、临床表现及辅助检查等资料进行全面分析，排除其他影响因素和疾病后才能明确。应与下列两组疾病鉴别。

（一）神经性食欲缺乏

神经性食欲缺乏者多为年轻女性，主要表现为食欲缺乏、消瘦、精神抑郁、固执、性功能减退、闭经或月经稀少、第二性征发育差、乳腺萎缩、阴毛和腋毛稀少、体重减弱、乏力、畏寒等症状。内分泌功能除性腺功能减退较明显外，其余的垂体功能正常。

（二）多靶腺功能减退

如施密特综合征患者有皮肤色素加深及黏液性水肿；而腺垂体功能减退者往往皮肤色素变淡，黏液性水肿罕见，腺垂体激素升高有助于鉴别。

六、治疗

（一）支持治疗

患者宜进食高热量、高蛋白及富含维生素的膳食，还需提供适量的钠、钾、氯，但不宜过度饮水。尽量预防感染，避免过度劳累与应激刺激。

（二）激素替代治疗

激素替代治疗必须因人而异。下丘脑和垂体激素替代治疗仅限于 GH 和 ACTH；LHRH 主要用于下丘脑性性功能减退者的治疗。大多数患者宜用靶腺激素替代治疗。

（1）补充糖皮质激素：最为重要，且应先于甲状腺激素的补充，以免诱发肾上腺危象。首选氢化可的松（可的松、泼尼松等需经肝脏转化为氢化可的松）。剂量应个体化，较重病例每日 30 mg（相当于可的松 37.5 mg，泼尼松 7.5 mg），服法应模仿生理分泌，如每日上午 8 时服全日量的 2/3，下午 2 时服 1/3 较为合理。随病情调节剂量。如有感染等应激，应加大剂量。

（2）补充甲状腺激素：须从小剂量开始，以免加重肾上腺皮质负担，诱发危象。可用干甲状腺片，从小剂量开始，每日 10 ～ 20 mg，数周内逐渐增加为 60 ～ 120 mg，分次口服。如用左甲状腺素钠片（L-T$_4$），开始每日 25 μg，每两周增加 25 μg 直至每日用量为 75 ～ 100 μg。对年老、心脏功能欠佳者，如立即应用大量甲状腺激素，可诱发心绞痛，对同时有肾上腺皮质功能减退者，应用甲状腺激素宜慎重。最好同时补充少量糖皮质激素及甲状腺激素。

（3）补充性激素：育龄期妇女，病情较轻者需采用人工月经周期治疗。每天可用己烯雌酚 0.5 ～ 1.0 mg 或炔雌醇，每天口服 0.02 ～ 0.05 mg，连续服用 25 天，在最后 5 天（第 21 天—25 天），每天同时加用甲羟孕酮 6 ～ 12 mg 口服，或每天加黄体酮 10 mg 肌内注射，共 5 天。在停用黄体酮后，可出现撤退性子宫出血，周期性使用可维持第二性征和性功能。必要时可用人类绝经期促性腺激素（HMG）或人绒毛膜促性素（HCG）以促进生育。如为下丘脑疾病引起者还用 LHRH（以输液泵做脉冲式给药）和氯米芬，以促进排卵。男性患者可用丙酸睾酮，每周两次，每次 25 ～ 50 mg，肌内注射，或用庚酸睾酮每两周肌内注射 200 mg，可改善性欲，促进第二性征发育，增强体力。也可联合应用 HMG 和 HCG 或 LHRH，以促进生育。

（三）病因治疗

病因治疗包括垂体瘤手术切除或放疗等。

（四）垂体危象处理

1.抢救低血糖

快速静脉注射 50% 葡萄糖溶液 40 ～ 60 mL，继以 10% 葡萄糖生理盐水静脉滴注，以抢救低血糖症及失水等。

2.解除急性肾上腺功能减退危象

液体中加入氢化可的松，每日 200 ～ 300 mg，或用地塞米松注射液做静脉或肌内注射，也可加入液体内滴入。

3.对症处理

（1）有周围循环衰竭及感染者行抗休克、抗感染治疗。

（2）低温者，可用热水浴疗法、电热毯等将患者体温回升为35℃以上，并开始用小剂量糖皮质激素和甲状腺制剂治疗。

（3）高热者，用物理降温法，并及时去除诱发因素，慎用药物降温。

（4）水中毒者，加强利尿，给予口服泼尼松10～25 mg或可的松50～100 mg或氢化可的松40～80 mg，以后每6小时用1次。不能口服者用氢化可的松50～200 mg（地塞米松1～5 mg），加入50%葡萄糖液40 mL，缓慢静脉注射。

4.避免诱发昏迷

禁用或慎用吗啡等麻醉剂，巴比妥安眠剂、氯丙嗪等中枢神经抑制剂及各种降血糖药物。

七、预后

重症患者常因产后大出血休克死亡，或因重度感染而死亡；轻者可带病生存数十年，但常呈虚弱状态。轻症患者，如能再度怀孕，可一度好转，有的患者可完全恢复正常。但也可因再度大出血而使病情加重或猝死。轻症患者经适当治疗后，其生活质量可如健康人。

第二节　甲状腺功能亢进症

甲状腺功能亢进症（简称"甲亢"）是指由多种病因导致甲状腺激素（TH）分泌过多，引起以神经、循环、消化等系统兴奋性增高和代谢亢进为主要表现的一种临床综合征。引起甲亢的病因很多，临床上以格雷夫斯病（GD）最为常见，约占所有甲亢患者的85%，其次为结节性甲状腺肿伴甲亢和亚急性甲状腺炎伴甲亢。本节主要介绍格雷夫斯病。

一、危险因素与发病机制

（一）危险因素

1.遗传因素

部分GD有家族史，同卵双生相继发生GD者在30%～60%；异卵双生仅为3%～9%；GD亲属中患另一自身免疫性甲状腺病（如慢性淋巴细胞性甲状腺炎）的比率和促甲状腺激素受体抗体（TRAb）的检出率均高于一般人群。

2.环境因素

环境因素可能参与了GD的发生，如细菌感染、性激素、应激等都对本病的发生和发展有影响。部分GD患者在临床症状出现前有明显的精神刺激或精神创伤史。精神因素使中枢神经系统去甲肾上腺素水平降低，促肾上腺皮质激素释放激素（CRH）和ACTH

及皮质醇分泌增多，从而使免疫监视功能降低，进而引起 GD。

（二）发病机制

GD 的病因和发病机制未明，但公认与甲状腺的自身免疫反应有关，其突出特征是血清中存在与甲状腺组织反应（抑制或刺激作用）的自身抗体。

促甲状腺激素受体为 G 蛋白耦联受体家族中的一种，位于甲状腺滤泡细胞膜上。以 TSH 受体为自身抗原，机体产生 TSH 受体抗体。TRAb 主要有以下 3 种。

（1）促甲状腺激素受体刺激性抗体（TSAb）：刺激甲状腺分泌增多。

（2）甲状腺生长免疫球蛋白（TGI）：TRAb 与 TSH 受体结合后，仅促进甲状腺肿大，而不促进 TH 的合成和释放。

（3）甲状腺生长封闭性抗体（TGBAb）：封闭型自身抗体，与 TSH 受体结合后，可阻断和抑制甲状腺功能。

目前认为，GD 是以遗传易患性为背景，在环境因素（如感染、毒素、药物、精神因素等）作用下，诱发免疫系统功能紊乱，产生异质性自身抗体 TRAb。

二、病理

甲状腺呈不同程度的弥散性肿大。甲状腺滤泡上皮细胞增生，呈高柱状或立方状，滤泡腔内的胶质减少或消失，滤泡间可见不同程度的与淋巴组织生发中心相关的淋巴细胞浸润。这些淋巴细胞的构成特点是以 T 细胞为主，伴少数的 B 细胞和浆细胞。

格雷夫斯眼病（GO）的眶后组织中有脂肪细胞浸润，纤维组织增生，大量黏多糖和糖胺聚糖（GAG）沉积，透明质酸增多，淋巴细胞和浆细胞浸润，同时眼肌纤维增粗，纹理模糊，肌纤维透明变性、断裂和破坏。胫前黏液性水肿者局部可见黏蛋白样透明质酸沉积，肥大细胞、巨噬细胞和成纤维细胞浸润。

三、临床表现

起病多较缓慢，少数可在精神创伤和感染后急性起病，或因妊娠而诱发本病。

（一）普通类型表现

1. 高代谢综合征

常有疲乏无力、不耐热、多汗，皮肤温暖潮湿、体重锐减、低热（危象时可有高热）等。

2. 甲状腺肿大

甲状腺肿大呈弥散性对称性肿大，质软，吞咽时上下移动。少数患者的甲状腺肿大不对称或肿大不明显。由于甲状腺的血流量增多，故在上、下叶外侧可听到血管杂音（为连续性或以收缩期为主的吹风样杂音），可触及震颤（以腺体上部较明显）。杂音明显时可在整个甲状腺区听到，杂音和震颤为本病的较特异性体征，有重要诊断意义。

3. 眼部表现

眼部表现大致分为两种类型：一类为非浸润性眼病，主要系交感神经兴奋眼外肌群和上睑肌所致；另一类为浸润性眼病表现为眶内和球后组织容积增加、淋巴细胞浸润、水肿和突眼。

（1）非浸润性突眼的眼征主要如下。

①上眼睑挛缩。

②眼裂增宽（达尔林普尔氏征）。

③上眼睑移动滞缓（冯·格雷费征）：眼睛向下看时，上眼睑不能及时随眼球向下移动，可在角膜上缘看到白色巩膜。

④瞬目减少和凝视（施特尔瓦格征）。

⑤惊恐眼神（staring of frightened expression）。

⑥向上看时，前额皮肤不能皱起（若弗鲁瓦征）。

⑦两眼内聚减退或不能（默比乌斯征）。

眼部体征还有很多，可根据需要尽量做多项试验，因为有些试验可为阴性，而有些试验则为阳性。

（2）浸润性突眼：患者有明显的自觉症状，如畏光、流泪、复视、视力减退、眼部肿痛、刺痛、异物感等。检查可发现视野缩小、斜视、眼球活动受限，甚至固定。眼球明显突出，突眼度一般在 22 mm 以上，两侧可不对称。由于眼球明显突出，眼睛不能闭合，结膜、角膜外露而引起充血、水肿、角膜溃疡等。重者可出现全眼球炎，甚至失明。少数患者的突眼可不明显，但有明显畏光、流泪、复视、结膜充血水肿及眼球活动障碍。

4. 精神神经系统

患者易激动，神经过敏，伸舌或双手向前平举时有细震颤，伴多言多动、失眠紧张、思想不集中、焦虑烦躁、多猜疑等。有时出现幻觉，甚至躁狂；但也有寡言、抑郁者，以老年人多见。腱反射活跃，反射恢复时间缩短。

5. 心血管系统

心动过速多为持续性（心率为 90～120 次 /min）。心搏增强，心尖部第一心音亢进，常有收缩期杂音，偶在心尖部可听到舒张期杂音。收缩压升高、舒张压下降和脉压增大为甲亢的特征性表现。有时可出现毛细血管搏动、水冲脉等周围血管征。房性期前收缩较常见，其次为阵发性心房颤动或持续性心房颤动，也可为室性期前收缩或交界性期前收缩，偶见房室传导阻滞。有些老年患者仅表现为阵发性心房颤动或持续性心房颤动。心脏扩大多见于久病者及老年患者。当心脏负荷加重，合并感染或因持续性心房颤动诱发充血性心力衰竭。

甲亢性心脏病表现为明显心律失常、心脏扩大和心力衰竭，多见于老年甲亢和病史较久未能良好控制者。在过量甲状腺激素的长期作用下，心肌肥厚导致高心排血量性心脏病。其特点为甲亢完全控制后心脏功能可恢复正常。

6. 消化系统

多数表现为食欲亢进，少数出现食欲缺乏，甚至恶病质。由于过多 TH 的作用，肠蠕动增加，大便溏稀，次数增加，甚至呈顽固性腹泻。少数可出现肝功能异常，转氨酶升高甚或黄疸。

7. 血液系统

周围血白细胞总数偏低，淋巴细胞百分比和绝对值及单核细胞增多，有时可出现皮肤紫癜。营养不良和铁利用障碍可引起贫血。

8. 运动系统

运动系统主要表现为肌肉软弱无力，可伴骨密度降低。

9. 生殖系统

女性患者常有月经稀少，周期延长，甚至闭经。男性可出现阳痿，偶见乳腺发育。

10. 皮肤、毛发及肢端表现

皮肤光滑细腻，缺少皱纹，触之温暖湿润，颜面潮红，部分患者面部和颈部可呈红斑样改变，触之褪色，尤以男性多见。部分患者色素减退，出现白癜风、毛发脱落或斑秃。

约 5% 的患者有典型的对称性皮肤损害，常与浸润性突眼同时或先后发生，有时不伴甲亢症状。多见于小腿胫前下 1/3 处，称为胫前黏液性水肿，是本病的特异性表现之一。黏液性水肿性皮肤损害也可见于足背和膝部、面部、上肢，甚至头部。初起时呈暗紫红色皮损。皮肤粗厚，以后呈片状或结节状叠起，最后呈树皮状，可伴继发感染和色素沉着。少数尚可见到指端软组织肿胀，呈杵状，掌指骨骨膜下新骨形成（肥皂泡样），以及指甲或趾甲的邻近游离缘和甲床分离，称为指端粗厚症，也为 GD 的特征性表现之一。

11. 甲状腺危象

甲状腺危象也称甲亢危象，系本病严重表现，可危及生命。主要诱因为精神刺激、感染、甲状腺手术前准备不充分等。早期表现为原有症状的加剧，伴中等发热、体重锐减、恶心、呕吐；以后体温为 39℃ 以上，心率为 140～200 次/min，伴大汗、腹痛、腹泻，甚至谵妄、昏迷。死亡原因多为高热虚脱、心力衰竭、肺水肿及严重水、电解质代谢紊乱。

12. 甲亢性肌病

急性肌病起病急，数周内可出现吞咽困难、发音不准，也可合并甲亢危象，并可导致呼吸肌瘫痪。慢性肌病起病慢，早期主要累及近端肌群，其次是远端肌群，甚至肢体肌肉，特别是上肢带肌与臀肌萎缩，使行动困难。伴周期性瘫痪者多见于亚洲地区的患者，年轻男性多发。发作时常伴血钾过低，葡萄糖和胰岛素静脉滴注可诱发本症，症状和家族性周期性瘫痪相似。伴重症肌无力时主要累及眼部肌群，表现为眼睑下垂，眼球运动障碍和复视，朝轻暮重，对新斯的明有良好效应。GD 和重症肌无力均为自身免疫疾病，血中均可检出自身抗体，但 GD 并不直接引起重症肌无力，二者可先后或同时见于同一患者。

（二）特殊类型表现

1. 淡漠型甲亢

淡漠型甲亢特点如下。

（1）发病隐匿。

（2）临床表现不典型，常以某一系统的表现为突出（尤其是心血管和胃肠道症状），心动过速少见。由于年迈伴有其他心脏病，不少患者合并心绞痛、心律失常、心力衰竭，甚至心肌梗死，或食欲减退伴顽固性腹泻。

（3）眼病和高代谢症状少见，甲状腺常不肿大，但甲状腺结节多见。

（4）全身症状较重，呈恶病质，抑郁淡漠，有时意识模糊，甚至昏迷。

（5）血清总甲状腺素（TT_4）可正常，FT_3、FT_4 常增高，TSH 下降或测不出。

2. 妊娠期甲亢

妊娠期甲亢有以下两种临床类型。

（1）妊娠合并甲亢：血 FT_3、FT_4 升高，TSH $<$ 0.5 mU/L 可诊断为甲亢。如同时伴有眼征、弥散性甲状腺肿、甲状腺区震颤或血管杂音，血 TSAb 阳性，可诊断为 GD。GD 和妊娠相互影响，GD 可导致早产、流产、妊娠毒血症及死胎；而妊娠可加重甲亢患者心血管负担。

（2）HCG 相关性甲亢：HCG 与 TSH 二者的受体分子结构类似，故 HCG 可与 TSH 受体结合。当 HCG 分泌显著增多（如绒毛膜癌、葡萄胎或侵蚀性葡萄胎、妊娠剧吐、多胎妊娠等）时，可因大量 HCG 刺激 TSH 受体而出现甲亢（妊娠剧吐性甲亢，HHG）。患者的甲亢症状多较轻，血 FT_3、FT_4 升高，TSH 降低，TSAb 和其他甲状腺自身抗体阴性。HCG 相关性甲亢往往随血 HCG 浓度的变化而消长，属一过性，终止妊娠或分娩后消失。

3. T_3 型甲亢

T_3 型甲亢可见于弥散性、结节或混合性甲状腺肿患者的早期、治疗中或治疗后复发期，临床表现较轻。其特征为血清总三碘甲状腺原氨酸（TT_3）与 FT_3 增高，而 TT_4、FT_4 正常，甚至偏低。甲状腺摄率正常或偏高，但不受外源性 T_3 抑制。此型甲亢可能与缺碘有关，或在病程发展中 T_3 升高较多、较快，而治疗过程中 T_4 下降较多、较快所致。

四、辅助检查

1. 血清 TT_3

血清中 T_3 与蛋白结合在 99.5% 以上，故 TT_3 易受 TBG 的影响。TT_3 浓度的变化常与 TT_4 的改变平行，但在甲亢初期与复发早期，TT_3 上升往往很快，约 4 倍于正常值；TT_4 上升较缓，仅为正常值的 2.5 倍。故 TT_3 为早期 GD、治疗中疗效观察及停药后复发的敏感指标，也是诊断 T_3 型甲亢的特异性指标。但应注意老年人淡漠型甲亢或久病者 TT_3 也可能不高。

2. 血清 TT_4

血清 TT_4 是判定甲状腺功能最基本的筛选指标。血清中 99.95% 以上的 T_4 与蛋白结合，其中 80% ～ 90% 与 TBG 结合，故受 TBG 等结合蛋白量和结合力变化的影响；TBG 又受妊娠、雌激素、病毒性肝炎等因素影响而升高；受雄激素、低蛋白血症（严重肝病、肾病综合征）、泼尼松等影响而下降。

3. 血清反式三碘甲状腺原氨酸（rT_3）

rT_3 无生物活性，是凡在外周组织的降解产物，其变化与 T_3、T_4 维持一定比例，尤其与 T_4 变化一致，可作为了解甲状腺功能的辅助指标。GD 初期或复发早期可仅有 rT_3 升高。在重症营养不良或某些全身性疾病时，rT_3 明显升高，而 TT_3 明显降低，为诊断低 T_3 综合征的重要指标。

4. TSH 测定

甲状腺功能改变时，TSH 的波动较 T_3、T_4 更迅速而显著，血 TSH 是反映下丘脑－垂体－甲状腺轴功能的敏感指标，尤其对亚临床型甲亢和亚临床型甲减的诊断有重要意义。用免疫放射分析（IRMA）法测定高敏促甲状腺激素（sTSH），正常参考值为 0.4～3.0 或 0.6～4.0 mU/L，用免疫化学发光法（ICMA）测定 TSH 的灵敏度可达 0.01 mU/L，其敏感性进一步提高，方法简便，快速可靠，分析检测限和功能检测限分别为 0.001 mU/L 和 0.016 mU/L，ICMA 和时间分辨荧光分析法（TRIFA）较 IRMA 的灵敏度提高了很多倍，故又称为超敏促甲状腺激素（uTSH）。

5. TSH 受体抗体测定

TSH 受体抗体测定方法较多，易出现假阴性和假阳性结果。未经治疗的 GD 患者，血 TSAb 阳性检出率可在 80%～100%，有早期诊断意义，对判断病情活动、是否复发也有价值，还可作为治疗后停药的重要指标。

6. TRH 兴奋试验

甲亢时血 T_3、T_4 增高，反馈抑制 TSH，故 TSH 不受 TRH 兴奋。甲状腺功能正常性格雷夫斯眼病（EGO）中 30%～50% 的 TRH 兴奋试验无反应或反应性下降。静脉注射 TRH 200 μg 后，如 TSH 有升高反应，可排除 GD；如 TSH 不增高（无反应）则支持 GD 的诊断。应注意 TSH 无反应还可见于甲状腺功能"正常"的 GD 眼病、垂体疾病伴 TSH 分泌不足等。本试验不良反应小，对冠心病或甲亢性心脏病患者较 T_3 抑制试验更为安全。

7. 超声诊断

GD 时，甲状腺呈弥散性对称性均匀性增大（可增大 2～3 倍），边缘多规则，内部回声多呈密集、增强光点，分布不均匀，部分有低回声小结节状改变。腺体肿大明显时，常有周围组织受压和血管移位表现。彩色多普勒血流成像（CDFI）显示，患者甲状腺腺体内血流呈弥散性分布，血流量明显增多，同时可见显著低阻力的动脉频谱和湍流频谱，以及甲状腺上、下动脉管径明显增宽。眼球后 B 超有助于 GO 的诊断。

8. 核素扫描

核素扫描可见颈动、静脉提前为 6～8 秒显像（正常 8～12 秒颈动脉显像，12～14 秒颈静脉显像），甲状腺于 8 秒时显像，其放射性逐渐增加，明显高于颈动、静脉显像。

9. CT 或 MRI

在眼部病变不明显时，CT 或 MRI 可观察到眼外肌受累的情况，评价眼外肌及眼球位置，排除肿瘤可能，有助于 GO 的早期诊断。

五、诊断与鉴别诊断

（一）功能诊断

典型病例经详细询问病史，依靠临床表现即可诊断。在临床上，遇有不明原因的体重下降、低热、腹泻、手抖、心动过速、心房颤动、肌无力、月经紊乱、闭经等均应考虑甲亢可能；对疗效不满意的糖尿病、结核病、心衰、冠心病、肝病等，也要排除合并甲亢的可能性。不典型甲亢的确诊有赖于甲状腺功能检查和其他必要的特殊检查。血 FT_3、FT_4（或 TT_3、TT_4）增高及 sTSH 降低（小于 0.1 mU/L）者符合甲亢；仅 FT_3 或 TT_3 增高而 FT_4、TT_4 正常可考虑为 T_3 型甲亢；仅有 FT_4 或 TT_4 增高而 FT_3、TT_3 正常者为 T_4 型甲亢；血 TSH 降低，FT_3、FT_4 正常，符合亚临床型甲亢。

（二）病因诊断

结合患者有眼征、弥散性甲状腺肿、血 TSAb 阳性等，可诊断为 GD。有结节者须与自主性高功能甲状腺结节、多结节性甲状腺肿伴甲亢、毒性腺瘤、甲状腺癌等相鉴别。多结节毒性甲状腺肿和毒性腺瘤患者一般无突眼，甲亢症状较轻，甲状腺扫描为"热"结节，结节外甲状腺组织的摄碘功能受抑制。亚急性甲状腺炎伴甲亢者，甲状腺摄 ^{131}I 率减低。慢性淋巴细胞性甲状腺炎伴甲亢者，血中抗甲状腺过氧化物酶抗体（TPOAb）及抗甲状腺球蛋白抗体（TgAb）阳性。妊娠剧吐性甲亢（HHG）患者的血 HCG 显著升高。碘甲亢者有过量碘摄入史，甲状腺摄 ^{131}I 率降低，可有 T_4、rT_3 升高而 T_3 不高的表现。

（三）鉴别诊断

1. 与其他甲亢的鉴别

主要应与结节性甲状腺肿伴甲亢、毒性甲状腺腺瘤、碘甲亢、甲状腺癌伴甲亢及 TH 不敏感综合征等相鉴别，也应注意与亚急性甲状腺炎、慢性甲状腺炎、一过性甲亢的鉴别。亚临床型甲亢的特点是血 T_3、T_4 正常，TSH 降低，但要与非甲状腺性躯体疾病等所致的 TSH 降低相鉴别。

2. 与非甲亢疾病的鉴别

（1）单纯性甲状腺肿：甲状腺肿大，无甲亢症状与体征。甲状腺摄率可增高，但高峰不前移，T_3 抑制试验可被抑制。血 T_4、T_3、TSH 和 TRH 兴奋试验正常。

（2）更年期综合征：更年期妇女有情绪不稳、烦躁失眠、阵发潮热、出汗等症状，但发作过后可有怕冷表现。甲状腺不大，甲状腺功能正常。

（3）单侧突眼：需注意与眶内肿瘤、炎性假瘤等相鉴别，眼球后超声检查或 CT 可明确诊断。

（4）抑郁症：老年人甲亢多为隐匿起病，表现为体虚乏力、精神忧郁、表情淡漠、原因不明的消瘦、食欲缺乏、恶心、呕吐等，与抑郁症相类似。甲状腺功能测定可资鉴别。

（5）其他：还需与糖尿病、心血管系统疾病、消化系统疾病、结核病、癌症相鉴别。有些甲亢患者表现为严重的肌萎缩，应注意与原发性肌病鉴别。

六、治疗

（一）一般治疗

适当休息。注意补充足够热量和营养，包括糖、蛋白质和 B 族维生素等，但应限制碘的摄入量。精神紧张、不安或失眠较重者，可给予地西泮类镇静剂。

（二）药物治疗

1. 抗甲状腺药物

（1）常用的抗甲状腺药物种类分为硫脲类和咪唑类两类。硫脲类有甲硫氧嘧啶（MTU）及丙硫氧嘧啶（PTU），咪唑类有甲巯咪唑（MMI）和卡比马唑（CMZ，甲亢平）。我国普遍使用 MMI 和 PTU。其作用机制基本相同，都可抑制甲状腺过氧化物酶活性，抑制碘化物形成活性碘，影响酪氨酸残基碘化，抑制单碘酪氨酸碘化为双碘酪氨酸及碘化酪氨酸耦联形成各种碘甲腺原氨酸。近年发现此组药物可轻度抑制免疫球蛋白生成，使甲状腺中淋巴细胞减少，血 TSAb 下降。其中 PTU 还阻抑 T_4 转换成 T_3，故首选用于严重病例或甲亢危象。

（2）适应证和优缺点：抗甲状腺药物适用于所有甲亢患者的初始治疗。其优点如下：①疗效较肯定。②不导致永久性甲减。③方便、经济、使用较安全。其缺点如下：①疗程长，一般需 1～2 年，有时长达数年。②停药后复发率较高，并存在原发性或继发性失效的可能。③可伴发肝损害或粒细胞减少症。

（3）治疗方案和不良反应：长程治疗分初治期、减量期及维持期，按病情轻重决定剂量。

①初治期：丙硫氧嘧啶（PTU）或甲硫氧嘧啶（MTU）300～450 mg/d；甲巯咪唑（MMI）或卡比马唑（CMZ）30～40 mg/d，分 2～3 次口服。至症状缓解或血 TH 恢复正常时，即可减量。

②减量期：每 2～4 周减量 1 次，PTU 或 MTU 每次减 50～100 mg；MMI 或 CMZ 每次减 5～10 mg，待症状完全消除，体征明显好转后再减至最小维持量。

③维持期：PTU 或 MTU 50～100 mg/d；MMI 或 CMZ 5～10 mg/d，如此维持 1.5～2.0 年。

必要时还可在停药前将维持量减半。疗程中除非有较严重反应，一般不宜中断，并定期随访疗效。治疗中，如症状缓解而甲状腺肿或突眼反而恶化时，抗甲状腺药物可酌情减量，并可加用 L-T_4 25～100 μg/d 或甲状腺片 20～60 mg/d。长程（超过 1 年半）治疗对轻、中度患者的治愈率约为 60%；短程（小于 6 个月）治疗的治愈率约为 40%。在停药后 3 个月至 1 年易复发。

抗甲状腺药物的不良反应主要有粒细胞减少（MTU 多见，MMI 次之，PTU 最少），严重时可致粒细胞缺乏症。前者多发生在用药后 2～3 个月，也可见于任何时期。如外周血白细胞低于 $3×10^9/L$ 或中性粒细胞低于 $1.5×10^9/L$，应考虑停药，并应严密观察。试用升白细胞药物，如维生素 B_4、鲨肝醇、利血生、脱氧核糖核酸、碳酸锂等，必要时给予泼尼松 30 mg/d 口服。伴发热、咽痛、皮疹等疑为粒细胞缺乏症时，须停药抢救，并给予粒细胞－巨噬细胞集落刺激因子（GM-CSF）治疗。此外，药疹较常见，可用抗组胺药物控制，不必停药，但应严密观察，如皮疹加重，应立即停药，以免发生剥脱性皮炎。如发生中毒性肝炎，应立即停药抢救。

（4）停药与复发问题：复发是指甲亢完全缓解，停药半年后又有反复者，主要发生于停药后的第 1 年，3 年后则明显减少。为减少复发，要求除临床表现及 T_3、T_4 和 TSH 正常外，T_3 抑制试验或 TRH 兴奋试验也正常才停药则更为稳妥；血 TSAb 浓度明显下降或阴转提示复发的可能性较小。对药物有严重过敏或其他不良反应，或经长期药物治疗仍疗效不佳者，应考虑改用其他方法治疗。

2. 其他药物

（1）复方碘溶液：仅用于术前准备和甲亢危象。其作用为减少甲状腺充血，阻抑 TH 释放，也抑制 TH 合成和外周 T_4 向 T_3 转换，但属暂时性，于给药后 2～3 周症状渐减轻，继而又可使甲亢症状加重，并延长抗甲状腺药物控制甲亢症状所需的时间。

（2）β受体阻滞剂：除阻滞β受体外，还可抑制 T_4 转换为 T3，用于改善甲亢初治期（如普萘洛尔 10～40 mg，每日 3～4 次）的症状，近期疗效显著。此药可与碘剂合用于术前准备，也可用于 ^{131}I 治疗前后及甲亢危象时。支气管哮喘或喘息性支气管炎患者禁用，此时可用选择性 $β_1$ 受体阻滞剂，如阿替洛尔、美托洛尔等。

（三）放射性 ^{131}I 治疗

利用甲状腺高度摄取和浓集碘的能力及 ^{131}I 释放出β-射线对甲状腺的生物效应（β-射线在组织内的射程约为 2 mm，电离辐射仅限于甲状腺局部而不累及甲状旁腺和其他毗邻组织），破坏滤泡上皮而减少 TH 分泌。另外，也抑制甲状腺内淋巴细胞的抗体生成，加强了治疗效果。因此，放射性碘治疗具有迅速、简便、安全、疗效明显等优点。

1. 适应证

（1）中度甲亢，年龄在 25 岁以上者。

（2）对抗甲状腺药物有过敏等反应而不能继用，或长期治疗无效，或治疗后复发者。

（3）合并心、肝、肾疾病等不宜手术，或术后复发，或不愿手术者。

（4）某些高功能结节的甲亢患者。

（5）非自身免疫性家族性毒性甲状腺肿者。

2. 禁忌证

（1）妊娠、哺乳期妇女（^{131}I 可进入胎盘和乳汁）。

（2）年龄在 25 岁以下者。

（3）有严重心、肝、肾衰竭或活动性肺结核者。

（4）外周血白细胞在 $3×10^9/L$ 以下或中性粒细胞低于 $1.5×10^9/L$ 者。

（5）重症浸润性突眼症。

（6）甲亢危象。

（7）甲状腺不能摄碘者。

3. 剂量及疗效

一般主张每克甲状腺组织 1 次给予 ^{131}I 2.6 ～ 3.7 MBq（70 ～ 100 μCi）放射量。病情较重者先用抗甲状腺药物治疗 3 个月左右，待症状减轻后，停药 3 ～ 5 天，然后服 ^{131}I。治疗后 2 ～ 4 周症状减轻，甲状腺缩小，体重增加，3 ～ 4 个月后约 60% 以上的患者可治愈。如半年后仍未缓解，可进行第二次治疗，且于治疗前先用抗甲状腺药物控制甲亢症状。

4. 并发症及处理

（1）甲状腺功能减退分暂时性甲减和永久性甲减两种。早期由于腺体破坏，后期则可能由自身免疫反应参与，甲状腺组织被破坏所致。一旦发生，均须用 TH 替代治疗。

（2）放射性甲状腺炎见于治疗后 7 ～ 10 天，个别可诱发危象。故必须在 ^{131}I 治疗前用抗甲状腺药物治疗。放射碘治疗可引起甲状腺自身抗原的大量释放，应用糖皮质激素有助于抑制免疫反应。

（3）可能导致突眼恶化，但对此看法不一。一些学者认为 ^{131}I 治疗甲亢可以加重 GO，如果 ^{131}I 治疗之前先服用 3 个月左右的糖皮质激素，可防止 GO 加重。

（四）手术治疗

甲状腺次全切除术的治愈率可在 70% 以上，但可引起多种并发症，有的病例于术后多年仍可复发或出现甲状腺功能减退症。

1. 适应证

（1）中、重度甲亢，长期服药无效，停药后复发，或不愿长期服药者。

（2）甲状腺巨大，有压迫症状者。

（3）胸骨后甲状腺肿伴甲亢者。

（4）结节性甲状腺肿伴甲亢者。

2. 禁忌证

（1）较重或发展较快的浸润性突眼者。

（2）合并较重的心、肝、肾、肺疾病，全身状况差不能耐受手术者。

（3）妊娠早期（第 3 个月前）及晚期（第 6 个月后）。

（4）轻症可用药物治疗者。

3. 术前准备

术前必须用抗甲状腺药物充分治疗至症状得到控制，心率＜ 80 次 /min，T_3、T_4 在正常范围内。于术前两周开始加服复方碘溶液，每次 3 ～ 5 滴，每日 1 ～ 3 次，以减少术中出血。

4. 并发症

可发生创口出血、呼吸道梗阻、感染、甲亢危象、喉上与喉返神经损伤、甲状旁腺暂时性或永久性功能减退、甲状腺功能减退及突眼恶化等。

（五）甲亢危象的防治

去除诱因、防治基础疾病是预防危象发生的关键。尤其要注意积极防治感染和做好充分的术前准备。一旦发生危象则需积极抢救。

1. 抑制甲状腺激素合成

确诊后立即进行。首选 PTU，首次剂量 600 mg 口服或经胃管注入。如无 PTU，可用等量 MTU 或 MMI（或 CMZ）60 mg。继用 PTU（或 MTU）200 mg 或 MMI（或 CMZ）20 mg，每日 3 次，口服，待症状减轻后改用一般治疗剂量。

2. 抑制甲状腺激素释放

服 PTU 后 1～2 小时再加用复方碘溶液，首剂 30～60 滴，以后每 6～8 小时 5～10 滴。或用碘化钠 0.5～1.0 g 加入 5% 葡萄糖盐水中静脉滴注 12～24 小时，以后视病情逐渐减量，一般使用 3～7 天停药。如患者对碘剂过敏，可改用碳酸锂 0.5～1.5 g/d，分 3 次口服，连服数日。

3. 抑制 T_4 转换为 T_3、T_3 与细胞受体结合

PTU、碘剂、β 受体阻滞剂和糖皮质激素均可抑制组织中 T_4 转换为 T_3。如甲亢危象是由甲状腺炎或应用过量 TH 制剂所致，用碘剂迅速抑制 T_4 转换为 T_3 比抑制 TH 合成更重要。而且，大剂量碘剂还可抑制 T_3 与细胞受体结合。如无哮喘或心功能不全，应加用普萘洛尔 30～50 mg，每 6～8 小时口服 1 次，或 1 mg 经稀释后缓慢静脉注射，视需要可间歇给 3～5 次；氢化可的松 100 mg 加入 5%～10% 葡萄糖盐水中静脉滴注，每 6～8 小时 1 次；或地塞米松 10 mg/d。

4. 降低血甲状腺素浓度

在上述常规治疗效果不满意时，可选用血液透析、腹膜透析或血浆置换等措施迅速降低血甲状腺素的浓度。

5. 支持治疗

应监护心、肾、脑功能，迅速纠正水、电解质和酸碱平衡紊乱，补充足够的葡萄糖、热量和多种维生素等。

6. 对症治疗

对症治疗包括供氧、防治感染，高热者给予物理降温。必要时，可用中枢性解热药，如对乙酰氨基酚等，但应注意避免应用乙酰水杨酸类解热剂（因可使 FT_3、FT_4 升高）。可用利血平 1 mg，每 6～8 小时肌内注射 1 次。必要时可试用异丙嗪、哌替啶各 50 mg 静脉滴注。积极治疗各种合并症和并发症。

7. 防止复发

待危象控制后，应根据具体病情，选择适当的甲亢治疗方案，并防止危象再次发生。

（六）GO 治疗

GO 治疗的目的是纠正甲状腺功能及下丘脑－垂体－甲状腺轴功能异常，改善和保护视力，减轻疼痛等不适，改善容颜。

1. 局部治疗与眼睛护理

戴有色眼镜防止强光及灰尘刺激，睡眠时用抗生素眼膏、纱布或眼罩，防治结膜炎、角膜炎，复视者可戴单侧眼罩。高枕卧位、限制食盐及使用利尿剂可减轻水肿。用 0.5% 甲基纤维素或 0.5% 氢化可的松滴眼，可减轻眼部局部刺激症状。如有结膜水疱样膨出，可暂时缝合上下睑，以保护角膜。

2. 免疫抑制剂

泼尼松 10 ～ 20 mg，每日 3 次，早期疗效较好，症状好转后减量，一般于 1 个月后再减至维持量，每日 10 ～ 20 mg，也可隔日给最小维持量而逐渐停药。严重病例用甲泼尼龙 0.5 ～ 1.0 g 加入生理盐水中静脉滴注，隔日 1 次，连用 2 ～ 3 次后，继以大剂量泼尼松口服 4 周左右，待病情缓解后逐渐减至维持量。对糖皮质激素不敏感或不能用糖皮质激素治疗的 GO 患者，可试用其他免疫抑制剂，如环磷酰胺、苯丁酸氮芥、硫唑嘌呤、氨甲蝶呤、环孢素等。注意白细胞减少等副反应。一般认为，这些药仅可改善眼部充血症状，对眼外肌功能恢复、突眼的效果不明显。

3. 眶部放疗和眼眶减压

眶部放疗和眼眶减压适用于重症突眼的治疗。

（七）妊娠期甲亢的治疗

1. 治疗原则

（1）甲亢增加孕妇和胎儿的多种疾病风险，而妊娠可能加重甲亢，故宜于治愈 GD 后再妊娠。

（2）甲亢合并妊娠时，治疗的目的是使母亲达到轻微甲亢或甲状腺功能正常上限，并预防胎儿甲亢或甲减的发生。

2. 治疗措施

（1）抗甲状腺药物的剂量不宜过大，首选丙硫氧嘧啶（PTU），用最小有效剂量（如每日 100 ～ 300 mg，分 2 ～ 3 次口服）控制甲亢症状后，尽快减至维持量，维持甲状腺功能（宜用血 FT_3、FT_4 作为观测指标）在稍高于正常水平，避免治疗过度导致的母体和胎儿甲状腺功能减退或胎儿甲状腺肿。

（2）由于抗甲状腺药物可从乳汁分泌，产后如需继续服药，一般不宜哺乳。如必须哺乳，应选用 PTU，且用量不宜过大。

（3）普萘洛尔可使子宫持续收缩而引起胎儿发育不良、心动过缓、早产及新生儿呼吸抑制等，故应慎用或禁用。

（4）妊娠期一般不宜做甲状腺次全切除术，如择期手术治疗，宜于妊娠中期施行。

（5）禁用 ^{131}I 治疗。

（八）胫前黏液性水肿的防治

糖皮质激素局部用药对轻、中度胫前黏液性水肿有一定疗效，如用倍他米松软膏等局部外用，每晚 1 次，疗程为 1 年左右，但停药后可复发。还可在皮损内注射曲安西龙双醋酸酯或曲安西龙与透明质酸酶混合剂。药物治疗无效可考虑手术切除。

七、预后

大多数患者的病程绵长，反复发作；部分患者经药物治疗后甲亢症状易控制，但甲状腺肿和眼病无缓解；少数无须治疗而自发缓解，进展为甲减或演变为慢性淋巴细胞性甲状腺炎。

第三节 甲状腺功能减退症

甲状腺功能减退症（简称"甲减"）是由多种原因引起的甲状腺激素（TH）合成、分泌或生物效应不足所致的一种临床综合征。按起病年龄分为 3 型：功能减退始于胎儿或新生儿者，称为呆小病；起病于青春期发育前儿童者，称为幼年型甲减；起病于成年者，称为成年型甲减。重者可引起黏液性水肿，更为严重者可引起黏液性水肿昏迷。无甲减症状与体征，但血清超敏 TSH（uTSH）升高的轻型甲减，称为亚临床甲减。

一、病因与发病机制

甲减的病因较复杂，以甲状腺性者多见，其次为垂体性者，其他均属少见。甲状腺性甲减中以慢性淋巴细胞性甲状腺炎最常见。发病机制随病因和类型不同而异。

（一）成年型甲状腺功能减退症

1. 甲状腺性甲减

甲状腺性甲减也称原发性甲减，最常见。主要原因如下。

（1）甲状腺组织缺失或被破坏，如手术切除、放射性碘或放射线治疗后。

（2）常见于慢性淋巴细胞性甲状腺炎，偶见于侵袭性纤维性甲状腺炎。

（3）GD 晚期。

（4）抗甲状腺药物过量。

原发性甲减病因未明者可能与甲状腺自身免疫损害有关，也可为自身免疫性多内分泌腺综合征Ⅱ型（施密特综合征）的表现之一，或与结节病、原发性慢性肾上腺皮质功能减退症（艾迪生病）、单一性垂体激素缺乏症等并存。此外，甲状腺癌、结核、碘过量、淀粉样变等也常伴有甲减。

2. 垂体性甲减（继发性甲减）

垂体性甲减常由肿瘤、手术、放疗和产后垂体坏死引起。腺垂体被广泛破坏者多表现为复合性垂体激素分泌减少，个别表现为单一性 TSH 缺乏。TSH-β 基因突变、PIT-1 基因（PROP1）突变则表现为垂体多种激素（GH、TSH、LH、FSH、PRL 等）的同时缺乏。

3. 下丘脑性甲减（三发性甲减）

下丘脑性甲减罕见。由于 TRH 分泌不足，TSH 及 TH 相继减少而致甲减。其可由下丘脑肿瘤、肉芽肿、慢性炎症或放疗等引起。

4. TH 不敏感综合征

TH 不敏感综合征呈常染色体显性或隐性遗传。突变型 T_3 受体基因所表达的 T_3 受体功能异常，对 T_3 的亲和力下降，不能与 T_3 结合成受体 -T_3 二聚体；而且，突变型 T_3 受体还可与正常 T_3 受体竞争，抑制后者的功能（优势负性作用）或与 T_3 形成无活性聚合体，从而减少 T_3 与 T_3 受体的结合。

（二）呆小病（克汀病）

1. 地方性呆小病

地方性呆小病发病与遗传因素有关，主要见于地方性甲状腺肿流行区。因母体缺碘，胎儿的碘供应缺乏，致甲状腺发育不良，T_3、T_4 合成不足。此型甲减对胎儿的神经系统，特别是大脑的发育，危害极大，以不可逆性神经系统损害为特征。

2. 散发性呆小病

（1）甲状腺发育不全或缺如，见于如下情况。

①甲状腺发育缺陷、异位甲状腺或甲状腺发育不全。

②母体在妊娠期患某种自身免疫性甲状腺疾病，血清中存在抗甲状腺抗体，通过胎盘后可破坏胎儿甲状腺。

③妊娠期服用抗甲状腺药物或其他致甲状腺肿物质，阻碍了胎儿甲状腺的发育和 TH 合成。

④ TSH 不敏感综合征为常染色体隐性遗传性疾病，由 TSH 受体基因突变或受体后信号传导障碍所致。

（2）TH 合成障碍：常有家族史。

①甲状腺浓集碘功能障碍：与钠碘转运体（NIS，碘泵）突变有关。

②碘的有机化障碍：a. 甲状腺过氧化物酶（TPO）基因突变使碘不能有机化。b. 碘化酶缺陷，不能使碘与酪氨酸形成单碘及双碘酪氨酸。c. 碘化酪氨酸耦联缺陷致甲状腺已生成的单碘及双碘酪氨酸耦联障碍，T_4 及 T_3 合成减少。d. 碘化酪氨酸脱碘缺陷使游离的单碘及双碘酪氨酸不能脱碘，碘存积于血中不能被再利用，并从尿中大量排出，碘丢失过多。e. 甲状腺球蛋白（Tg）基因突变致 T_3、T_4 合成减少，Tg 水解异常使血中无活性的碘蛋白含量增高。

（三）幼年型甲状腺功能减退症

幼年型甲状腺功能减退症的病因与成年人患者相同。

二、病理

慢性淋巴细胞性甲状腺炎有大量淋巴细胞和浆细胞浸润，久之滤泡被毁，代之以纤维组织，残余的滤泡矮小、萎缩、扁平，泡腔内充满胶质多于呆小病者。除 TH 合成障碍致腺体增生肥大外，一般均呈萎缩性改变，或发育不全，或缺如。如功能降低的甲状腺组织对 TSH 有反应，常发生代偿性弥散性肿大，病期久者常伴大小不等的甲状腺结节。原发性甲减由于 TH 减少，对垂体的反馈抑制减弱而使 TSH 细胞增生肥大，甚至发生 TSH 瘤，可同时伴高催乳素血症。垂体性甲减患者的垂体萎缩，但也可继发于垂体肿瘤或肉芽肿等病变。

皮肤角化过度，黏多糖沉积，过碘酸希夫染色阳性，形成黏液性水肿。内脏的细胞间质有同样物质沉积，严重病例有浆膜腔积液。骨骼肌、平滑肌、心肌间质水肿，横纹消失，肌纤维肿胀断裂。脑细胞萎缩、胶质化和灶性蜕变。肾小球和肾小管基膜增厚，系膜细胞增生。

三、临床表现

成年型甲减以 40～60 岁多见，起病隐匿，发展缓慢。新生儿甲减（呆小病）可在出生后数周至数月发病。大脑和骨骼的生长发育受阻，可致身材矮小和智力低下。

（一）成年型甲减

1. 低代谢表现

主要表现为疲乏、行动迟缓、嗜睡、记忆力减退、注意力不集中。因血液循环差和热能生成减少，体温低于正常。

2. 黏液性水肿

表情淡漠，面容虚肿苍白，皮肤呈陈旧性象牙色、粗糙、少光泽、厚而凉、多鳞屑和角化。头发干燥、稀疏、脆弱，睫毛、眉毛、腋毛和阴毛脱落。指甲生长缓慢、厚而脆，表面常有裂纹。眼裂狭窄，可伴轻度突眼。鼻、唇增厚，发音不清，言语缓慢、音调低哑。

黏液性水肿昏迷多见于年老者或长期未获治疗者，大多在冬季发病。诱发因素多为严重躯体疾病、TH 替代中断、受寒、感染、手术，以及使用麻醉、镇静药物等。临床表现为嗜睡、低温（体温低于 35℃）、呼吸减慢、心动过缓、血压下降、四肢肌肉松弛、反射减弱或消失，甚至昏迷、休克，可因心、肾衰竭而危及生命。

3. 精神神经系统

轻者有记忆力、注意力、理解力和计算力减退，反应迟钝、嗜睡、精神抑郁；重者多痴呆、幻想、木僵、昏睡或惊厥。

4. 心血管系统

心动过缓，心音低弱，心排血量减少。心脏扩大，常伴心包积液，经治疗后可恢复正常。久病者易发生动脉粥样硬化症及冠心病。

5. 消化系统

常有食欲缺乏、腹胀、便秘，严重者可出现麻痹性肠梗阻或黏液性水肿巨结肠。胃酸缺乏或维生素 B_{12} 吸收不良，可致缺铁性贫血或恶性贫血。

6. 内分泌系统

性欲减退。男性阳痿，女性月经过多，经期延长及不育症，有时可出现严重功能性子宫出血。常伴高催乳素血症和溢乳。甲状腺性甲减伴自身免疫性肾上腺皮质功能减退症和 1 型糖尿病，称为自身免疫性多内分泌腺综合征 II 型（施密特综合征）。

7. 运动系统

主要表现为肌肉乏力。咀嚼肌、胸锁乳突肌、股四头肌及手部肌肉可出现进行性肌萎缩，叩击时可引起局部肿胀（"肌肿"或"小丘"现象）。肌肉收缩后弛缓延迟，握拳后松开缓慢。深腱反射的收缩期多正常，但弛缓期呈特征性延长，常超过 350 毫秒（正常为 240～320 毫秒），其中跟腱反射的半弛缓时间延长更为明显，对本病有重要诊断价值。部分患者伴关节病变，可有关节腔积液。

（二）呆小病

呆小病起病越早，病情越严重。患儿不活泼，不主动吸奶。患儿体格、智力发育迟缓，表情呆钝，发音低哑；颜面苍白，眶周水肿，眼距增宽，鼻梁扁塌；唇厚流涎，舌大外伸；前后囟增大、闭合延迟；四肢粗短，出牙、换牙和骨龄延迟；行走晚，呈鸭步；心率慢，心浊音区扩大；腹饱满膨大伴脐疝。

地方性呆小病症状可分为 3 型。

（1）神经型主要表现为脑发育障碍，智力低下伴聋哑，年长时仍不能生活自理。

（2）黏液性水肿型以代谢障碍为主。

（3）混合型兼有前两型表现。地方性甲状腺肿伴聋哑和轻度甲减者，称为彭德莱综合征。

四、辅助检查

（一）实验室检查

1. 激素及自身抗体检查

甲减较重者 T_3 和 T_4 均降低。轻型甲减、甲减初期以 FT_4 下降为主。原发性者的血清 uTSH 升高，垂体性和下丘脑性甲减者正常或降低。慢性淋巴细胞性甲状腺炎者的血清 TgAb 和 TPOAb 明显升高。

2. 生化检查

TH 不足影响促红细胞生成素的合成，可致轻、中度正常细胞性正常色素性贫血；由于月经量多而致失血及铁缺乏，可引起小细胞性低色素性贫血；少数由于胃酸减少，内因子、维生素 B_{12} 和叶酸缺乏，可致大细胞性贫血（恶性贫血）。

甲状腺性甲减者的血胆固醇常升高，而继发性者正常或偏低。甘油三酯和 LDL-C 增高，HDL-C 降低。血胡萝卜素增高。尿 17-酮、17-羟皮质类固醇降低。糖耐量呈扁平曲线。

3. TRH 兴奋试验

原发性甲减时血清 T_4 降低，血基础 TSH 值升高，对 TRH 的刺激反应增强。继发性甲减者的反应不一，如病变在垂体，多无反应；如病变来源于下丘脑，多呈延迟反应。

4. 过氯酸钾排泌碘试验

过氯酸钾排泌碘试验阳性见于 TPO 缺陷所致的甲减和彭德莱综合征。

（二）超声心动图和心电图检查

心肌收缩力下降，射血分数减低，左室收缩时间间期延长，心电图示低电压、窦性心动过缓、T 波低平或倒置，偶见 P-R 间期延长。有时可出现房室分离、Q-T 间期延长等。

（三）影像学检查

骨龄延迟，骨化中心呈不均匀性斑点状（多发性骨化灶）有助于呆小病的早期诊断。蝶鞍常增大。心影弥散性增大，可伴心包或胸腔积液。甲状腺核素扫描检查可发现异位甲状腺（舌骨后、胸骨后、纵隔内和卵巢甲状腺等）。先天性一叶甲状腺缺如者的对侧甲状腺因代偿而显像增强。

（四）分子生物学检查

当高度疑为遗传性甲减时，可用 TSH 受体基因、T_3 受体基因、TPO 基因、NIS 基因等的突变分析来确定其分子病因。

五、诊断和鉴别诊断

（一）诊断

甲减的诊断除临床症状和体征外，必须有血 T_3、T_4 和 TSH 测定的依据。一般以 TSH 为一线指标，必要时加做 FT_4 等指标，对临界性 TSH 值要注意复查。临床上无甲减症状，但 TSH 升高，一般可诊断为亚临床甲减。

甲减的定位诊断主要根据血 TSH 和 TRH 兴奋试验确定，垂体性甲减的 TSH、T_4、T_3 同时下降，而下丘脑性甲减的诊断则有赖于 TRH 兴奋试验（TRH 兴奋后，血 TSH 有正常升高反应），如患者对 TSH 有过分反应，但无血清 T_3、T_4 的相应升高，应怀疑 TSH 不敏感综合征或 TH 不敏感综合征，仍不能确诊者应定期追踪。

甲状腺性甲减的病因诊断主要根据病史、体格检查、抗甲状腺自身抗体来确定。必要时可取甲状腺组织做病理检查或基因突变分析。

（二）鉴别诊断

1. 贫血

甲减易误诊为恶性贫血、缺铁性贫血或再生障碍性贫血。但甲减引起者的血清 T_3、T_4 降低和 TSH 升高可资鉴别。

2. 慢性肾炎、肾病综合征

其临床表现貌似黏液性水肿。

（1）血量 TT_3、TT_4 下降（因甲状腺素结合球蛋白减少所致）。

（2）尿蛋白可为阳性。

（3）血胆固醇增高。但甲减患者尿液正常，血压不高，肾功能正常。

3. 低 T_3 综合征

血 FT_4 一般正常（有时可稍下降或稍升高），rT_3 升高，TSH 正常。

六、治疗

（一）对症治疗

有贫血者可补充铁剂、维生素 B_{12}、叶酸等，胃酸不足者应补充稀盐酸，但必须与 TH 合用才能取得疗效。临床型甲减必须用 TH 替代治疗。

（二）常规替代治疗

1. 左甲状腺素

左甲状腺素作用较慢而持久，半衰期约为 8 天，口服后 40%～60% 被吸收。服药后 1 个月疗效明显。

左甲状腺素的开始用量为每日 25～50 μg，以后每 1～2 周增加 25 μg；最高维持量为 200～300 μg/d，一般维持量为 100～150 μg/d。治疗过程中如有心悸、心律不齐、心跳过速、失眠、烦躁、多汗等症状，应减少用量或暂停服用。

2. 甲状腺片

甲状腺片常用量为 40～60 mg/d，该药的 TH 含量不恒定，治疗效果欠恒定。开始用量宜小（如每日 15～30 mg），尤其是重症或伴心血管疾病者及年老患者要注意从低剂量开始，逐渐加量（如每周增加 15～30 mg），当症状改善，脉率恢复正常时，应将剂量减少至适当的维持量（90～180 mg/d）。已用至 240 mg/d 而不见效者，应考虑为周围 TH 不敏感型甲减。

3. 碘塞罗宁（T_3）

成年人开始时一日 10～20 μg，分 2～3 次口服，每 1～2 周递增 15～20 μg，直至甲状腺功能恢复正常，维持量每天 25～50 μg。碘塞罗宁作用快，持续时间短，最适用于黏液性水肿昏迷的抢救。甲状腺癌及手术切除甲状腺的患者，需定期停药扫描检查者以 T_3 替代较为方便。

替代治疗过程中如有心悸、心律不齐、心跳过速、失眠、烦躁、多汗等症状，应减少用量或暂停服用。

（三）呆小病的治疗

呆小病一旦确诊，立即治疗。初生期呆小病最初口服碘塞罗宁 5 µg，每 8 小时 1 次和左甲状腺素 25 µg/d；3 天后，左甲状腺素增加至 37.5 µg/d，6 天后碘塞罗宁改为 2.5 µg，每 8 小时 1 次。在治疗过程中，左甲状腺素逐渐增至 50 µg/d，而碘塞罗宁逐渐减量直至停用。也可单用左甲状腺素，25 µg/d；以后每周增加 25 µg，3～4 周后增至 100 µg/d，使血清 TT_4 和 TSH 保持在正常范围内。如临床疗效不满意，剂量可略加大。年龄为 9 月～2 岁的婴幼儿每天需左甲状腺素 50～150 µg。治疗应维持终身。

（四）黏液性水肿昏迷的治疗

（1）严重者静脉注射碘塞罗宁，首次 40～120 µg，以后每 6 小时 5～15 µg，至患者清醒改为口服。或首次静脉注射左甲状腺素 100～300 µg，以后每日注射 50 µg，待患者苏醒后改为口服。如无注射剂，可口服碘塞罗宁片剂（20～30 µg，每 4～6 小时 1 次）或左甲状腺素片剂（量同前）或甲状腺片（30～60 mg，每 4～6 小时 1 次），经胃管给药，清醒后改为口服。有心脏病者起始量为一般用量的 1/5～1/4。

（2）吸氧、保温、保持呼吸道通畅，必要时行气管切开机械通气。

（3）氢化可的松 50～100 mg 静脉注射，每 6 小时 1 次，待患者清醒及血压稳定后减量。

（4）5%～10% 的葡萄糖生理盐水 500～1 000 mL/d，缓慢静脉滴注，必要时输血。补液要慎重，入水量不宜过多，并监测心肺功能、水电解质、血 T_3/T_4、皮质醇、酸碱平衡及尿量和血压等。

（5）酌情选用抗菌药防治肺部、尿路感染。

（6）抢救休克、昏迷并加强护理。

（五）特殊类型甲减的治疗

（1）亚临床甲减：无症状者不必治疗，但要追踪观察；甲状腺肿大较明显，或 TPOAb 和 TgAb 滴度升高，或甲减呈进行性加重者，应给予治疗。

（2）抗甲状腺药物过量：一般仅减少或停用抗甲状腺药物一段时间即可，严重甲减者可短期应用 TH 制剂。

七、预后

呆小病和幼年型甲减的预后不良，因此必须强调早期诊断和早期治疗，积极推广新生儿甲状腺功能普查，可明显改善呆小病的预后。成年型甲减经替代治疗，预后良好。

第四节 糖尿病

糖尿病是由遗传和环境因素共同作用而引起的一组以糖代谢紊乱为主要表现的临床综合征。胰岛素分泌、作用或二者同时存在缺陷，引起糖类、脂肪、蛋白质、水和电解质等代谢紊乱，临床以慢性高血糖为主要的共同特征，最严重的急性并发症是糖尿病酮症酸中毒（DKA）、糖尿病非酮症高渗性昏迷或乳酸性酸中毒。长期糖尿病可引起多个系统器官的慢性并发症，导致功能障碍和衰竭，成为致残或病死的主要原因。

一、糖尿病分型

目前，国际上通用 WHO 糖尿病专家委员会提出的病因学分型标准（1999）。

（一）1 型糖尿病（T1DM）

胰岛 B 细胞破坏，常导致胰岛素绝对缺乏。

（1）自身免疫性：急性型及缓发型。

（2）特发性：无自身免疫证据。

（二）2 型糖尿病（T2DM）

从以胰岛素抵抗为主伴胰岛素分泌不足，到以胰岛素分泌不足为主伴胰岛素抵抗。

（三）其他特殊类型糖尿病

1.胰岛 B 细胞功能的基因缺陷

（1）青年人中的成年发病型糖尿病（MODY）：迄今已发现 6 种亚型，按其发现先后，分别为不同的基因突变所致，即 MODY1/ 肝细胞核因子 4α（HNF-4a）、MODY2/ 葡萄糖激酶（GCK）、MODY3/ 肝细胞核因子 1α（HNF-1α）、MODY4/ 胰岛素启动子 1（IPF1）、MODY5/ 肝细胞核因子 1β（HNF-1β）、MODY6/ 神经源性分化因子 1（NeuroD1/BETA2）。

（2）线粒体基因突变糖尿病。

（3）其他。

2.胰岛素作用的基因缺陷

A 型胰岛素抵抗、多诺霍综合征、拉布森 - 门登霍尔综合征、脂肪萎缩型糖尿病等。

3.胰腺外分泌疾病

胰腺炎、创伤 / 胰腺切除术、肿瘤、囊性纤维化病、血色病、纤维钙化性胰腺病等。

4.内分泌病

肢端肥大症、库欣综合征、胰高血糖素瘤、嗜铬细胞瘤、甲状腺功能亢进症、生长抑素瘤、醛固酮瘤等。

5. 药物或化学品所致糖尿病

吡甲硝苯脲（一种毒鼠药）、喷他脒、烟酸、糖皮质激素、甲状腺激素、二氮嗪、β 肾上腺素受体激动药、噻嗪类利尿药、苯妥英钠、α- 干扰素等。

6. 感染

先天性风疹、巨细胞病毒等。

7. 不常见的免疫介导糖尿病

僵人综合征、抗胰岛素受体抗体（B 型胰岛素抵抗）、胰岛素自身免疫综合征等。

8. 其他

可能与糖尿病相关的遗传性综合征包括唐氏综合征、克兰费尔特综合征、特纳综合征、尿崩症、弗里德赖希共济失调、亨廷顿病、劳－穆－比综合征、强直性肌营养不良、卟啉病、普拉德－威利综合征等。

（四）妊娠糖尿病

妊娠糖尿病（GDM）是指妊娠期间发现的任何程度的血糖稳定损害，已知有糖尿病又合并妊娠者不包括在内。

二、病因和发病机制

糖尿病的病因和发病机制极为复杂，至今未完全阐明。不同类型糖尿病的病因不尽相同，即使在同一类型中也存在着异质性。总的来说，可能为环境因素作用于遗传易患性个体而发病。

（一）1 型糖尿病

1 型糖尿病绝大多数为自身免疫性 1 型糖尿病，目前认为与遗传因素、环境因素及自身免疫因素有关。

1. 遗传因素

遗传在 1 型糖尿病的发病中有一定作用。对 1 型糖尿病同卵双胎长期追踪，发生糖尿病的双生一致率可达 50%。然而，从父母到子女的垂直传递率却很低，如双亲中一人患 1 型糖尿病，其子女患病的风险率仅为 2% ～ 5%。遗传学研究显示，1 型糖尿病是多基因、多因素共同作用的结果。

2. 环境因素

（1）病毒感染：据报道，与 T1DM 有关的病毒包括风疹病毒、腮腺炎病毒、柯萨奇病毒、脑心肌炎病毒和巨细胞病毒等。病毒感染可直接损伤胰岛 B 细胞，迅速、大量破坏胰岛 B 细胞或使细胞发生细微变化，数量逐渐减少。病毒感染还可损伤胰岛 B 细胞而暴露其抗原成分，启动自身免疫反应，这是病毒感染导致胰岛 B 细胞损伤的主要机制。

（2）化学毒性物质和饮食因素：链脲佐菌素和四氧嘧啶糖尿病动物模型及灭鼠剂吡甲硝苯脲所造成的人类糖尿病，可属于非自身免疫性胰岛 B 细胞破坏（急性损伤）或自身免疫性胰岛 B 细胞破坏（小剂量、慢性损伤）。母乳喂养期短或缺乏母乳喂养的儿童

T1DM 发病率增高，认为血清中存在的与牛乳制品有关的抗体可能参与胰岛 B 细胞破坏过程。

3. 自身免疫因素

在遗传的基础上，病毒感染或其他环境因素启动了自身免疫过程，造成胰岛 B 细胞破坏和 T1DM 的发生。

（1）体液免疫：已发现 90% 新诊断的 T1DM 患者血清中存在胰岛细胞抗体，比较重要的有胰岛细胞抗体（ICA）、胰岛素自身抗体（IAA）、谷氨酸脱羧酶（GAD）抗体和胰岛抗原 2（IA-2）抗体等。GAD 抗体和 IA-2 抗体还通过"分子模拟"机制，导致胰岛 B 细胞损伤。

（2）细胞免疫：在 T1DM 的发病机制中，细胞免疫异常更为重要。T1DM 是 T 细胞介导的自身免疫性疾病，免疫失调体现在免疫细胞比例失调及其所分泌细胞因子或其他递质相互作用紊乱，其间关系错综复杂，可简单分为以下 3 个阶段。

第一，免疫系统的激活。

第二，免疫细胞释放各种细胞因子。

第三，胰岛 B 细胞损伤。

（二）2 型糖尿病

T2DM 也是复杂的遗传因素和环境因素共同作用的结果，目前对 T2DM 的病因仍然认识不足，T2DM 可能是一种异质性疾病。

1. 遗传因素与环境因素

T2DM 是由多个基因及环境因素综合引起的复杂病，其遗传特点如下：

（1）参与发病的基因很多，分别影响糖代谢有关过程中的某个中间环节，而对血糖值无直接影响。

（2）每个基因参与发病的程度不等，大多数为次效基因，可能有个别为主效基因。

（3）每个基因只是赋予个体某种程度的易患性，并不足以致病，也不一定是致病所必需的。

（4）多基因异常的总效应形成遗传易患性。

环境因素包括生活方式、营养过剩、体力活动不足、子宫内环境，以及应激、化学毒物等在遗传因素和上述环境因素共同作用下所引起的肥胖，特别是中心性肥胖，与胰岛素抵抗和 T2DM 的发生有密切关系。

2. 胰岛素抵抗和胰岛 B 细胞功能缺陷

胰岛素抵抗和胰岛素分泌缺陷是 T2DM 发病机制的两个要素，不同患者的胰岛素抵抗和胰岛素分泌缺陷所具有的重要性不同，同一患者在疾病进展过程中二者的相对重要性也可能发生变化。

（1）胰岛素抵抗：胰岛素作用的靶器官（主要是肝脏、肌肉和脂肪组织）对胰岛素作用的敏感性降低。胰岛素降低血糖的主要机制包括抑制肝脏葡萄糖生成（HGP）、刺激内脏组织（肝和胃肠道）对葡萄糖的摄取，以及促进外周组织（骨骼肌、脂肪）对葡萄糖的利用。

组织中胰岛素作用主要涉及胰岛素受体及其调节过程、受体后信息传递至发挥效应的过程，以及影响体脂含量和分布异常的过程等。遗传因素可能引起上述生物学过程中有关环节多种基因的多态性或突变，胰岛素抵抗可能是多种基因细微变化的叠加效应。环境因素中主要为摄食过多、体力劳动过少导致肥胖（尤其是中心性肥胖），可引起一系列代谢变化和细胞因子的表达异常，如游离脂肪酸（FFA）、TNF-α、瘦素、抵抗素等增加和脂联素降低，以及慢性内质网应激等，进一步抑制胰岛素信号传导途径，加重胰岛素抵抗。

（2）胰岛 B 细胞功能缺陷：T2DM 的胰岛 B 细胞功能缺陷主要表现如下。

①胰岛素分泌量的缺陷：随着空腹血糖浓度增高，最初空腹及葡萄糖刺激后胰岛素分泌代偿性增多（但相对于血糖浓度而言，胰岛素分泌仍是不足的）；但当空腹血糖浓度进一步增高时，胰岛素分泌反应逐渐降低。

②胰岛素分泌模式异常：静脉葡萄糖耐量试验（IVGTT）中第一时相胰岛素分泌减弱或消失；口服葡萄糖耐量试验（OGTT）中早期胰岛素分泌延迟、减弱或消失；胰岛素脉冲式分泌削弱；胰岛素原和胰岛素的比例增加；等等。

影响胰岛 B 细胞分泌胰岛素的生物学过程主要包括胰岛 B 细胞胰岛素合成及分泌过程、损伤过程，以及再生、修复过程。影响上述过程的遗传因素、各种原因引起的胰岛 B 细胞数量减少、胰岛淀粉样沉积物等，均可导致胰岛 B 细胞功能缺陷。低体重儿、胎儿期或出生早期营养不良可损伤 B 细胞发育。

3. 葡萄糖毒性和脂毒性

在糖尿病发生发展过程中出现的高血糖和脂代谢紊乱可进一步降低胰岛素敏感性和损伤胰岛 B 细胞功能，分别称为"葡萄糖毒性"和"脂毒性"，是糖尿病发病机制中最重要的获得性因素。

脂毒性还可能是 T2DM 发病机制中的原发性因素。血液循环中 FFA 浓度过高，以及非脂肪细胞（主要是肌细胞、肝细胞、胰岛 B 细胞）内脂质含量过多，可通过各种有关途径导致胰岛素抵抗性的发生，并引起胰岛 B 细胞脂性凋亡和分泌胰岛素功能缺陷。

4. 自然史

T2DM 早期存在胰岛素抵抗而胰岛 B 细胞可代偿性增加胰岛素分泌时，血糖可维持正常；当胰岛 B 细胞功能有缺陷、对胰岛素抵抗无法代偿时，才会进展为糖调节受损（IGR）和糖尿病。T2DM 的 IGR 和糖尿病早期不需胰岛素治疗的阶段较长，但随着病情进展，相当一部分患者需用胰岛素控制血糖或维持生命。

三、病理

1 型糖尿病胰岛病理改变特征为胰岛 B 细胞数量显著减少及胰岛炎，病程短于 1 年死亡病例的胰岛 B 细胞数量仅为正常的 10% 左右。50% ～ 70% 的病例有胰岛炎，表现为胰岛内淋巴细胞和单核细胞浸润。其他改变有胰岛萎缩和胰岛 B 细胞空泡变性，少数病例胰岛无明显病理改变。分泌胰高糖素、生长抑素及胰多肽的细胞数量正常或相对增多。

2 型糖尿病胰岛病理改变特征为淀粉样变性，90% 患者的胰岛在光镜下见淀粉样物质沉积于毛细血管和内分泌细胞间，其程度与代谢紊乱程度相关；此外，胰岛可有不同程度的纤维化。胰岛 B 细胞数量中度或无减少，胰高糖素分泌细胞增加，其他胰岛内分泌细胞数量无明显改变。

糖尿病大血管病变的病理改变为大、中动脉粥样硬化和中、小动脉硬化，与非糖尿病者基本相同。

糖尿病微血管病变是指微小动脉和微小静脉之间管腔直径小于 100 μm 的毛细血管和微血管网的病变。其常见于视网膜、肾、肌肉、神经、皮肤等组织，特征性病变是过碘酸希夫染色阳性物质沉积于内皮下，引起毛细血管基膜增厚。

糖尿病肾病呈弥散性或结节性肾小球硬化，结节性病变具有特异性，于肾小球系膜区可见大小不等的嗜伊红结节，是诊断糖尿病肾病的可靠指标，但与蛋白尿和肾功能减退之间的相关性较差；弥散性病变为系膜基质增多，伴或不伴毛细血管壁增厚，病变的特异性较低，但与蛋白尿程度相关性较好；此外，尚可有肾小动脉硬化和急、慢性肾盂肾炎的病理改变。

糖尿病视网膜病的血管病变主要为玻璃样变性、小动脉硬化、毛细血管基膜增厚、微血管瘤形成和小静脉迂曲，进一步发展可出现视网膜毛细血管渗出、黄斑水肿等改变；视网膜和虹膜新生血管形成是增生型视网膜病的标志。

糖尿病神经病变以外周神经和自主神经轴突变性为基本病变，伴节段性或弥散性脱髓鞘；病变也可累及神经根、椎旁交感神经和脑神经，累及脊髓和脑实质者少见。

糖尿病控制不良时可引起肝脂肪沉积和变性（脂肪肝）。

四、病理生理

糖尿病是胰岛素分泌和（或）胰岛素作用缺陷致胰岛素绝对或相对不足，引起一系列的代谢紊乱。

（一）糖类代谢

葡萄糖在细胞内磷酸化减少，进而导致糖酵解、磷酸戊糖旁路及三羧酸循环减弱，糖原合成减少、分解增多。以上代谢紊乱使肝、肌肉和脂肪组织摄取利用葡萄糖的能力降低，空腹及餐后肝糖输出增加，又因葡萄糖异生底物的供给增多及磷酸烯醇型丙酮酸激酶活性增强，肝糖异生增加，因而出现空腹及餐后高血糖。胰岛素缺乏使丙酮酸脱氢酶活性降低，葡萄糖有氧氧化减弱，能量供给不足。

（二）脂肪代谢

由于胰岛素不足，脂肪组织摄取葡萄糖及从血浆中清除三酰甘油的能力下降，脂肪合成代谢减弱，脂蛋白脂酶活性低下，血浆中游离脂肪酸和三酰甘油浓度增高。在胰岛素极度缺乏时，激素敏感性脂酶活性增强，储存脂肪的动员和分解加速，血游离脂肪酸浓度进一步增高。肝细胞摄取脂肪酸后，因再酯化通路受到抑制，脂肪酸与辅酶 A 结合生成脂肪酰辅酶 A，经 β- 氧化生成乙酰辅酶 A。因草酰乙酸生成不足，乙酰辅酶 A 进入三羧酸循环受阻而大量缩合成乙酰乙酸，进而转化为丙酮和 β 羟丁酸，三者统称酮体。当酮体生成超过组织利用和排泄能力时，大量酮体堆积形成酮症，进一步可发展至酮症酸中毒。

（三）蛋白质代谢

肝、肌肉等组织摄取氨基酸减少，蛋白质合成代谢减弱、分解代谢加速，导致负氮平衡。血浆中成糖氨基酸（丙氨酸、甘氨酸、苏氨酸和谷氨酸）浓度降低，反映糖异生旺盛，成为肝糖输出增加的主要来源；血浆中成酮氨基酸（亮氨酸、异亮氨酸和缬氨酸等支链氨基酸）浓度增高，提示肌肉组织摄取这些氨基酸合成蛋白质能力降低，导致患者乏力、消瘦、组织修复力和抵抗力降低，儿童生长发育障碍和延迟。同时，还有胰高糖素分泌增加，且不为高血糖所抑制。胰高糖素具有促进肝糖原分解、糖异生、脂肪分解和酮体生成作用，对上述代谢紊乱起促进作用。经胰岛素治疗血糖良好控制后，血浆胰高糖素水平可降至正常或接近正常。

2 型糖尿病与 1 型糖尿病有相同的代谢紊乱，但程度一般较轻。有些患者的基础胰岛素分泌正常，空腹时肝糖输出不增加，故空腹血糖正常或轻度升高，但在进餐后出现高血糖。另一些患者进餐后胰岛素分泌持续增加，分泌高峰延迟，餐后 3～5 小时血浆胰岛素水平呈现不适当的升高，引起反应性低血糖，并可成为这些患者的首发症状。

在急性应激或其他诱因影响下，2 型糖尿病患者也可发生糖尿病酮症酸中毒、糖尿病非酮症高渗性昏迷或混合型（高血浆渗透压和酮症）急性代谢紊乱，乳酸性酸中毒少见。

五、临床表现

（一）代谢紊乱症状群

糖尿病的典型症状可概括为"三多一少"，即多尿、多饮、多食和体重减轻。血糖升高后因渗透性利尿引起多尿，继而口渴多饮；外周组织对葡萄糖利用障碍，脂肪分解增多，蛋白质代谢负平衡，渐见乏力、消瘦，儿童生长发育受阻；因葡萄糖不能充分利用，患者常有饥饿感，食欲亢进，进食量增加。另可有皮肤瘙痒，尤其外阴瘙痒。血糖升高较快时，可使眼房水、晶体渗透压改变而引起屈光改变致视物模糊。

（二）常见类型糖尿病的临床特点

1.1 型糖尿病

（1）自身免疫性 1 型糖尿病（1A 型）：多数青少年患者起病较急，症状较明显；未及时诊断治疗，当胰岛素严重缺乏或病情进展较快时，可出现 DKA，危及生命。某些成年患者起病缓慢，早期临床表现不明显，经历一段或长或短的糖尿病不需胰岛素治疗的阶段。尽管起病急缓不一，但一般很快进展到糖尿病需用胰岛素控制血糖或维持生命。这类患者很少肥胖。

（2）特发性 1 型糖尿病（1B 型）：通常急性起病，临床上表现为糖尿病酮症，甚至 DKA。

2. 2 型糖尿病

2 型糖尿病多见于成年人，常在 40 岁以后起病；大多数发病缓慢，症状相对较轻，半数以上无任何症状；不少患者因慢性并发症、伴发病或仅于健康检查时发现。很少自发性发生 DKA，但在感染等应激情况下也可发生 DKA。临床上肥胖症、血脂异常、脂肪肝、高血压、冠心病、葡萄糖耐量降低（IGT）或 T2DM 等疾病常同时或先后发生，并伴有高胰岛素血症，目前认为这些均与胰岛素抵抗有关，称为代谢综合征。有的早期患者进食后胰岛素分泌高峰延迟，餐后 3 ～ 5 小时血浆胰岛素水平不适当地升高，引起反应性低血糖，可成为这些患者的首发临床表现。

3. 某些特殊类型糖尿病

（1）青年人中的成年发病型糖尿病（MODY）：一组高度异质性的单基因遗传病，主要临床特征如下：

①有三代以上家族发病史，且符合常染色体显性遗传规律。

②发病年龄小于 25 岁。

③无酮症倾向，至少 5 年内不需用胰岛素治疗。

（2）线粒体基因突变糖尿病的临床特点如下：

①母系遗传。

②发病早，胰岛 B 细胞功能逐渐减退，自身抗体阴性。

③身材多消瘦（BMI ＜ 24）。

④常伴神经性耳聋或其他神经肌肉表现。

4. 妊娠糖尿病

妊娠过程中初次发现的任何程度的糖耐量异常，均可认为是妊娠糖尿病（GDM），不包括妊娠前已知的糖尿病患者，后者称为"糖尿病合并妊娠"。GDM 妇女分娩后，血糖可恢复正常，但有若干年后发生 T2DM 的高度危险性；此外，GDM 患者中可能存在各种类型的糖尿病，因此应在产后 6 周复查，确认其归属及分型，并长期追踪观察。

六、并发症

（一）急性严重代谢紊乱

急性严重代谢紊乱是指糖尿病酮症酸中毒和高血糖高渗状态。

（二）感染性并发症

糖尿病患者常发生疖、痈等皮肤化脓性感染，可反复发生，有时可引起败血症或脓毒血症。皮肤真菌感染，如足癣、体癣也常见。真菌性阴道炎和前庭大腺炎是女性患者常见并发症，多为白念珠菌感染所致。糖尿病合并肺结核的发生率较非糖尿病者高，病灶多呈渗出干酪性，易扩展弥散，形成空洞。肾盂肾炎和膀胱炎多见于女性患者，反复发作可转为慢性。

（三）慢性并发症

1. 大血管病变

动脉粥样硬化主要侵犯主动脉、冠状动脉、脑动脉、肾动脉和肢体外周动脉等，引起冠心病、缺血性或出血性脑血管病、肾动脉硬化、肢体动脉硬化等。

2. 微血管病变

微血管是指管腔直径在 100 μm 以下的毛细血管及微血管网。微血管病变是糖尿病的特异性并发症，其典型改变是微循环障碍和微血管基膜增厚，主要发生在视网膜、肾、神经和心肌组织等部位，其中尤以糖尿病肾病和糖尿病视网膜病为主。

（1）糖尿病肾病：常见于病史超过十年的患者，是 T1DM 患者的主要死亡原因；在 T2DM 中，其严重性仅次于心、脑血管病。病理改变有以下 3 种类型。

①结节性肾小球硬化型，有高度特异性。

②弥散性肾小球硬化型最常见，对肾功能影响大，但特异性较低，类似病变也可见于系膜毛细血管性肾小球肾炎和系统性红斑狼疮等疾病。

③渗出性病变，特异性不高，也可见于慢性肾小球肾炎。

（2）糖尿病性视网膜病变：糖尿病病程超过十年，大部分患者合并程度不等的视网膜病变，是失明的主要原因之一。

（3）其他：心脏微血管病变和心肌代谢紊乱可引起心肌广泛灶性坏死，称为糖尿病心肌病，可诱发心力衰竭、心律失常、心源性休克和猝死。并发症可以加重那些同时患有糖尿病和其他心脏病患者的预后。

3. 神经系统并发症

醛糖还原酶活性增强致多元醇旁路代谢旺盛，细胞内山梨醇和果糖浓度增高及肌醇浓度降低，是糖尿病神经病变发生的主要因素；神经营养小血管动脉硬化可能是单一神经病变的主要病因。此外，遗传背景可能是神经病变易感性差异的主要原因。

（1）中枢神经系统并发症。

①伴随严重 DKA、高血糖高渗状态或低血糖症出现的意识改变。

②缺血性脑卒中。

③脑老化加速及老年性痴呆危险性增高等。

（2）周围神经病变：最为常见，通常为对称性，下肢较上肢严重，病情进展缓慢。常见症状为肢端感觉异常（麻木、针刺感、灼热及感觉迟钝等），呈手套或短袜状分布，有时痛觉过敏；随后出现肢痛，呈隐痛、刺痛或烧灼样痛，夜间及寒冷季节加重。后期运动神经可受累，出现肌张力减弱，肌力降低以致肌肉萎缩和瘫痪，多累及手、足小肌肉，常出现垂足。长期受压或创伤可致骨质吸收破坏和关节变形，称为营养不良性关节炎（沙尔科关节）。单一外周神经损害较少发生，主要累及脑神经。

（3）自主神经病变：也较常见，并可较早出现，影响胃肠、心血管、泌尿、生殖系统功能。临床表现为瞳孔改变（缩小且不规则、光反射消失、调节反射存在）、排汗异常（无汗、少汗或多汗）、胃排空延迟（胃轻瘫）、腹泻（饭后或午夜）、便秘、直立性低血压、持续心动过速、心搏间距延长，以及残尿量增加、尿失禁、尿潴留、阳痿等。

4. 糖尿病足

糖尿病足是指与下肢远端神经异常和不同程度周围血管病变相关的足部溃疡、感染和（或）深层组织破坏。轻者表现为足部畸形、皮肤干燥和发凉、胼胝（高危足）；重者可出现足部溃疡、坏疽。糖尿病足是截肢、致残的主要原因。

5. 糖尿病皮肤病变

糖尿病时，皮肤改变多种多样，较常见的有糖尿病性水疱病、糖尿病性皮肤病和糖尿病脂性渐进性坏死。

七、辅助检查

（一）糖代谢异常的检查

1. 尿糖测定

尿糖阳性是诊断糖尿病的重要线索。尿糖阳性只是提示血糖值超过肾糖阈（大约 10 mmol/L），因而尿糖阴性不能排除糖尿病的可能。并发肾脏病变时，肾糖阈升高，虽然血糖升高，但尿糖阴性。妊娠期肾糖阈降低时，虽然血糖正常，但尿糖可阳性。

2. 血糖测定和 OGTT

血糖升高是诊断糖尿病的主要依据，也是判断糖尿病病情和控制情况的主要指标。诊断糖尿病时必须用静脉血浆测定血糖，治疗过程中随访血糖控制程度时可用便携式血糖计（毛细血管全血测定）。

当血糖高于正常范围而又未达到诊断糖尿病标准时，须进行口服葡萄糖耐量试验（OGTT）。OGTT 应在清晨空腹进行，成年人口服 75 g 无水葡萄糖或 82.5 g 含一分子水的葡萄糖，溶于 250 ~ 300 mL 水中，5 ~ 10 分钟饮完，空腹及开始饮葡萄糖水后 2 小时测静脉血浆葡萄糖。儿童服糖量按每千克体重 1.75 g 计算，总量不超过 75 g。

3. 糖化血红蛋白（GHbA1）和糖化血浆清蛋白测定

GHbA1 是葡萄糖或其他糖类与血红蛋白的氨基发生非酶催化反应（一种不可逆的蛋白糖化反应）的产物，其量与血糖浓度呈正相关。GHbA1 有 a、b、c 这 3 种，以 GHbA1c（HbA1c）最为主要。正常人 HbA1c 占血红蛋白总量的 3% ~ 6%，不同实验室之间的参考值有一定差异。血糖控制不良者 HbA1c 升高，并与血糖升高的程度相关。由于红细胞在血液循环中的寿命约为 120 天，因此 HbA1c 反映患者近 8 ~ 12 周总的血糖水平，为糖尿病控制情况的主要监测指标之一。血浆蛋白（主要为清蛋白）同样也可与葡萄糖发生非酶催化的糖化反应而形成果糖胺（FA），其形成的量与血糖浓度相关，正常值为 1.7 ~ 2.8 mmol/L。由于清蛋白在血中浓度稳定，其半衰期为 19 天，故果糖胺反映患者近 2 ～ 3 周总的血糖水平，为糖尿病患者近期病情监测的指标。

（二）胰岛 B 细胞功能检查

1. 胰岛素释放试验

正常人空腹基础血浆胰岛素为 35 ～ 145 pmol/L（5 ～ 20 mU/L），口服 75 g 无水葡萄糖（或 100 g 标准面粉制作的馒头）后，血浆胰岛素在 30 ～ 60 分钟上升至高峰，峰值为基础值的 5 ～ 10 倍，3 ～ 4 小时恢复到基础水平。

2. C 肽释放试验

方法同上。基础值不小于 400 pmol/L，高峰时间同上，峰值为基础值的 5 ～ 6 倍。C 肽和胰岛素以等分子量由胰岛 B 细胞生成及释放，C 肽测定不受血清中的胰岛素抗体和外源性胰岛素影响。

（三）有关病因和发病机制的检查

有关病因和发病机制的检查包括抗谷氨酸脱羧酶抗体（GADA）、胰岛细胞抗体（ICA）、胰岛素抗体（IAA）及蛋白质酪氨酸磷酸酶样蛋白抗体（IA-2A）的联合检测，胰岛素敏感性检查，基因分析，等等。

八、诊断与鉴别诊断

糖尿病诊断以血糖异常升高作为依据，应注意单纯空腹血糖正常不能排除糖尿病的可能性，应加验餐后血糖，必要时进行 OGTT。诊断时应注意是否符合糖尿病诊断标准、分型、有无并发症和伴发病或加重糖尿病的因素存在。

（一）诊断线索

诊断线索如下。

（1）"三多一少"症状。

（2）以糖尿病的并发症或伴发病首诊的患者；原因不明的酸中毒、失水、昏迷、休克；反复发作的皮肤疖或痈、真菌性阴道炎、结核病等；血脂异常、高血压、冠心病、脑卒中、肾病、视网膜病、周围神经炎、下肢坏疽及代谢综合征等。

（3）高危人群：糖调节受损（IGR）[空腹血糖受损（IFG）/ 葡萄糖耐量减低（IGT）]、年龄超过 45 岁、肥胖或超重、巨大胎儿史、糖尿病或肥胖家族史。

（二）诊断标准

目前国际上通用 WHO 糖尿病专家委员会提出的诊断标准（1999），要点如下。

1. 判断标准

糖尿病诊断是基于空腹血糖（FPG）、任意时间或 OGTT 中 2 小时血糖值（2hPG）。空腹是指 8 ～ 10 小时无任何热量摄入。任意时间是指一日内任何时间，无论上一次进餐时间及食物摄入量。OGTT 采用 75 g 无水葡萄糖负荷。WHO 诊断标准见表 6-1。

表 6-1　糖代谢分类标准（WHO，1999）

糖代谢分类	FPG/（mmol·L^{-1}）	2hPG/（mmol·L^{-1}）
正常血糖	3.9～6.0	< 7.7
空腹血糖受损（IFG）	6.1～6.9	< 7.7
糖耐量减低（IGT）	< 7.0	7.8～11.0
糖尿病（DM）	≥ 7.0	≥ 11.1

糖尿病的诊断标准：糖尿病症状加任意时间血浆葡萄糖大于等于 11.1 mmol/L（200 mg/dL），或空腹血糖（FPG）大于等于 7.0 mmol/L（126 mg/dL），或 OGTT 2hPG ≥ 11.1 mmol/L（200 mg/dL）。需重复一次确认，诊断才能成立。

2. 无症状者的诊断

对于无糖尿病症状、仅一次血糖值达到糖尿病诊断标准者，必须在另一天复查核实而确定诊断。如复查结果未达到糖尿病诊断标准，应定期复查。空腹血糖受损（IFG）或糖耐量减低（IGT）的诊断应根据 3 个月内的两次 OGTT 结果，用其平均值来判断。在急性感染、创伤或各种应激情况下，可出现血糖暂时升高，不能以此诊断为糖尿病，应追踪随访。

（三）鉴别诊断

1. 1 型糖尿病与 2 型糖尿病的鉴别

见表 6-2。

表 6-2　1 型与 2 型糖尿病的鉴别

	1 型糖尿病	2 型糖尿病
起病年龄及其峰值	多小于 25 岁，12～14 岁	多大于 40 岁，60～65 岁
起病方式	多急剧，少数缓起	缓慢而隐袭
起病时体重	多正常或消瘦	多超重或肥胖
"三多一少"症状	常典型	不典型，或无症状
急性并发症	酮症倾向大，易发生酮症酸中毒	酮症倾向小，50 岁以上者易发生高渗性高血糖状态
肾病	30%～40%，主要死因	20% 左右
心血管病	较少	较多，70% 左右，主要死因
脑血管病	较少	较多
胰岛素及 C 肽释放试验	低下或缺乏	峰值延迟或不足
胰岛素治疗及反应	依赖外源性胰岛素生存，对胰岛素敏感	生存不依赖胰岛素，应用时对胰岛素抵抗

2. 尿糖阳性的鉴别

肾性糖尿为肾糖阈降低所致，尿糖阳性，但血糖及 OGTT 正常。某些非葡萄糖的糖尿，如果糖、乳糖、半乳糖尿，用本尼迪克特试剂（硫酸铜）检测呈阳性反应，用葡萄糖氧化酶试剂检测呈阴性反应。

弥散性肝病患者，葡萄糖转化为肝糖原功能减弱，肝糖原贮存减少，进食后 0.5～1.0 小时血糖过高，出现糖尿，但空腹血糖偏低，餐后 2～3 小时血糖正常或低于正常。急性应激状态时，胰岛素拮抗激素（如肾上腺素、促肾上腺皮质激素、肾上腺皮质激素和生长激素）分泌增加，可使糖耐量减低，出现一过性血糖升高、尿糖阳性，应激过后可恢复正常。

九、治疗

治疗目标：控制高血糖和相关代谢紊乱，以消除糖尿病症状和防止出现急性严重代谢紊乱；预防和（或）延缓糖尿病慢性并发症的发生和发展，维持良好健康，以及学习、劳动能力，保障儿童生长发育，提高患者的生活质量，延长寿命，降低病死率。

（一）糖尿病健康教育

糖尿病需终身治疗，其治疗效果在很大程度上取决于患者的主动性。糖尿病教育的内容包括对医疗保健人员和患者及其家属进行宣传教育，提高医务人员综合防治水平，将科学的糖尿病知识、自我保健技能深入浅出地传授给患者，使患者了解治不达标的危害。只要医患长期密切合作，患者完全可以达到正常的生活质量。

（二）饮食治疗

饮食治疗是另一项重要的基础治疗措施，应长期严格执行。饮食治疗方案如下。

1. 计算总热量

首先按患者性别、年龄和身高查表或用简易公式计算理想体重 [理想体重（kg）= 身高（cm）-105]，然后根据理想体重和工作性质，参照原来生活习惯等，计算每日所需总热量。成年人休息状态下每日每千克理想体重给予热量 105.0～125.5 kJ（25～30 kcal），轻体力劳动 125.5～146.0 kJ（30～35 kcal），中度体力劳动 146～167 kJ（35～40 kcal），重体力劳动 167 kJ（40 kcal）以上。儿童、孕妇、乳母、营养不良和消瘦及伴有消耗性疾病者，应酌情增加，肥胖者酌减，使体重逐渐恢复至理想体重的 ±5% 左右。

2. 营养素热量分配

糖类占饮食总热量的 50%～60%，提倡用粗制米、面和一定量杂粮，忌食用葡萄糖、蔗糖、蜜糖及其制品（各种糖果、甜糕点饼干、冰激凌、含糖饮料等）。蛋白质含量一般不超过总热量 15%，成年人每日每千克理想体重为 0.8～1.2 g，儿童、孕妇、乳母、营养不良或伴有消耗性疾病者增为 1.5～2.0 g，伴有糖尿病、肾病而肾功能正常者，应限制在 0.8 g，血尿素氮升高者，应限制在 0.6 g。蛋白质应至少有 1/3 来自动物蛋白质，以保证必需氨基酸的供给。脂肪约占总热量的 30%，其中饱和脂肪、多价不饱和脂肪与单价不饱和脂肪各占 10%，每日胆固醇摄入量宜在 300 mg 以下。

每日饮食中纤维素含量不宜少于 40 g，提倡食用绿叶蔬菜、豆类、块根类、粗谷物、含糖成分低的水果等。每日摄入食盐应限制在 10 g 以下。限制饮酒。

3. 制定食谱

确定每日饮食总热量和糖类、蛋白质、脂肪的组成后，按每克糖类、蛋白质产热 16.7 kJ（4 kcal），每克脂肪产热 37.7 kJ（9 kcal），将热量换算为食品后制定食谱，并根据生活习惯、病情和配合药物治疗需要进行安排。可按每日三餐分配为 1/5、2/5、2/5 或 1/3、1/3、1/3。

（三）体育锻炼

应进行有规律的合适运动。根据年龄、性别、体力、病情及有无并发症等不同条件，循序渐进和长期坚持。对 T1DM 患者，体育锻炼宜在餐后进行，运动量不宜过大，持续时间不宜过长。对 T2DM 患者（尤其是肥胖患者），适当运动有利于减轻体重、提高胰岛素敏感性，但如有心、脑血管疾病或严重微血管病变者，也应按具体情况做妥善安排。

（四）口服药物治疗

目前，临床应用的口服降糖药主要有 6 大类，即磺酰脲类（SUs）、双胍类、α- 葡萄糖苷酶抑制剂、噻唑烷二酮类（TZD）、非磺脲类胰岛素促分泌剂及其他类。

1. 磺酰脲类

SUs 的主要作用为刺激胰岛 B 细胞分泌胰岛素，其促胰岛素分泌作用不依赖于血糖浓度。降血糖作用的前提条件是机体尚保存相当数量（30% 以上）的有功能的胰岛 B 细胞。常用磺酰脲类药物主要特点及应用，见表 6-3。

表 6-3　目前常用的磺酰脲类药物主要特点及应用

药物名称	片剂量 /mg	剂量范围 /（mg·d^{-1}）	服药次数 / 天	作用时间 /h	肾脏排泄 /%
甲苯磺丁脲	500	500～3 000	2～3	6～12	—
格列本脲	2.5	2.5～15.0	1～2	16～24	50
格列吡嗪	5	2.5～30.0	1～2	8～12	89
格列吡嗪控释片	5	5～20	1	6～12	—
格列齐特	80	80～320	1～2	10～20	80
格列齐特缓释片	30	30～120	1	12～20	—
格列喹酮	30	30～180	1～2	8	5
格列美脲	1.2	1～8	1	24	60

（1）适应证：SUs 作为单药治疗主要选择应用于新诊断的 T2DM 非肥胖患者、用饮食和运动治疗血糖控制不理想时。年龄超过 40 岁、病程小于 5 年、空腹血糖小于 10 mmol/L 时效果较好。随着疾病进展，SUs 需与其他作用机制不同的口服降糖药或胰岛素联合应用。当 T2DM 晚期胰岛 B 细胞功能几乎消失殆尽时，SUs 及其他胰岛素促分泌剂均不再有效，必须采用外源性胰岛素替代治疗。

（2）禁忌证或不适应证：T1DM，有严重并发症或晚期胰岛 B 细胞功能很差的 T2DM，儿童糖尿病，孕妇、哺乳期妇女，大手术围手术期，全胰腺切除术后，对 SUs 过敏或有严重不良反应者，等等。

（3）临床应用：目前应用的基本上是第二代 SUs。建议从小剂量开始，早餐前半小时一次服用，根据血糖逐渐增加剂量，剂量较大时改为早、晚餐前两次服药，直到血糖得到良好控制。格列吡嗪和格列齐特的控释药片，也可每天服药一次。一般来说，格列本脲作用强、价廉，目前应用仍较广泛，但容易引起低血糖，老年人及肝、肾、心、脑功能不好者慎用；格列吡嗪、格列齐特和格列喹酮作用温和，较适用于老年人；轻度肾功能减退（肌酐清除率大于 60 mL/min）时几种药物均仍可使用，中度肾功能减退（肌酐清除率在 30 ～ 60 mL/min）时宜使用格列喹酮，重度肾功能减退（肌酐清除率小于 30 mL/min）时不宜使用格列喹酮。应强调不宜同时使用各种 SUs，也不宜与其他胰岛素促分泌剂（如格列奈类）合用。

（4）不良反应。

①低血糖反应：最常见而重要，常发生于 60 岁以上患者、肝肾功能不全或营养不良者，药物剂量过大、体力活动过度、进食不规则、进食减少、饮含乙醇饮料等为常见诱因。

②体重增加：可能与刺激胰岛素分泌增多有关。

③皮肤超敏反应：皮疹、皮肤瘙痒等。

④消化系统：上腹不适、食欲减退等，偶见肝功能损害、胆汁淤滞性黄疸。

⑤心血管系统：某些 SUs 可能对心血管系统带来不利影响。

2. 格列奈类

格列奈类是一类快速作用的胰岛素促分泌剂，可改善早期胰岛素分泌。其降血糖作用快而短，主要用于控制餐后高血糖。低血糖症发生率低、程度较轻而且限于餐后期间。此类药物较适用于 T2DM 早期餐后高血糖阶段或以餐后高血糖为主的老年患者，可单独或与二甲双胍、胰岛素增敏剂等联合使用。禁忌证和不适应证与 SUs 相同。于餐前或进餐时口服。有以下两种制剂。

（1）瑞格列奈：苯甲酸衍生物，常用剂量为每次 0.5 ～ 4.0 mg。

（2）那格列奈：D- 苯丙氨酸衍生物，常用剂量为每次 60 ～ 120 mg。

3. 双胍类

目前广泛应用的是二甲双胍，主要作用机制为抑制肝葡萄糖输出，也可改善外周组织对胰岛素的敏感性，增加对葡萄糖的摄取和利用。其对正常血糖并无降低作用，单独应用不引起低血糖，与 SUs 或胰岛素合用则有可能出现低血糖。二甲双胍治疗 T2DM 尚伴有体重减轻、血脂谱改善、纤溶系统活性增加、血小板聚集性降低、动脉壁平滑肌细胞和成纤维细胞生长受抑制等作用，被认为可能有助于延缓或改善糖尿病血管并发症。

（1）适应证。

① T2DM：尤其是无明显消瘦的患者，以及伴血脂异常、高血压或高胰岛素血症的患者，作为一线用药，可单用或联合应用其他药物。

②T1DM：与胰岛素联合应有可能减少胰岛素用量和血糖波动。

（2）禁忌证或不适应证。

①肾、肝、心、肺功能减退及高热患者禁忌，慢性胃肠病、慢性营养不良、消瘦者不宜使用本药。

②T1DM 不宜单独使用本药。

③T2DM 合并急性严重代谢紊乱、严重感染、外伤、大手术、孕妇和哺乳期妇女等。

④对药物过敏或有严重不良反应者。

⑤酗酒者。肌酐清除率小于 60 mL/min 时，不宜应用本药。

（3）临床应用：儿童不宜服用本药，除非明确为肥胖的 T2DM 及存在胰岛素抵抗。年老患者慎用，药量酌减，并监测肾功能。准备做静脉注射碘造影剂检查的患者，应事先暂停服用双胍类药物。现有两种制剂。

①二甲双胍：500 ～ 1 500 mg/d，分 2 ～ 3 次口服，最大剂量不超过 2 g/d。

②苯乙双胍（DBI）：50 ～ 150 mg/d，分 2 ～ 3 次服用，此药现已少用，有些国家禁用。

（4）不良反应：

①消化道反应：进餐时服药，从小剂量开始逐渐增加剂量，可减少消化道不良反应。

②皮肤超敏反应。

③乳酸性酸中毒：最严重的不良反应，苯乙双胍用量较大或老年患者、肝肾心肺功能不好及缺氧等时易发生。二甲双胍极少引起乳酸性酸中毒，但须注意严格按照推荐用法。

4. 噻唑烷二酮类（TZD，格列酮类）

TZD 被称为胰岛素增敏剂，明显减轻胰岛素抵抗，主要刺激外周组织的葡萄糖代谢，降低血糖；还可改善血脂谱，提高纤溶系统活性，改善血管内皮细胞功能，使 C 反应蛋白下降等，对心血管系统和肾脏显示出潜在的器官保护作用。TZD 促进脂肪重新分布，从内脏组织转移至皮下组织，可能与其提高胰岛素敏感性的作用有关。近年来，发现它也可改善胰岛 B 细胞功能。TZD 可单独或与其他降糖药物合用治疗 T2DM 患者，尤其是肥胖、胰岛素抵抗明显者；不宜用于 T1DM、孕妇、哺乳期妇女和儿童。主要不良反应为水肿、体重增加，有心脏病、心力衰竭倾向或肝病者不用或慎用。单独应用不引起低血糖，但如与 SUs 或胰岛素合用，仍可发生低血糖。现有两种制剂。

（1）罗格列酮：用量为 4 ～ 8 mg/d，每日 1 次或分 2 次口服。

（2）吡格列酮：用量为 15 ～ 30 mg/d，每日 1 次口服。

5. α- 葡萄糖苷酶抑制剂（AGI）

AGI 可延迟糖类吸收，降低餐后高血糖。作为 T2DM 第一线药物，AGI 尤其适用于空腹血糖正常（或不太高）而餐后血糖明显升高者，可单独用药或与其他降糖药物合用。T1DM 患者在胰岛素治疗基础上加用 AGI 有助于降低餐后高血糖。常见不良反应为胃肠反应，如腹胀、排气增多或腹泻。单用本药不引起低血糖，但如与 SUs 或胰岛素合用，仍可发生低血糖，且一旦发生，应直接给予葡萄糖口服或静脉注射，进食双糖或淀粉类食物无效。肠道吸收甚微，通常无全身毒性反应，但对肝、肾功能不全者仍应慎用。AGI 不宜用于有胃肠功能紊乱者、孕妇、哺乳期妇女和儿童。现有两种制剂。

（1）阿卡波糖：主要抑制 α 淀粉酶，每次 50 ～ 100 mg，每日 3 次。

（2）伏格列波糖：主要抑制麦芽糖酶和蔗糖酶，每次 0.2 mg，每日 3 次。

AGI 应在进食第一口食物后服用。饮食成分中应有一定量的糖类，否则 AGI 不能发挥作用。

（五）胰岛素治疗

1. 适应证

（1）T1DM。

（2）DKA、高血糖高渗状态和乳酸性酸中毒伴高血糖。

（3）各种严重的糖尿病急性或慢性并发症。

（4）应激时，如重症感染、急性心肌梗死、脑卒中或手术、妊娠和分娩。

（5）T2DM 胰岛 B 细胞功能明显减退者。

（6）某些特殊类型糖尿病。

2. 胰岛素制剂

按作用起效快慢和维持时间长短，胰岛素制剂可分为短（速）效、中效和长（慢）效 3 类。速效有普通（正规）胰岛素（RI），皮下注射后发生作用快，但持续时间短，是唯一可经静脉注射的胰岛素，可用于抢救 DKA。中效胰岛素有低精蛋白胰岛素（NPH，中性精蛋白胰岛素）和慢胰岛素锌混悬液。长效制剂有精蛋白锌胰岛素注射液（PZI，鱼精蛋白锌胰岛素）和特慢胰岛素锌混悬液。速效胰岛素主要控制一餐饭后高血糖；中效胰岛素主要控制两餐饭后高血糖，以第二餐饭为主；长效胰岛素无明显作用高峰，主要提供基础水平胰岛素。

根据来源，目前胰岛素制剂有基因重组人胰岛素和猪胰岛素。人胰岛素比动物来源的胰岛素更少引起免疫反应。

胰岛素类似物是指氨基酸序列与人胰岛素不同，但仍能与胰岛素受体结合，功能及作用与人胰岛素相似的分子，目前已有多种不同氨基酸序列及作用特性的胰岛素类似物，可提供更符合临床需要的速效及长效制剂。几种胰岛素制剂的特点见表 6-4。

表 6-4　几种胰岛素和胰岛素类似物制剂的特点

胰岛素制剂	起效时间 /min	峰值时间 /h	作用持续时间 /h
短效胰岛素（RI）	15～60	2～4	5～8
中效胰岛素（NPH）	150～180	5～7	13～16
长效胰岛素（PZI）	30	8～10	20
预混胰岛素（HI30R，HI70/30）	30	2～12	14～24
预混胰岛素（50R）	30	2～3	10～24
速效胰岛素类似物（门冬胰岛素）	10～15	1～2	4～6
速效胰岛素类似物（赖脯胰岛素）	10～15	1.0～1.5	4～5
长效胰岛素类似物（甘精胰岛素）	120～180	无峰	30
长效胰岛素类似物（地特胰岛素）	180～240	3～14	24

注意事项：当从动物胰岛素改为用人胰岛素制剂时，发生低血糖的危险性增加，应严密观察。胰岛素制剂类型、种类、注射技术、注射部位、患者反应性差异、胰岛素抗体形成等，均可影响胰岛素的起效时间、作用强度和维持时间。腹壁注射吸收最快，其次分别为上臂、大腿和臀部。胰岛素不能冰冻保存，应避免温度过高、过低（不宜高于 30℃或低于 2℃）及剧烈晃动。我国常用制剂有每毫升含 40 U 和 100 U 两种规格，使用时应注意注射器与胰岛素浓度匹配。某些患者需要混合使用速、中效胰岛素，现有各种比例的预混制剂，最常用的是含 30% 短效和 70% 中效的制剂。胰岛素"笔"型注射器使用预先装满胰岛素的笔芯胰岛素，不必抽吸和混合胰岛素，使用方便且便于携带。

3. 治疗原则和方法

胰岛素治疗应在综合治疗的基础上进行。胰岛素剂量取决于血糖水平胰岛 B 细胞功能缺陷程度、胰岛素抵抗程度、饮食和运动状况等，一般从小剂量开始，根据血糖水平逐渐调整。

生理性胰岛素分泌有两种模式：持续性基础分泌保持空腹状态下葡萄糖的产生和利用相平衡；进餐后胰岛素分泌迅速增加，使进餐后血糖水平维持在一定范围内，预防餐后高血糖发生。胰岛素治疗应力求模拟生理性胰岛素分泌模式。

1 型糖尿病：对病情相对稳定、无明显消瘦的患者，初始剂量为 0.5～1.0 U/（kg·d）。维持昼夜基础胰岛素水平需全天胰岛素剂量的 40%～50%，剩余部分分别用于每餐前。例如，每餐前 20～30 分钟皮下注射速效胰岛素（或餐前即时注射速效胰岛素类似物）使胰岛素水平迅速增高，以控制餐后高血糖。提供基础胰岛素水平的方法如下。

（1）睡前注射中效胰岛素可保持夜间胰岛素基础水平，并减少夜间发生低血糖的危险性，另于早晨给予小剂量中效胰岛素可维持日间的基础水平。

（2）每天注射 1～2 次长效胰岛素或长效胰岛素类似物，使体内胰岛素水平达到稳态而无明显峰值。

目前，较普遍应用的强化胰岛素治疗方案是餐前多次注射速效胰岛素加睡前注射中效或长效胰岛素。应为患者制定试用方案，逐渐调整，至达到良好血糖控制。部分 T1DM 患者在胰岛素治疗后一段时间内病情部分或完全缓解，胰岛素剂量减少或可以完全停用，称为"糖尿病蜜月期"，通常持续数周至数月。

2 型糖尿病：胰岛素作为补充治疗，用于经合理的饮食和口服降糖药治疗仍未达到良好控制目标的患者，通常白天继续服用口服降糖药，睡前注射中效胰岛素（早晨可加或不加小剂量）或每天注射 1～2 次长效胰岛素。胰岛素作为替代治疗（一线用药）的适应证：T2DM 诊断时血糖水平较高，特别是体重明显减轻的患者；口服降糖药治疗反应差伴体重减轻或持续性高血糖的患者；难以分型的消瘦的糖尿病患者。此外，在 T2DM 患者胰岛素补充治疗过程中，当每日胰岛素剂量已经接近 50 U 时，可停用胰岛素促分泌剂而改成替代治疗。应用胰岛素作为 T2DM 替代治疗时，可每天注射两次中效胰岛素或预混制剂；胰岛 B 细胞功能极差的患者应按与 T1DM 类似的方案长期采用强化胰岛素治疗。

采用强化胰岛素治疗方案后，有时早晨空腹血糖仍然较高，可能的原因如下。

（1）夜间胰岛素作用不足。

（2）"黎明现象"：夜间血糖控制良好，也无低血糖发生，仅于黎明短时间内出现高血糖，可能为清晨皮质醇、生长激素等胰岛素拮抗素激素分泌增多所致。

（3）索莫吉反应：在夜间曾有低血糖，在睡眠中未被察觉，但导致体内胰岛素拮抗素激素分泌增加，继而发生低血糖后的反跳性高血糖。夜间多次（于 0 时、2 时、4 时、6 时、8 时）测定血糖，有助于鉴别早晨高血糖的原因。

采用强化胰岛素治疗时，低血糖症发生率增加，应注意避免、及早识别和处理。2 岁以下幼儿、老年患者、已有晚期严重并发症者，不宜采用强化胰岛素治疗。

4. 胰岛素的抗药性和不良反应

牛胰岛素的抗原性最强，其次为猪胰岛素，人胰岛素最弱。人体多次接受胰岛素注射约 1 个月后，血中可出现抗胰岛素抗体。临床上只有极少数患者表现为胰岛素抗药性，即在无酮症酸中毒也无拮抗胰岛素因素存在的情况下，每日胰岛素需要量超过 100 U 或 200 U。此时，应选用单组分人胰岛素速效制剂。如皮下注射胰岛素不能降低血糖，可试用静脉注射 20 U 并观察 0.5～1.0 小时后血糖是否肯定下降，如仍无效，应迅速加大胰岛素剂量，给予静脉滴注，有时每日剂量可在 1 000 U 以上，并可考虑联合应用糖皮质激素（如泼尼松每日 40～80 mg）及口服降糖药治疗。此时，胰岛素可从已形成的复合物中分离而使循环中游离胰岛素骤增，引起严重低血糖，应严密监护、及早发现和处理。

胰岛素抗药性经适当治疗后可消失。

胰岛素的主要不良反应是低血糖反应，与剂量过大和（或）饮食失调有关，多见于接受强化胰岛素治疗者。胰岛素治疗初期可因钠潴留而发生轻度水肿，可自行缓解；部分患者出现视物模糊，为晶状体屈光改变，常于数周内自然恢复。

胰岛素超敏反应通常表现为注射部位瘙痒，继而出现荨麻疹样皮疹，全身性荨麻疹少见，可伴恶心、呕吐、腹泻等胃肠症状，罕见严重超敏反应（如血清病、过敏性休克）。处理措施包括更换胰岛素制剂，使用抗组胺药和糖皮质激素及脱敏疗法等。严重者需停止或暂时中断胰岛素治疗。

脂肪营养不良为注射部位皮下脂肪萎缩或增生，停止在该部位注射后，可缓慢自然恢复，应经常更换注射部位以防止其发生。随着胰岛素制剂的改进，目前超敏反应和脂肪营养不良已很少发生。

（六）胰高血糖素样多肽 1 类似物和 DPP-Ⅳ 抑制剂

胰高血糖素样多肽 1（GLP-1）由肠道 L 细胞分泌，其主要活性形式为 GLP-1（7-36）酰胺，可使 T2DM 患者血糖降低，作用机制如下。

（1）刺激胰岛 B 细胞葡萄糖介导的胰岛素分泌。

（2）抑制胰升糖素分泌，减少肝葡萄糖输出。

（3）延缓胃内容物排空。

（4）改善外周组织对胰岛素的敏感性。

（5）抑制食欲及摄食。

此外，GLP-1 还可促进胰岛 B 细胞增生、减少凋亡，增加胰岛 B 细胞数量。GLP-1在体内迅速被二肽基肽酶Ⅳ（DPP-Ⅳ）降解而失去生物活性，其半衰期不足 2 分钟。采用长作用 GLP-1 类似物或 DPP-Ⅳ 抑制剂可延长其作用时间。

长作用胰高血糖素样多肽 1 类似物如下。

（1）艾塞那肽 5 μg，每日 2 次，于早餐和晚餐前 60 分钟内皮下注射给药，餐后不可给药。治疗 1 个月后，可根据临床反应将剂量增加至 10 μg。

（2）利拉鲁肽每日 0.6 mg，皮下注射，一周后加至 1.2 mg，必要时加至 1.8 mg。

二肽基肽酶Ⅳ抑制剂如下。

（1）西格列汀 100 mg，每日 1 次。

（2）沙格列汀 5 mg，每日 1 次。

（3）维格列汀 50 mg，每日 1～2 次。

（七）胰腺移植和胰岛细胞移植

胰腺移植和胰岛细胞移植的治疗对象主要为 T1DM 患者，目前尚局限于伴终末期肾病的 T1DM 患者。单独胰腺移植或胰肾联合移植可解除对胰岛素的依赖，改善生活质量。胰岛细胞移植技术已取得一定进展，许多问题有待解决。胰腺移植或胰岛细胞移植均宜在技术精良、经验丰富的医学中心进行。

（八）糖尿病慢性并发症的治疗原则

糖尿病各种慢性并发症的防治策略首先应全面控制共同危险因素，包括积极控制高血糖、严格控制血压、纠正脂代谢紊乱、抗血小板治疗（如阿司匹林）、控制体重、戒烟和改善胰岛素敏感性等。

糖尿病患者的血压应控制在 130/80 mmHg 以下；如尿蛋白排泄量达到 1 g/24 h，血压应控制低于 125/75 mmHg，但要避免出现低血压或血压急速下降 [糖尿病作为冠心病等危症，LDL-C 治疗的目标值为 2.6 mmol/L（100 mg/dL）以下]。

糖尿病肾病抗高血压治疗可延缓肾小球滤过率（GFR）的下降速度，早期肾病应用血管紧张素转化酶抑制剂（ACEI）或血管紧张素 Ⅱ 受体阻滞剂（ARB）除可降低血压外，还可减轻微量清蛋白尿；减少蛋白质摄入量对早期肾病及肾功能不全的防治均有利，临床肾病（Ⅳ期）即要开始低蛋白饮食，肾功能正常的患者，饮食蛋白量为每天每千克体重 0.8 g，GFR 下降后进一步减至 0.6 g 并加用复方 α- 酮酸；蛋白激酶 C（PKC）-β 抑制剂治疗糖尿病肾病可能有一定益处；尽早给予促红细胞生成素（EPO）纠正贫血，尽早进行透析治疗，注意残余肾功能的保存等。

糖尿病视网膜病变应定期进行检查，必要时尽早应用激光光凝治疗，争取保存视力；RAS 抑制剂、PKC-β 抑制剂和血管内皮生长因子（VEGF）抗体治疗视网膜病变可能有一定前景。对糖尿病周围神经病变尚缺乏有效治疗方法，通常在综合治疗的基础上，采用多种维生素、醛糖还原酶抑制剂、肌醇及对症治疗等可改善症状。对于糖尿病足，强调注意预防，防止外伤、感染，积极治疗血管病变和末梢神经病变。

（九）糖尿病合并妊娠的治疗

饮食治疗原则与非妊娠患者相同，务必使孕妇体重正常增长。应选用短效胰岛素和中效胰岛素，注意调节剂量。禁用口服降血糖药。在整个妊娠期间应密切监测孕妇血糖水平和胎儿情况。通常孕 36 周前早产婴儿病死率较高，38 周后胎儿宫内病死率增高，故主张选择 36～38 周进行引产或剖宫产。但目前认为，应根据胎儿和母亲的具体情况综合考虑，特别是妊娠糖尿病，可争取足月妊娠自然分娩。产后注意对新生儿低血糖症的预防和处理。

十、预防

对 T2DM 的预防，关键在于筛查出糖耐量减低（IGT）人群，在 IGT 阶段进行干预，有可能使其保持在 IGT 或转变为正常糖耐量状态。近年来，陆续进行了一些大规模 IGT 临床干预试验，提示通过生活方式或药物干预，有可能减少或延缓糖尿病的发生，但长期益处与安全性尚待进一步观察。

第五节　肥胖症

肥胖症是指体内脂肪堆积过多和（或）分布异常、体重增加，是包括遗传因素和环境因素在内的多种因素相互作用所引起的慢性代谢性疾病。作为代谢综合征的主要组分之一，其与多种疾病（如 2 型糖尿病、血脂异常、高血压、冠心病、卒中和某些癌症）密切相关。肥胖症及其相关疾病可损害患者身心健康，使生活质量下降，预期寿命缩短。

一、病因和发病机制

机体对体重总是维持相对稳定，短期内体重增加或减少，机体总是试图恢复到认定的水平，以保持平衡状态。当机体认为体重达不到相应水平，则通过增加能量摄入，减少能量消耗而达到"目的"。

肥胖症是一组异质性疾病，病因未明，被认为是包括遗传和环境因素在内的多种因素相互作用的结果。脂肪的积聚总是由于摄入的能量超过消耗的能量，即无论多食或消耗减少，或二者兼有，均可引起肥胖。

肥胖症有家族聚集倾向，但遗传基础未明，也不能排除共同饮食、活动习惯的影响。某些人类肥胖症以遗传因素在发病上占主要地位，如一些经典的遗传综合征，劳 - 穆 - 比综合征和普拉德 - 威利综合征等，均有肥胖。近年来又发现了数种单基因突变引起的人类肥胖症，分别是瘦素基因（OB）、瘦素受体基因、阿黑皮素原（POMC）基因、激素原转换酶 -1（PC-1）基因、黑皮素受体 4（MC4R）基因和过氧化物酶体增殖物激活受体 R（PPAR-R）基因突变肥胖症。但上述类型肥胖症极为罕见，绝大多数人类肥胖症是复杂的多基因系统与环境因素综合作用的结果。

环境因素中主要是饮食和体力活动。坐位生活方式、体育运动少、体力活动不足，使能量消耗减少；饮食习惯不良，如进食多、喜甜食或油腻食物，使摄入能量增多。饮食构成也有一定影响，在超生理所需热量的等热卡食物中，脂肪比糖类更易引起脂肪积聚。文化因素则通过饮食习惯和生活方式而影响肥胖症的发生。此外，胎儿期母体营养不良、蛋白质缺乏，或出生时低体重婴儿，在成年期饮食结构发生变化时，也易发生肥胖症。

二、病理生理

（一）脂肪细胞和脂肪组织

脂肪细胞是一种高度分化的细胞，可贮存和释放能量，而且是一个内分泌器官，能分泌数十种脂肪细胞因子、激素或其他调节物，包括肿瘤坏死因子 -α（TNF-α）、血浆纤维蛋白溶酶原激活物抑制因子 -1（PAI-1）、血管紧张素原、瘦素、抵抗素、脂联素和游离脂肪酸（FFA）等，影响局部或远处组织器官，在机体代谢及内环境稳定中发挥重要作用。脂肪组织体积的增大可由于脂肪细胞数量增多（增生型）、体积增大（肥大型）

或兼而有之（增生肥大型）。

（二）脂肪的分布

脂肪分布有性别差异。男性型脂肪主要分布在内脏和上腹部皮下，称为腹型肥胖或中心性肥胖。女性型脂肪主要分布于下腹部、臀部和股部皮下，称为外周性肥胖。中心性肥胖者发生代谢综合征的危险性较大，而外周性肥胖者减肥更为困难。

（三）体重"标准"上调

长期高热量、高脂肪饮食，体重增加后，体重"标准"定义在新的水平，即使恢复正常饮食，也不能恢复到原先的体重。因此，持续维持高体重可引起适应，体重"标准"上调。可逆性（轻度和短期）体重增加是现有细胞体积增加的结果，当引起脂肪增加的情况去除后，脂肪细胞减小体积而体重恢复原有水平。不可逆性（重度和持续）体重增加可能伴有脂肪细胞数目增加，因此变化将是恒定的。

三、临床表现

肥胖症可见于任何年龄，女性较多见。多有进食过多和（或）运动不足病史。常有肥胖家族史。轻度肥胖症多无症状。中重度肥胖症可引起气急、关节痛、肌肉酸痛、体力活动减少，以及焦虑、忧郁等。临床上肥胖症、血脂异常、脂肪肝、高血压、冠心病、糖耐量异常或糖尿病等疾病常同时发生，并伴有高胰岛素血症，即代谢综合征。肥胖症还可伴随或并发睡眠中阻塞性呼吸暂停、胆囊疾病、高尿酸血症和痛风、骨关节病、静脉血栓、生育功能受损，以及某些癌肿（女性乳腺癌、子宫内膜癌，男性前列腺癌、结肠和直肠癌等）发病率增高等，且麻醉或手术并发症发生概率增高。肥胖可能参与上述疾病的发病，至少是其诱因和危险因素，或与上述疾病有共同发病基础。肥胖症及其一系列慢性伴随病、并发症严重影响患者健康、正常生活及工作能力和寿命。严重肥胖症患者精神方面付出很大代价，自我感觉不良及社会关系不佳，受教育及就业困难。

四、辅助检查

肥胖症的评估包括测量身体肥胖程度、体脂总量和脂肪分布，其中后者对预测心血管疾病危险性更为准确。常用测量方法如下。

（1）体重指数（BMI）：测量身体肥胖程度，BMI（kg/m^2）=体重（kg）/[身高（m）]^2。BMI是诊断肥胖症最重要的指标。

（2）理想体重（IBW）：可测量身体肥胖程度，但主要用于计算饮食中热量和各种营养素供应量。IBW（kg）=身高（cm）-105 或 IBW（kg）=[身高（cm）-100]×0.9（男性）或0.85（女性）。

（3）腰围或腰/臀比（WHR）：反映脂肪分布。受试者站立位，双足分开25～30 cm，使体重均匀分配。腰围测量髂嵴和肋下缘连线的中点水平，臀围测臀部最大周径，目前认为测定腰围更为简单可靠，是诊断腹部脂肪积聚最重要的临床指标。

（4）CT 或 MRI：计算皮下脂肪厚度或内脏脂肪量，是评估体内脂肪分布最准确的方法，但不作为常规检查。

（5）其他：身体密度测量法、生物电阻抗测定法、双能 X 射线吸收法（DEXA）测定体脂总量等。

五、诊断和鉴别诊断

（一）肥胖症的诊断标准

目前，国内外尚无统一诊断标准。2003 年，《中国成人超重和肥胖症预防控制指南（试用）》：BMI ≥ 24 为超重，BMI ≥ 28 为肥胖；男性腰围大于等于 85 cm 和女性腰围大于等于 80 cm 为腹型肥胖。2004 年，中华医学会糖尿病学分会建议代谢综合征中肥胖的标准定义为 BMI ≥ 25。应注意肥胖症并非单纯体重增加，若体重增加是肌肉发达，则不应认为肥胖；反之，某些个体虽然体重在正常范围，但存在高胰岛素血症和胰岛素抵抗，有易患 2 型糖尿病、血脂异常和冠心病的倾向，因此应全面衡量。用 CT 或 MRI 扫描腹部第 4～5 腰椎间水平面计算内脏脂肪面积时，以腹内脂肪面积大于等于 100 cm^2 作为判断腹内脂肪增多的切点。2013 年，《中国 2 型糖尿病防治指南》认为，将男性腰围大于等于 90 cm 和女性腰围大于等于 85 cm 作为中国人腹型肥胖的诊断切点较为合理。同期利用磁共振成像技术精确评价腹内脂肪积聚，确定中国人腹内脂肪面积大于 80 cm^2 作为腹型肥胖诊断的精确标准。

（二）鉴别诊断

鉴别诊断主要与继发性肥胖症相鉴别，如库欣综合征、原发性甲状腺功能减退症、下丘脑性肥胖、多囊卵巢综合征等，有原发病的临床表现和实验室检查特点。药物引起的有服用抗精神病药、糖皮质激素等病史。

对肥胖症的并发症及伴随病也须进行相应检查，如糖尿病或糖耐量异常、血脂异常、高血压、冠心病、痛风、胆石症、睡眠中呼吸暂停及代谢综合征等，应予以诊断，以便给予相应治疗。

六、治疗

治疗的两个主要环节是减少热量摄取及增加热量消耗。强调以行为、饮食、运动为主的综合治疗，必要时辅以药物或手术治疗。继发性肥胖症应针对病因进行治疗。各种并发症及伴随病，应给予相应处理。

结合患者实际情况制定合理减肥目标极为重要，体重过分和（或）迅速下降而不能维持，往往使患者失去信心。一般认为，肥胖患者体重减轻 5%～10%，就能明显改善各种与肥胖相关的心血管病危险因素及并发症。

（一）行为治疗

通过宣传教育使患者及其家属对肥胖症及其危害性有正确认识从而配合治疗，采取健康的生活方式、改变饮食和运动习惯，自觉长期坚持是治疗肥胖症最重要的步骤。

（二）医学营养治疗

控制总进食量，采用低热卡、低脂肪饮食。对肥胖患者应制定能为之接受、长期坚持下去的个体化饮食方案，使体重逐渐减轻到适当水平，再继续维持。只有当摄入的能量低于生理需要量且达到一定程度的负平衡，才能把贮存的脂肪动员出来消耗掉。由于每千克身体脂肪含热量 31 050 kJ（7 500 kcal），因此如果每天热量负平衡达到 2 070 kJ（500 kcal），则每 15 天可使体重减轻 1 kg。热量过低患者难以坚持，而且可引起衰弱、脱发、抑郁，甚至心律失常等，有一定危险性。一般所谓低热量饮食是指每天 62 ～ 83 kJ（15 ～ 20 kcal）/kg（IBW），极低热量饮食是指每天低于 62 kJ（15 kcal）/kg（IBW）。减重极少需要极低热量饮食，而且极低热量饮食不能超过 12 周。饮食的合理构成极为重要，需采用混合的平衡饮食，糖类、蛋白质和脂肪提供能量的比例，分别占总热量的 60% ～ 65%、15% ～ 20% 和 25% 左右，含有适量优质蛋白质、复杂糖类（如谷类）、足够的新鲜蔬菜（400 ～ 500 g/d）和水果（100 ～ 200 g/d）、适量维生素和微量营养素。避免吃油炸食品、方便食品、快餐、巧克力和零食等，少吃甜食，少吃盐。适当增加膳食纤维、非吸收食物及无热量液体，以满足饱腹感。

（三）体力活动和体育运动

与医学营养治疗相结合，并长期坚持，可预防肥胖或使肥胖患者体重减轻。必须进行教育并给予指导，运动方式和运动量应适合患者具体情况，注意循序渐进，有心血管并发症和肺功能不好的患者，必须更为慎重。尽量创造多活动的机会、减少静坐时间，鼓励多步行。

（四）药物治疗

在医学营养和运动治疗的基础上，对严重肥胖患者应用药物减轻体重。目前，对减重药物治疗的益处和风险的相对关系尚未做出最后评价。减重药物应在医生指导下应用。

1. 适应证

（1）食欲旺盛，餐前饥饿难忍，每餐进食量较多。

（2）合并高血糖、高血压、血脂异常和脂肪肝。

（3）合并负重关节疼痛。

（4）肥胖引起呼吸困难或有睡眠中阻塞性呼吸暂停综合征。

（5）BMI ≥ 24 有上述合并症情况，或 BMI ≥ 28 无论是否有合并症，经过 3 ～ 6 个月单纯控制饮食和增加活动量处理仍不能减重 5%，甚至体重仍有上升趋势者，可考虑用药物辅助治疗。

2. 禁忌证

（1）儿童。

（2）孕妇、乳母。

（3）对该类药物有不良反应者。

（4）正在服用其他选择性血清素再摄取抑制剂。

3.减重药物种类及应用

（1）食欲抑制剂：作用于中枢神经系统，主要通过下丘脑调节摄食的神经递质，如儿茶酚胺、血清素能通路等发挥作用。

①拟儿茶酚胺类制剂，如苯丁胺等。

②拟血清素制剂，如氟西汀。

③利莫那班：选择性大麻素受体1（CB1）阻滞剂，作用于中枢神经系统抑制食欲，作用于脂肪组织诱导游离脂肪酸氧化，可有效减轻体重，但被认为会导致使用者精神抑郁，甚至加重自杀倾向。

（2）代谢增强剂：β3肾上腺素受体激动剂可增强生热作用、增加能量消耗，其效应仍在研究和评价之中；甲状腺素和生长激素已不主张应用。

（3）减少肠道脂肪吸收的药物：奥利司他为胃肠道胰脂肪酶、胃脂肪酶抑制剂，减慢胃肠道中食物脂肪水解过程，减少对脂肪的吸收，促进能量负平衡，从而达到减重效果。配合平衡的低热量饮食，能使脂肪吸收减少30%，体重降低5%～10%，并能改善血脂谱、减轻胰岛素抵抗等。治疗早期可见轻度消化系统不良反应，如肠胃胀气、大便次数增多和脂肪便等。需关注是否影响脂溶性维生素吸收等。推荐剂量为120 mg，每天3次，餐前服。

（五）外科治疗

可选择使用吸脂术、切脂术和各种减少食物吸收的手术，如空肠回肠分流术、胃气囊术、小胃手术或垂直结扎胃成形术等。手术有一定效果，部分患者获得长期疗效，术前并发症不同程度地得到改善或治愈。但手术可能并发吸收不良、贫血、管道狭窄等，有一定危险性，仅用于重度肥胖、减重失败而又有严重并发症，这些并发症有可能通过体重减轻而改善者。术前要对患者全身情况做出充分估计，特别是糖尿病、高血压和心肺功能等，给予相应监测和处理。

七、预防

鼓励人们采取健康的生活方式，尽可能使体重维持在正常范围内；早期发现有肥胖趋势的个体，并对个别高危个体具体进行指导。预防肥胖应从儿童时期开始，尤其是加强对学生的健康教育。

第六节　代谢综合征

代谢综合征（MS）是指人体的蛋白质、脂肪、糖类等物质代谢发生紊乱，一系列心血管疾病危险因子聚集的临床综合征。MS 的中心环节是肥胖和胰岛素抵抗，其主要组分为肥胖症（尤其是中心性肥胖）、2 型糖尿病（T2DM）或糖调节受损、血脂异常及高血压，但它所涉及的疾病状态尚包括非乙醇性脂肪肝病、高尿酸血症、微量清蛋白尿、血管内皮功能异常、低度炎症反应、血液凝固及纤维蛋白溶解系统活性异常、神经内分泌异常及多囊卵巢综合征等，而且还可能不断有新的疾病状态加入。随着生活水平提高和生活方式的改变，我国 MS 的发病率也明显升高，迫切需要关注疾病的预防、早期诊断和干预，减少伴随多种代谢紊乱而增加的心血管疾病危险因素，有效改善公共卫生状况。

一、病因和发病机制

代谢综合征的基本病因和发病机制尚未完全阐明，但其发生肯定是遗传因素与环境因素相互作用的结果。目前一般认为，胰岛素抵抗是中心环节，而肥胖，特别是中心性肥胖，与胰岛素抵抗的发生密切相关。一方面，胰岛素抵抗和高胰岛素血症与 MS 多种疾病的发生机制有关；另一方面，胰岛素抵抗的发生机制又与肥胖及 MS 的病理变化有关，互为因果，其间关系错综复杂。

胰岛素抵抗是指胰岛素作用的靶器官（主要是肝脏、肌肉和脂肪组织，近年来认为也包括血管内皮细胞和动脉平滑肌细胞等）对外源性或内源性胰岛素作用的敏感性降低。在疾病的早、中期，机体为了克服胰岛素抵抗，往往代偿性分泌过多胰岛素，引起高胰岛素血症，故高胰岛素血症是胰岛素抵抗的重要标志。胰岛素抵抗的主要原因是脂肪代谢异常，即脂肪异常分布、过度堆积。肥胖引起胰岛素抵抗的机制与脂肪细胞来源的激素/细胞因子，如游离脂肪酸（FFA）、肿瘤坏死因子-α（TNF-α）、瘦素、抵抗素、纤溶酶原激活物抑制因子 1（PAI-1）等增多及脂联素不足有关，这些脂肪细胞因子的分泌变化不但影响以脂肪形式进行的能量贮存及释放，尚涉及组织对胰岛素的敏感性、低度炎症反应及血液凝溶异常。至于中心性肥胖更倾向于导致胰岛素抵抗，是因为内脏脂肪代谢活跃、转换率高，内脏脂肪对胰岛素抑制脂肪分解的作用相对抵抗，而其 β3- 肾上腺素受体与儿茶酚胺的亲和力高、对脂解作用敏感，因而内脏脂肪在基础状态和肾上腺素能激发后，有更高的脂肪分解率，所释放的大量游离脂肪酸直接进入门静脉循环，到达肝脏和其他外周组织（如骨骼肌），使这些非脂肪组织出现三酰甘油沉积、代谢变化及胰岛素敏感性降低。

胰岛素抵抗通过各种直接或间接的机制与 MS 其他疾病的发生发展密切相关，以下仅做简单说明。

（1）T2DM：在存在胰岛素抵抗的情况下，如果胰岛 B 细胞功能正常，可通过代偿性分泌胰岛素增多维持血糖正常；当胰岛 B 细胞出现功能缺陷、对胰岛素抵抗无法进行代偿时，则发生 T2DM。胰岛素抵抗和胰岛素分泌缺陷二者均为影响 T2DM 发生和发展的重要因素。

（2）高血压：高胰岛素血症刺激交感神经系统、增加心排血量、使血管收缩及平滑肌增生，血管内皮细胞分泌一氧化氮（NO）减少、血管收缩，肾脏重吸收钠增加。

（3）脂蛋白代谢异常：胰岛素抵抗状态下，胰岛素抑制（FFA）释放的作用减弱，导致 FFA 增多及 VLDL 合成增加；脂蛋白脂肪酶（LPL）活性降低使乳糜微粒（CM）、VLDL 分解减少。因此 CM、VLDL 增加，富含三酰甘油（TG）的脂蛋白（TRL）增加，在胆固醇酯转移蛋白（CETP）和肝脂酶（HL）作用下小而密的低密度脂蛋白（sLDL）增加。此外，TRL 增加也使高密度脂蛋白（HDL）（特别是 HDL2）减少。TG 增加、sLDL 增加和 HDL2 降低为 MS 血脂异常的三大特征。

（4）血管内皮细胞功能异常：胰岛素抵抗状态下，血糖增高、sLDL 及脂肪细胞来源的细胞因子增多等可损伤血管内皮细胞功能，内皮细胞释放的 NO 减少、血管舒张功能降低及血管保护作用减弱，并出现微量清蛋白尿及血管性假血友病因子（vWF）增加。

（5）血液凝溶异常：纤维蛋白原、vWF 和 PAI-1 增加及抗血小板聚集作用降低共同导致高凝状态。

（6）慢性、低度炎症状态：肥胖和有关的代谢病理变化伴有慢性、低度炎症反应，其特征是产生异常的细胞因子、急性期反应产物增加及激活炎症信号通路，不但可导致胰岛素抵抗，还直接参与动脉粥样硬化发生的全过程。

以上代谢综合征中每一种疾病状态都是动脉粥样硬化的危险因素，每一单个组分都增加心血管病相关死亡的风险，如果已经构成 MS，这些风险将进一步增加。当 MS 已经形成，其组分数越多，心血管病病死率就越高。

尽管 MS 中每一种疾病可能有多种发生途径，但各个危险因素的发生及发展过程密切相关、相互影响，并可能存在共同的病理生理基础。但胰岛素抵抗可能并非 MS 疾病集结状态的唯一机制。目前发现具有 MS 的人群并不一定都有胰岛素抵抗，而有胰岛素抵抗的人群也不一定都具有 MS，提示这种心血管病多种代谢危险因素集结在个体的现象可能具有更为复杂或多元的病理基础。

二、临床表现

MS 的临床表现，即它所包含的各个疾病及其并发症、伴发病的临床表现，这些疾病可同时或先后出现在同一患者。各疾病的临床表现，如肥胖症、血脂异常、糖尿病、高血压、冠心病和脑卒中等。

三、诊断

2004 年，中华医学会糖尿病学分会（CDS）建议 MS 的诊断标准：具备以下 4 项组成成分中的 3 项或全部者。

（1）超重或肥胖：BMI ≥ 25.0（kg/m²）。

（2）高血糖：空腹血糖大于等于 6.1 mmol/L（110 mg/dL）及（或）2hPG ≥ 7.8 mmol/L（140 mg/dL）及（或）已确诊为糖尿病并治疗者。

（3）高血压：收缩压 / 舒张压 ≥ 140/90 mmHg 及（或）已确认为高血压并治疗者。

（4）血脂紊乱：空腹血三酰甘油（TG）≥ 1.7 mmol/L（150 mg/dL）及（或）空腹血高密度脂蛋白胆固醇（HDL-C）＜ 0.9 mmol/L（35 mg/dL）（男）或＜ 1.0 mmol/L（39 mg/dL）（女）。

2005 年，国际糖尿病联盟（IDF）提出了关于 MS 定义的全球共识，其中供临床使用的诊断 MS 的具体指标范围与上列建议中的标准有所差别，这与其调查研究的对象以欧美人群为主有关。

近年来，对 MS 的病因、发病机制、组成成分、流行趋势和结局等各方面的研究取得了相当进展，因此对 MS 的定义也不断进行了修订。2007 年，《中国成人血脂异常防治指南》根据我国近年来的调查研究和资料分析，在 2004CDS 建议基础上，对 MS 的组分量化指标进行修订如下。

（1）腹部肥胖：腰围男性大于 90 cm，女性大于 85 cm。

（2）血 TG ≥ 1.7 mmol/L（150 mg/dL）。

（3）血 HDL-C ＜ 1.04 mmol/L（40 mg/dL）。

（4）血压大于等于 130/85 mmHg。

（5）空腹血糖大于等于 6.1 mmol/L（110 mg/dL）或 2hPG ≥ 7.8 mmol/L（140 mg/dL）或有糖尿病史。具有上述 3 项以上者，可诊断为 MS。

四、防治原则

防治 MS 的主要目标是预防临床心血管病和 T2DM，对已有心血管病者则是预防心血管事件再发、降低病残及病死率。防治 MS 应采取综合措施，以改善胰岛素敏感性为基础，针对 MS 的各个组分分别进行治疗，注意减轻体重及全面防治心血管病多重代谢危险因素。

首先，应倡导健康的生活方式，合理饮食、增加体力活动和体育运动、减轻体重及戒烟是防治 MS 的基础。噻唑烷二酮类药物（罗格列酮、吡格列酮等）及二甲双胍可改善胰岛素敏感性，还可通过改善血糖、血脂、血液凝溶、血管内皮细胞功能、减轻炎症反应等发挥抗动脉粥样硬化作用，这些具有潜在的器官保护意义，但对 MS 的治疗意义尚有待进一步临床观察和积累循证医学证据。其次，肥胖症与胰岛素抵抗的发生密切相关，配合运动和平衡的低热量饮食，必要时应用减重药物，如奥利司他、西布曲明，使体重减轻 5% ～ 10%，可使胰岛素敏感性明显增加，并能改善血脂谱，降低相关心血管疾病危险因素的影响。最后，糖尿病、血脂异常、高血压等需选用相应药物，控制血糖还可通过减少葡萄糖毒性作用而降低胰岛素抵抗中的继发性因素，某些调脂药物（如苯氧芳酸类）降低 TG、FFA，则可能通过减少脂毒性而改善胰岛素敏感性，合理选用降压药物使控制血压的同时能保护器官功能也非常重要。目前，仍提倡应用阿司匹林降低促血凝状态。以上提示综合治疗、联合用药的重要性。肥胖症、糖耐量减低和糖尿病、血脂异常、高血压等务必控制达标，可参考相应章节。此外，还需根据不同年龄、性别、家族史等制定群体及个体化的防治方案。

参考文献

[1] 苏彦超，王丁，许鹏．心血管内科疾病临床诊疗技术 [M]．北京：中国医药科技出版社，2016.

[2] 林典义．呼吸内科疾病诊疗新进展 [M]．西安：西安交通大学出版社，2015.

[3] 邵鹏．神经内科常见病诊疗精要 [M]．西安：西安交通大学出版社，2015.

[4] 陈艳成．内科学 [M]．重庆：重庆大学出版社，2016.

[5] 杜文贞．消化内科疾病诊疗新进展 [M]．西安：西安交通大学出版社，2015.

[6] 阮长耿，沈志祥，黄晓军．血液病学高级教程 [M]．北京：人民军医出版社，2015.

[7] 杨传梅．内分泌科疾病诊疗新进展 [M]．西安：西安交通大学出版社，2015.

[8] 张春艳，谢二辰，苏从肖．肾脏疾病临床诊疗技术 [M]．北京：中国医药科技出版社，2016.

[9] 林三仁．消化内科诊疗常规 [M]．北京：中国医药科技出版社，2012.

[10] 王志敬．心内科诊疗精萃 [M]．上海：复旦大学出版社，2015.

[11] 余学清．肾内科疾病临床诊断与治疗方案 [M]．北京：科学技术文献出版社，2011.

[12] 史伟，吴金玉．肾内科中西医结合诊疗手册 [M]．北京：化学工业出版社，2015.